## Inhaltsverzeichnis:

## 1 Und die Erde steht still

*+ Lass ein Wunder geschehen! Atme! Öffne die Augen! Nur ein einziges Mal. Blödsinn! Du willst, dass sie lebt, länger als einen kurzen Moment …*

Im Kleinformat war alles vorhanden. Federleicht lag das Bündel in Lilas Armen. Der Knoten im Hals wuchs ins Unendliche.

*+ Du darfst nicht weinen! Später.*

Sie wollte ihre Tochter klar sehen, ohne Tränen. Denn die Zeit zerrann unerbittlich. Lila konnte keine Sekunde verschwenden. Jedes Blinzeln kostete sie eine Zehntelsekunde mit ihrem Kind.

*+ Schau dir das Gesichtchen genau an, du siehst sie nie wieder!*

Das winzige Mädchen wirkte friedlich. Die weiße, durchsichtig scheinende Haut gab ihr ein engelhaftes, ätherisches Aussehen.

*+ Vielleicht schläft sie nur? Bitte wach auf!*

Sie blieb bewegungslos, zu schwach um zu atmen, zu wenig Mensch um zu leben. So viele „zu“. Lila öffnete leicht das Tuch, in welches das Baby eingewickelt war, streichelte über den Bauch und legte den Zeigefinger unter die schlaffen Händchen. Die Finger unwesentlich dicker als Streichhölzer, vollzählig und trotzdem würden sie niemals zugreifen.

*+ Warum?*

Lilas Kopf dröhnte. Ihr Körper schmerzte vor Anspannung und ihre Arme verkrampften sich im Bemühen, das Totgeborene nicht zu zerdrücken.

*+ Keine Tränen!*

Lila kämpfte dagegen an, bis das Bild vor ihr zerbarst. Der Zusammenbruch rückte unweigerlich näher. Gewaltsam zwang sie sich, Atem zu holen.

*+ Durchhalten! Gleich nimmt man sie dir weg …*

Sie fröstelte. Und sie war allein. Ihr Mann Patrick war hinausgegangen, er wollte diese kurze Zeit mit ihrem totgeborenen Kind nicht teilen.

*+ Er hat sie abgelehnt.*

Im Mutterleib verstorben, ehe sie leben durfte. Im Zeitraffer wirbelten die letzten Monate durch Lilas Gedanken. Der positive Schwangerschaftstest, die Hoffnung ihres Mannes, dass diesmal der ersehnte Sohn käme. Es folgten die ersten Kindsbewegungen bald darauf der Schock bei der Ultraschalluntersuchung über Patricks unverhohlene Enttäuschung, dass die dritte Tochter in ihr heranwuchs. An diesem Tag war ihre Ehe zu einer leeren Hülle geworden.
+ *Mach dir nichts vor. Es hat schon vorher Krisen gegeben.*
Stimmen vor der Türe.
+ *Nein.*
Klacken der Türschnalle, Schritte, eine Person in weißem Arbeitsgewand beugte sich zu ihr herab. „Frau Dirkenreith, ich muss ihr Engelchen jetzt mitnehmen." Sanft versuchte die Schwester, ihr das leblose Kind abzunehmen.
+ *Es ist zu früh!*
Lila drückte das Baby an sich. Ihre Kraft, dem Druck auf die Schleusen zu widerstehen, war endgültig aufgebraucht. In Sekunden war ihre Sicht durch einen dichten Tränenschleier getrübt. Engelchen! Wie konnte nur jemand auf so einen Ausdruck kommen? Lila wollte kein „Engelchen", sie wollte ein warmes, lebendiges Kind. Nur ein wenig Geduld und sie würde vielleicht doch noch atmen!
+ *Jeder ist fähig zu atmen, man muss nicht einmal denken und tut es trotzdem.*
Sie verspürte plötzlich ein Rauschen in ihren Ohren.
+ *Auf keinen Fall loslassen!*
Niemand durfte ihr Marie wegnehmen.
+ *Die Zeit ist zu kurz, bitte, mehr Zeit!*
Sie war nicht imstande gewesen, sich alles einzuprägen.
+ *Es gibt keine Wunder!*
Maries Brustkorb sollte sich heben und senken, ihr Herz schlagen und ihre Augen sich öffnen.

„Lila, die Schwester muss es jetzt mitnehmen“, hörte sie Patrick dumpf durch das Tosen in ihren Ohren, mit ungeduldig scharfem Unterton sprechen. Er war offenbar mit der Krankenschwester hereingekommen. Es fehlte jegliche Wärme, Lila fror noch ein bisschen mehr. Der Sturm in ihrem Kopf war zu einem gewaltigen Orkan angewachsen.

+ *Verdammt, sie ist kein „ES“.*

„Sie heißt Marie“, flüsterte sie erstickt. „Marie, Marie, Marie ...“ wiederholte sie ein paar Mal wie ein Mantra. Der Schwester gelang es endlich, ihr das Bündel mit sanftem Nachdruck aus den Armen zu winden. Lilas mühsam aufrechterhaltene Stärke schrumpfte zu einem heftigen Schluchzen zusammen.

+ *Warum trifft es ausgerechnet Marie?*

„Möchten Sie eine Beerdigung?“, erkundigte sich die Krankenschwester, bereits auf dem Weg zur Tür, während sie das weiße Tuch über das Gesicht des Babys zog. Lila spürte deutlich, wie Patrick zögerte.

„Ist das so üblich?“, kam es unschlüssig von ihm. „Ich meine, ohne Taufe ...“

+ *Das darf nicht wahr sein!*

Lila sprang auf. „Ich will ein Grab für sie. Willst du sie etwa zum Krankenhausmüll geben? Sie ist unsere Tochter ...“ Ihre Stimme überschlug sich und klang sogar in ihren eigenen Ohren hysterisch schrill.

Patrick umarmte sie plötzlich und zog sie zum Bett zurück. Die Krankenschwester verließ rasch den Raum.

„Beruhige dich.“ Patricks Stimme zitterte leicht, und er drückte Lila fest an sich. Wehrlos und erschöpft ließ sie sich in seine Umarmung fallen. „Ich werde ihr ein Grab besorgen“, fuhr er fort.

„Ich will eine Beerdigung“, flüsterte sie erstickt. „Ich muss von ihr Abschied nehmen können, und einen Ort haben, wo ...“

+ *Was eigentlich? Ihre Seele ist doch schon fort!*

Patrick hörte nicht auf ihre gestammelten Worte. Er wirkte abwesend. „Wir werden sie beerdigen“, meinte er sanft, als wolle er ein Kind beschwichtigen. „Aber ich muss mit dir reden.“ Patricks eigenartige Stimmung riss Lila aus ihrer Verzweiflung über Maries Tod. Das Rauschen in ihren Ohren versiegte langsam.

„Ist etwas mit den Kindern?“ Ihre zwei Töchter waren bei ihrer Freundin untergebracht.

„Sie sind noch bei Regine. Soweit ich weiß, ist alles in Ordnung.“ Er rückte von ihr ab und Lila bemühte sich, sein Gesicht zu fixieren, sah es durch die Tränen jedoch nur verschwommen. „Es geht um uns, Lila. Ich habe bis zu … naja, bis heute gewartet, denn ich wollte dich vor der Geburt nicht aufregen. Das hier war schließlich nicht vorauszusehen. «

+ *»Das hier« nennt er Maries Tod?*

Lila versteifte sich. Sie schlüpfte aus seinen Armen und rutschte auf dem Bett um einen möglichst großen Abstand von ihm zu schaffen. Patrick sprach unbeirrt weiter, ohne sie anzusehen. „Du weißt doch, dass ich mir einen Sohn gewünscht habe. Offenbar können wir miteinander nur Mädchen haben, das wäre schon das dritte gewesen.“

+ *Das dritte Mädchen ist tot. Möchte er sofort ein neues Baby zeugen?*

Lilas Gedanken fuhren Achterbahn, Hilflosigkeit überwältigte sie. Die Worte hatte sie gehört, aber nicht verstanden. „Ich will noch nicht …“

+ *Vielleicht nie mehr!*

„Nein, nicht du …“ Patricks Stimme erstarb und er musste schlucken.

Urplötzlich war es totenstill.

+ *Du hast doch schon lange vermutet, dass er eine andere hat.*

Sie hatte es nicht wahrhaben wollen. Lila starrte ihn mit aufgerissenen Augen an. Kurzfristig bekam sie keine Luft, ehe Übelkeit sie flutwellenartig überschwemmte. Ihre Zunge klebte am Gaumen wie ein Fremdkörper.

+ *Hast du gehofft, die Entfremdung der letzten Monate wäre nur eine Episode?*

Patrick legte die Hände auf ihre Schultern. „Hör mir zu, Lila. Ich habe mich damals auf der Intensivstation in dich verliebt. Du warst mein Anker in dieser schweren Zeit! Ich wollte dich als Mutter meiner Kinder. Und ich habe mir gewünscht, dass wir einen Sohn bekommen, der unsere Situation hätte retten können, aber dann war es wieder nur ein Mädchen."

+ *Was gab es denn zu retten?*

Lila starrte ihn an: „Welche Situation ...?", brachte sie heraus. „Marie ist tot ...", ihr versagte die Stimme.

Patrick ließ ihr keine Zeit, die Gedanken zu ordnen. „Naja, wir wussten doch schon länger, dass du ein drittes Mädchen bekommst. Es gibt Paare, die nur Töchter kriegen. Das ist manchmal so, muss wohl mit den Genen zu tun haben ..." Er schluckte. „Ich kann dir auch nicht zumuten, dass du so viele Schwangerschaften und Geburten durchmachen musst, es könnten zehn Mädchen sein." Seine Stimme vibrierte, er strich durch die blonden Haare und fuhr hektisch mit der Zunge über seine Lippen. „Aber mit einer anderen Frau ..." Er zog, die Hände von ihren Schultern und senkte den Kopf. „Lila, nimm das nicht persönlich, aber ich habe mit Vicky ..." Er brach ab und wartete, bis die Information durchsickerte.

+ *Nicht persönlich?*

Vicky war die Tochter eines einflussreichen Geschäftspartners von Patricks Vater und außerdem seine Exfreundin.

+ *Offenbar ist das „Ex" Geschichte.*

Lila erstarrte bis ins Innerste, unfähig zu sprechen. Patrick wollte sie in die Arme nehmen, sie stieß ihn jedoch weg. Vor kurzer Zeit war Lila ihr totes Baby weggenommen worden und sie vermisste schmerzlich einen Menschen, der mit ihr trauerte.

+ *Es gibt keinen Trost. Konnte dieser Tag nicht ein Traum sein? Ein Albtraum geht vorüber...*

„Du hast mich betrogen." Es war keine Frage, sondern eine tonlos geäußerte Feststellung.
+ *So fühlt sich das an. Wie ein Messer durch den ganzen Körper.*
Patrick senkte den Kopf. „Ich weiß, es ist jetzt nicht unbedingt der günstigste Zeitpunkt. Aber dass das Kind … nicht gelebt hat, vereinfacht die Sache, nicht wahr?"
+ *Fragt sich, wen er damit meint.*
Zorn pumpte die nötige Portion Adrenalin in Lilas Körper und ihr gelang es, zu antworten. „Die Sache? Die Tatsache, dass du mich im Stich lässt? Uns verlässt? Einfacher? Für wen? Für mich bestimmt nicht. Für dich, damit du uns leichter den Rücken drehen kannst? Besser eine Frau mit zwei Kindern zu den Akten zu legen, als eine mit drei?"

„Hallo, nein", unterbrach Patrick sie hastig. „Ich möchte euch nicht im Stich lassen! Du kannst meine Frau bleiben, wenn du willst."
+ *Wie großzügig!*

„Und Vicky? Sie bleibt deine Geliebte? Bedeuten dir Sophie und Anna nichts?"

„Natürlich", versicherte ihr Patrick hastig. „Aber es sind Mädchen und ich brauche …"

„… einen Sohn um jeden Preis? Das habe ich begriffen. Wann ist das bei dir zur Obsession geworden? Wer sagt denn, dass diese Vicky erfolgreich sein wird? Wie viele Chancen hat sie? Ebenfalls drei? Vergiss nicht, es ist dein Y-Chromosom, das dazu nötig ist."

„Ich weiß es bereits."
+ *Oh.*
Lila fror, trotz des überheizten Raumes. Ihre Glieder fühlten sich taub an. Patrick senkte den Kopf, Schuldbewusstsein ließ ihn nicht in ihre Augen schauen. „Vicky ist schwanger und auf dem Ultraschallbild sieht man das, was unsere Kinder nicht hatten."
+ *Man erkennt schon das Geschlecht?*

Vicky musste mindestens im vierten Monat sein, damit dies ersichtlich war. „Du hast nicht lange gewartet, ehe du mit einer anderen …“ Sie konnte nicht weitersprechen.
Patrick seufzte und seine Stimme klang, als müsste er einem kleinen Kind etwas erklären. „Es tut mir leid, Lila! Ich hätte unseren Sohn lieber mit dir bekommen.“

+ *Soll das jetzt ein Trost sein?*

Er rieb sich über die Nase, stand auf und drehte Lila den Rücken zu. „Ich war nach der Ultraschalluntersuchung am Boden zerstört und wollte mir in unserer Stammkneipe ein paar Bier genehmigen. Dort habe ich Vicky getroffen. Es war keine Absicht an diesem Abend und – naja, ich bin ein Mann, es ist passiert. Dass sie gleich schwanger wurde, ist …“ Er brach kurz ab, wandte sich wieder um, hielt jedoch die Augen gesenkt. “… es ist wie ein Wink des Schicksals. Ich möchte einen Sohn und nun … Es ist wie ein Gottesurteil!“

+ *Geh endlich!*

„Heute habe ich es erfahren! Vicky erwartet einen Sohn, ***meinen*** Sohn. Das ist wie ein Geschenk, gerade an diesem Tag …“

+ *Verschwinde. Lass mich in Ruhe.*

Patrick hörte mitten im Satz auf, Lila war kreideweiß geworden.

+ *Er ist am Todestag seiner Tochter glücklich darüber, dass er einen Sohn mit einer anderen Frau bekommt. Das ist … unbeschreiblich!*

Wie konnte er von einem „Geschenk“ sprechen? Für Lila war heute die Welt zusammengebrochen.

+ *Hau endlich ab.*

„Mir ist schlecht.“ Lila schleppte sich ins Bad. Sie fühlte sich immer noch schwach von der Geburt und Patricks gnadenlose Eröffnung hatte ihr Übriges getan. Im Badezimmer musste sie heftig würgen. Schließlich sank sie neben die Toilette und begann leise zu weinen. Patrick kam zögernd herein und versuchte ihr aufzuhelfen. „Brauchst du ein Glas Wasser?“

+ Sie kauerte sich auf dem Boden zusammen.
„Lila, ich möchte dich nicht so zurücklassen“, flüsterte er. „Es tut mir weh, dich so zu sehen ...“
+ *Das ist zu viel!*

„Es tut dir weh?“, kreischte sie ihn an? „Du freust dich am Todestag von Marie? Ich habe mich auf unsere Tochter gefreut, ich habe sie geliebt und du bist froh über ihren Tod! Hauptsache du bekommst bald deinen ersehnten Sohn!“ Sie lachte hysterisch. »Geh und komm am besten nie wieder! « Lila war durch ihr Schreien hochrot geworden und bekam kaum noch Luft, weil sie während ihres Ausbruchs vergessen hatte zu atmen. Patrick zögerte wenige Sekunden, ehe er mit einem: „Ich schicke Hilfe“, aus dem Zimmer floh.
+ *Feigling!*
Sie hörte die Türe klappen.
+ *Schlafen und nie mehr aufwachen!*
Sie verlor jegliches Zeitgefühl. Ihr fehlte die Antriebskraft, vom Boden aufzustehen. Von Weinkrämpfen geschüttelt hatte sie sich zu einem Ball zusammengerollt. Eine Krankenschwester fand sie zehn Minuten später.

„Frau Dirkenreith!“ Sie half ihr hoch und führte Lila zum Bett zurück. „Ich werde Ihnen eine Tasse heißen Tee bringen, damit Sie schlafen können.“ Die Stimme der Schwester klang mitfühlend und sanft. Natürlich waren alle informiert, dass ihr Kind tot geboren wurde. Dennoch hörte sich der Tonfall in Lilas Ohren seltsam fremd an. Es war eine mitleidige Geste, routinemäßig gewährt, in der Hoffnung, die arme Frau ruhigzustellen. Lila wünschte sie zum Teufel, auch wenn es ungerecht war. Die Schwestern waren hoffnungslos überarbeitet. Niemand wusste besser als sie, dass der Alltag für Pflegekräfte im Krankenhaus alles andere als ein Erholungsurlaub war. Und es gab hundert Schicksale, die erschütternder als ihres waren.
+ *Obwohl dir im Moment keines einfällt.*

Lila ließ sich in die Kissen sinken. Doch sie konnte nicht verhindern, dass ihr stumm die Tränen über die Wangen liefen.
+ *Dein Baby ist tot. Es ist endgültig!*

„Frau Dirkenreith denken Sie an Ihre Kinder, die zu Hause auf Sie warten. Sie brauchen dringend eine Mama, die für sie da ist. Die beiden werden Ihnen Kraft geben."
Lila wollte allein sein und sich nochmals in Gedanken Maries Gesicht in Erinnerung rufen. „Ist sie schon fort?", fragte sie tonlos. Die Schwester drückte ihre Hände, antwortete jedoch nicht. Es war nicht nötig.
+ *Endgültig vorbei!*

„Ich habe nicht einmal ein Bild von ihr", schluchzte Lila, wobei sie die Worte kaum herausbrachte. „Ich kann sie nicht im Gedächtnis behalten. Bitte, ..." Diesmal konnte die Schwester sie beruhigen. „Wir haben ein Foto von Ihrem Baby gemacht. Sie bekommen einen Abzug."
Lila schloss die Augen. Die Schwester strich ihr kurz über die Hände, ehe sie hinausging. Das Klicken der Türe ließ Lilas Tränenfluss jäh stoppen, Kälte breitete sich in ihr aus. Bewegungslos lag sie da, in ihr wuchs ein Vakuum, das sie zu verschlingen drohte. Sie wollte sich fallen lassen und der Realität entfliehen.
+ *Du willst einschlafen und beim Aufwachen feststellen, dass alles in Ordnung ist.*

Jemand betrat das Zimmer. Lila reagierte nicht.
+ *Stell dich schlafend, dann musst du mit niemandem reden.*

„Frau Dirkenreith?" Eine männliche Stimme, Lila bewegte sich nicht. „Ich bin Bruder Gerold, der Krankenhausseelsorger."
+ *Was kann der schon ausrichten?*

Sie drehte widerwillig den Kopf und sah einen Mann mittleren Alters vor sich stehen. Er trug eine braune Mönchskutte, hatte zerzauste blonde Haare und graublaue Augen. Er wirkte, als ob er in Eile hergekommen wäre und kaum Zeit gehabt hätte, sich zu frisieren.

+ *Er soll verschwinden!*

„Ich bin nicht katholisch“, fuhr sie ihn an.

„Das spielt keine Rolle.“ Der Seelsorger holte einen Stuhl, stellte ihn neben das Bett und ließ sich darauf nieder. Tatsächlich war er förmlich gerannt, als er den Familiennamen der jungen Frau vernommen hatte. Dirkenreith – noch immer empfand er Schmerz und Trauer. Dies könnte das Zeichen sein, auf das er so lange gewartet hatte.

+ Möglicherweise würde der Kreis sich endlich schließen.

„Ich möchte keinen Rosenkranz beten oder mit Weihwasser übergossen werden“, fuhr Lila feindselig fort. Sie wollte abweisend klingen, doch jede Silbe klang wie ein kläglicher Hilfeschrei.

„Ich habe beides nicht im Angebot.“ Die samtige Stimme legte sich wie Balsam auf ihre Nerven.

„Was tun Sie dann? Mir kann keiner helfen! Mein Kind ist tot. Lassen Sie mich in Ruhe.“

Er holte kurz Luft und zwang sich, seinen gleichbleibend beruhigenden Tonfall beizubehalten. „Das werde ich nicht tun. Sie möchten gar nicht allein sein, niemand sollte in dieser Situation sich selbst überlassen sein.“

+ *Er hat doch keine Ahnung!*

„Ich schon!“ Ihre Stimme bekam den trotzigen Ton eines Kleinkindes. „Oder können Sie mir mein Baby zurückgeben?“

„Wenn ich Menschen lebendig machen könnte, dann würde ich es tun, das dürfen Sie mir glauben. Diese Fähigkeit hatte nur Jesus …“

„Ich will keine Bibelstunde!“, wehrte sie ab. „Ich weiß, Sie werden mir einreden wollen, dass meine Tochter im Himmel ist. Ein Engel. Dass sie auserwählt wurde und ihr ein elendes Leben auf der Welt erspart geblieben ist, aber …" Sie unterbrach sich, als der Mann den Kopf schüttelte. „Nein? Wollten Sie etwas anderes erzählen?“

„Zu meinem Bedauern kann ich nichts Tröstendes anbieten, zumindest nichts, das Ihnen im Moment hilft." Gerold verknotete seine Finger ineinander und spürte, wie Hilflosigkeit überhandnahm. Seit er als Seelsorger des Krankenhauses für den erkrankten Priester eingesprungen war, kam er täglich mit Leid in jedweder Form in Berührung. Die Trost spendenden Worte, die ihm oft schwerfielen, klangen banal und hohl. Aber er wusste, dass Menschen in dieser Phase Zuspruch auf einer untergeordneten Ebene ihres Gehirns aufnehmen konnten. Es kam nicht unbedingt auf den Inhalt der Sätze an, sondern meist nur auf den Tonfall. Diese junge Frau hatte sich in einer ungesunden Art vollkommen in sich selbst zurückgezogen und der einfühlsame Seelsorger spürte, dass nicht ausschließlich der Tod ihres Kindes dafür verantwortlich war. Würde sie sich ihm anvertrauen können? Wo war ihr Ehemann? Eine Freundin? Familie? Warum quälte sie sich ohne Hilfe mit ihrem Verlust? Minuten des Schweigens vergingen, Lila lag mit geschlossenen Augen in ihrem Bett.

+ *Der fromme Klosterbruder soll gehen.*

Er vermochte ihr nicht zu helfen, niemand konnte die vergangenen Stunden ungeschehen machen. Schon gar nicht ein Rosenkranz-Fetischist.

+ *Warum trauert Patrick nicht mit?*

Patrick war sogar erleichtert statt traurig, dass er künftig kein Drittes dieser für ihn so unnützen weiblichen Geschöpfe großziehen musste. Der Schock ließ Lila komplett erstarren. Sie spürte eine sanfte Berührung ihrer Hände, der unerwünschte Seelsorger fuhr zart darüber. „Sie sollten nicht mutterseelenallein sein, Frau Dirkenreith. Kann ich jemanden für Sie anrufen? Ihren Mann vielleicht?"

+ *Den schon gar nicht!*

„Mann?", brach es aus ihr heraus. „Ich habe keinen Mann mehr!" Hysterisches Gelächter schüttelte sie, welches in einem Hustenanfall endete, an dem sie fast erstickte. Gerold sprang auf und half ihr, sich aufzurichten. Sobald Lila wieder atmen konnte, begann sie heftig zu weinen. Der Pater überlegte kurz, eine Krankenschwester zu holen. Die Situation drohte, ihm zu entgleiten. Doch eine Aussprache wäre für diese geplagte Frau dringend nötig und er war ein guter Zuhörer. Er folgte seinem inneren Instinkt und schlang die Arme um die zitternde Gestalt. Er umarmte sie, während sie von Weinkrämpfen geschüttelt wurde. Die Tränen sickerten in seine Kutte, aber es machte ihm nichts aus.

Zwanzig Minuten vergingen, das Weinen ebbte ab und Lila löste sich von ihm. Er reichte ihr ein Taschentuch vom Nachttisch, sie putzte sich die Nase, er rückte weiter von ihr ab und wartete geduldig.

+ *Er ist immer noch da.*

Lila sprach schließlich mit leiser, zögernder Stimme, durch zahlreiches Schlucken unterbrochen. „Patrick, mein Ehemann, er ist froh, dass Marie tot ist. Er wollte einen Sohn und seine Geliebte erwartet schon einen."

Gerold war mehr als nur betroffen. Konnte ein so unsensibler, gefühlskalter Kerl real sein? Ein Mann, der seiner Frau nach dem Schmerz einer Totgeburt zumutete, eine Trennung zu verkraften? Schweigend zog er die Frau nochmals in seine Arme und sie kroch förmlich in ihn hinein. Lila hatte nicht gewusst, wie ausgehungert sie nach Wärme und Zuspruch war, auch wenn diese von einem wildfremden Menschen kamen. Stockend fuhr sie fort. „Patrick war enttäuscht, dass wir wieder ein Mädchen erwarteten. Von dem Tag an, als im Ultraschallbild das Geschlecht ersichtlich war, hat er sich von mir entfernt. Ich wollte es nicht wahrhaben. Er hatte von da an eine Geliebte und heute hat er erfahren, dass sie mit seinem Sohn schwanger ist. Und er ist glücklich darüber. Wie kann er das sein, obwohl Marie tot ist?" Sie begann erneut zu schluchzen, Gerold konnte nichts anderes, als sie in seiner warmen Umarmung zu halten. In seinem Kopf drehten sich wirre Gedanken, er war erleichtert, dass sie offenbar keine Antwort erwartete. Mit aller Deutlichkeit erinnerte er sich an einen jungen Mann mit braunen

Haaren und graublauen Augen der ebenfalls einen Sohn hätte zeugen sollen. Aber jetzt war nicht der richtige Zeitpunkt, ihr seine Verbindung zur Familie Dirkenreith zu erzählen Gerold zwang seine Gedanken zurück in die Gegenwart.

„Es tut mir leid", meinte er schlussendlich lahm. Doch dann wurde seine Stimme heftig. „Ich könnte sagen, zum Teufel mit diesem Mann, aber ich nehme an, das hilft Ihnen nicht weiter."

Lila musste lachen. „Dürfen Sie als Mönch jemanden zum Teufel wünschen?"

Er wertete ihr Lachen als gutes Zeichen. „Nein, eigentlich nicht. Verraten Sie mich nicht meinem irdischen Chef, der himmlische, hat Verständnis dafür."

+ *Er ist ein ganz und gar untypischer Pater.*

Gerold holte Luft, denn offenbar war sie jetzt für kurze Zeit bereit, zuzuhören. „Frau Dirkenreith, ich weiß, dass Sie momentan vor einem Scherbenhaufen stehen und es unheimlich schwer ist, aus den Trümmern noch irgendetwas retten zu wollen. Aber Sie sind stärker, als Sie glauben mögen, Sie werden einen Weg finden, neu durchstarten zu können. Jedes Ende ist gleichzeitig ein Anfang. Ihr Mann weiß nicht, was er an Ihnen und seinen Töchtern verliert, wenn er Sie gehen lässt. Er ist ein Idiot und Sie sind reif dafür, sich von einem Partner, der Ihnen geistig dermaßen unterlegen ist, zu lösen."

+ *Er spricht von Trennung. Daran hast du noch gar nicht gedacht.*

Seine Worte kamen bei ihr teilweise an. Sie löste sich verlegen aus der Umarmung und nahm zum ersten Mal ihre Umgebung wieder wahr. Sophie und Anna warteten auf sie, es gab einen Grund für sie, weiterzuleben.

+ *Ich muss für die beiden stark sein.*

Bruder Gerold erkannte an ihrer Miene, dass die Krise überstanden war. Die erste von zahlreichen Krisen, wie er wusste. Lila Dirkenreith würde noch lange Zeit immer wieder zusammenbrechen. Er holte eine Visitenkarte aus seiner Hosentasche, sie war leicht zerknittert. „Ich möchte, dass Sie mich anrufen, wenn Sie reden wollen. Tag und Nacht. Ich weiß, Sie haben vermutlich Freunde, Verwandte, die ihnen helfen, aber …"

+ *Der Einzige, den du hier haben wolltest, hat dich verlassen.*

Hatte sie die? Warum war keiner von ihnen hier? Der Seelsorger war seit gut eineinhalb Stunden bei ihr und niemand war aufgetaucht. Waren alle ihre Angehörigen unsensibel und gefühlskalt? Sie nahm die Karte an sich, ihre Augen waren bereits wieder tränenblind. „Danke", quälte sie sich, zu sagen.

+ *Ich werde nicht anrufen. Was soll ich mit einem katholischen Priester?*

„Sie denken jetzt, dass Sie niemanden brauchen, aber das ist falsch."

+ *Kann er Gedanken lesen?*

„Ich weiß aus eigener Erfahrung, wie das ist, wenn das Dunkel hinter dir lauert und nur darauf wartet, dich einhüllen zu können. Es scheint am Anfang als ein aussichtsloser Kampf, dieser Schwärze zu entkommen und einen Ausweg zu finden, wo es offenbar keine Türen gibt. Wenn das Ganze zu drückend für Sie wird, scheuen Sie sich nicht, meine Nummer zu wählen." Lila starrte ihn an. „Sie haben auch jemanden verloren?" Gerold erhob sich. „Rufen Sie mich an, dann verrate ich Ihnen meine Ängste und Schmerzen. Aber jetzt sind Sie im Mittelpunkt und Sie brauchen Ihre Kraft für sich selbst." Er strich ihr kurz zart über die Wange. „Auf Wiedersehen, Frau Dirkenreith. Ich würde gerne Kontakt zu Ihnen halten." Sie nickte, bereits wieder mit Tränen kämpfend. Gerold wäre gern noch geblieben, doch sie brauchte dringend Ruhe. Lila blickte ihm nach, bis sich die Türe hinter ihm schloss, ehe sie die Karte achtlos auf das Nachtkästchen legte. Sie fühlte sich erschöpft und müde.

+ *Das Gespräch hat dir wirklich gutgetan.*

Dankbar ließ sie sich ins vorübergehende Vergessen fallen.

Gerold verließ Lila Dirkenreiths Zimmer und lehnte sich für ein paar Minuten aufatmend an die Wand. Er musste seine Gedanken ordnen, die durch die vorangegangene Aussprache durcheinandergewirbelt worden waren. Er hatte gewusst, dass das Kapitel Dirkenreith noch nicht abgeschlossen war. Die Wunde schmerzte so heftig, als wäre es gestern passiert. Mit jedem Monat stieg seine Befürchtung, er würde sich nie davon erholen. Sieben Jahre, neun Wochen und drei Tage – er zählte schon viel zu lange.

## 2 Trümmerhaufen

Die kommenden zwei Tage verbrachte Lila in einer Traumwelt. Sie saß in einem Kokon und verkroch sich darin. Es gelang ihr, eine Illusion zu schaffen, in der das Baby noch in ihrem Bauch strampelte. Ihr Körper funktionierte irgendwie und hielt die äußere Fassade aufrecht, innerlich komplett erstarrt. Sie widmete sich Sophie und Anna, erzählte ihnen, dass Marie im Himmel wäre, spielte mit ihnen, las ihnen vor und kochte Mahlzeiten. Lila erlebte alles mit, hatte aber das Gefühl, neben sich zu stehen, umhüllt von einem dicken Schleier. Abends, wenn Sophie und Anna schliefen, begann sie mit einem wahren Fanatismus aufzuräumen und zu putzen, bis sie vor Erschöpfung ins Bett fiel. Patrick ging ihr aus dem Weg, kam spät heim und verschwand möglichst früh. Da es Wochenende war, vermutete ihn Lila bei seiner Geliebten.

+ *Die mit seinem Sohn schwanger ist.*

Am Montagabend stand er schließlich plötzlich vor Lila. Sie hatte die Kinder zu Bett gebracht und schloss die Türe zum Kinderzimmer.

„Wir beide müssen in Ruhe reden."

+ *Was meint er mit „Ruhe"? So wie „Ewige Ruhe"?*

Lila biss sich auf die Lippen.

+ *Ich will nicht hören, dass ihm Maries Tod gleichgültig ist.*

Lilas eisige Umhüllung begann zu bröckeln. Sie wollte sich in ihr Zimmer verkriechen, die Decke über den Kopf ziehen und um Marie trauern. Freilich hatte ihr Mann andere Pläne. Das sonst so gemütliche Wohnzimmer mit den graublauen Designermöbeln wirkte steril und strahlte eine kalte Atmosphäre aus. Jedes Kissen lag in perfektem Abstand an seinem Platz. Die Zeitungen bildeten einen geordneten Stapel und kein einziges vergessenes Spielzeug zierte den Boden. Dieser deutliche Spiegel von Lilas außergewöhnlicher Putzwut dokumentierte ihre verzweifelte Gemütslage.

„Setzen wir uns", forderte Patrick sie auf. Er gab sich sichtlich Mühe, freundlich zu sein. Leider wurde der Inhalt seiner

Botschaft durch die einfühlsamste Ausdrucksweise nicht besser verdaulich. Er goss zwei Gläser Branntwein ein, stellte eines vor Lila hin und leerte das andere in einem Zug. „Du möchtest eine Beerdigung und ein Grab für das Kind«, begann er.

+ *Du … das bedeutet, er will es nicht. Das Kind, als ob es irgendeines gewesen wäre …*

Lila zuckte zusammen. „Sie heißt Marie." Niemals würde sie nur an „das Kind" denken.

„Ja, natürlich." Patrick schenkte nach und setzte sich Lila gegenüber. „Marie. Ich organisiere eine kurze Bestattungsfeier im Familienkreis und ein Grab. Ich werde mit meinen Eltern sprechen, ob sie ins Familiengrab kommt, nehme aber an, dass das unpassend wäre …"

+ *Warum passt dein Baby nicht ins Familiengrab?*

Lila fühlte sich wie in einem fremden Film. Der Mann, der ihr gegenübersaß, hatte nichts mehr mit ihrem Ehemann gemein. „Sie ist, … sie war deine Tochter …" Ihre Stimme erstickte und sie atmete scharf ein.

„Naja", quälte sich Patrick zu sagen. „Sie hat nie gelebt, weißt du?"

+ *Nie gelebt?*

Lila sprang auf und hätte ihm am liebsten den Inhalt des Glases ins Gesicht geschüttet. „Sie hat acht Monate in meinen Bauch gestrampelt, ihr Herz hat geschlagen und ich habe sie gespürt …" Ihr Panzer zersprang endgültig und sie begann zu weinen. Patrick trat zu ihr und umschlang sie von hinten, und obwohl sie ihn abzuschütteln versuchte, hielt er sie fest. „Schon gut, Lila!" Er drückte seinen Kopf auf ihren Scheitel. „Ich weiß, dass das für dich schwer ist. Für mich war sie nicht in der Form real wie für dich. Bitte versteh mich."

+ *Und sie war nur ein Mädchen!*

Mit Gewalt befreite sich Lila von ihm und stellte ihr unberührtes Glas mit Schwung auf dem Wohnzimmertisch ab. Dann trat sie

ans Fenster und blickte in den von weißem Frost überzogenen Garten. Tränen liefen lautlos über ihre Wangen.
+ *Alles ist tot. Aber in einem Monat stehen die ersten Bäume in Blüte, nur Marie wird nicht erwachen …*
Patrick schüttete den Branntwein förmlich in sich hinein. „Ist schon gut! Bitte weine nicht." Seine Stimme hatte einen beschwichtigenden Ton angenommen, unterlegt mit einer leichten Note Ungeduld. „Sie bekommt ein Grab, versprochen. Vielleicht hat der Friedhof eine Kinderecke. Ich kümmere mich darum. Aber wir beide müssen über uns sprechen."
+ *Es gibt kein „uns" mehr.*
Lila hob den Kopf und sah ihn an. Vermutlich hätte der Alkohol ihr die Botschaft erleichtert. Doch der Gedanke, was das scharfe Getränk in ihrem Hals anrichten würde, ließ Übelkeit in ihr hochsteigen. Patrick sah sie nicht an, als er weitersprach. „Das Haus ist groß. Ich möchte, dass du mit den Mädchen hier wohnen bleibst. Vicky kann in die zwei ungenutzten Räume im oberen Stock ziehen. Das Gästezimmer und …", er zögerte. „… das andere."
+ *Maries Zimmer. Sie braucht es schließlich nicht.*
Patrick sprach hastig weiter. „Das Gästebadezimmer müssten wir noch ein wenig umbauen, damit sie das Baby baden kann. Dann muss sie unser Badezimmer nicht benützen.«
+ *Er hält das wirklich für eine gute Lösung!*
Lila schaute ihn entgeistert an. „Du erwartest, dass ich hier zusammen mit deiner Neuen …"
+ *Nie im Leben!*

„Benimm dich doch nicht dermaßen zickig!" Patrick fühlte sich von der Situation zunehmend überfordert. „Ich versuche, das Ganze, so gut es geht, zu managen und euch beiden gerecht zu werden.«
Lilas Bedürfnis zu brüllen und um sich zu schlagen wuchs. Sie zwang sich, ruhig zu atmen. „Nein, das kann und werde ich nicht!" Unendliche Müdigkeit legte sich bleischwer auf sie. Kaum schaffte

sie die wenigen Schritte zur Couch und ließ sich darauf sinken. Minutenlang herrschte Schweigen. Dann setzte sich Patrick neben sie, wagte es jedoch nicht, sie zu berühren. „Warum nicht? Das ist doch für Sophie und Anna die ideale Lösung. Sie sind meine Kinder. Und dich will ich auch nicht verlieren ...!“

+ *Auch? Für ihn ist Maries Tod kein Verlust!*

Lila fehlten vorerst die Worte. Patrick konnte nicht ernsthaft vorgeschlagen haben, zukünftig in einer Art Dreiecksbeziehung zu leben? Patrick zog sie an sich. „Das ist das Beste für uns alle. Wir bilden eine Patchwork-Familie ...“

+ *Er spinnt komplett!*

„Du erwartest, dass ich in diesem Haus, zusammen mit ...“, sie war, unfähig weiterzusprechen.

„Ich habe es nicht geplant, weißt du!“ Patricks Stimme klang sanft, als spräche er zu einer Verrückten, die etwas Vernünftiges nicht begreifen will. „Aber Vicky ist mit meinem Sohn schwanger! Es ist wie ein glücklicher Fingerzeig von oben. Ein Wink des Schicksals. Wenn du weniger emotional denkst, wirst du das einsehen.“

+ *Das ist das zweite Mal. Das erste Mal war schon zu viel!*

Lila weigerte sich, länger zuzuhören. Gerne wäre sie an einen Ort geflohen, an dem es keine toten Kinder und untreuen Ehemänner gab. Verständnislos sah sie Patrick an. Er war ein Fremder. Ihr Blick ging durch ihn hindurch.

+ *Warum sitzt du noch hier?*

„Soll ich dir Absolution erteilen? Das kann ich nicht. Es tut weh, Patrick. Mein Baby ist tot und du bist der Mann, von dem ich geglaubt habe, dass wir ein Leben lang alles miteinander teilen würden. Gutes und Schlechtes. Du lässt mich im Stich.“

Patrick sah sie verständnislos an. „Es ist auch für mich schwer!«

+ *Tatsächlich?*

Er fuhr rasch fort, Leidenschaft in der Stimme. „Du befasst dich nicht einmal mit der Sache! Versuch es zumindest und es kann funktionieren, Lila. Wir zusammen - eine einzige große Familie -

überlege doch! Anna und Sophie könnten mit ihrem Bruder aufwachsen!“

+ *Er ist ernsthaft überzeugt davon.*

Sie saßen sich sekundenlang schweigend gegenüber. Lila hatte das Gefühl, dass die Welt um sie herum in Millionen Splitter zerfiel. Eine Liebe. Eine Traumhochzeit. Kurzes, viel zu kurzes Glück.

+ *Es ist zu Ende. Du musst hier weg.*

„Ich werde mit den Mädchen ausziehen", raffte sie sich schließlich auf und wunderte sich, woher sie die Kraft genommen hatte, eine solche Entscheidung zu treffen. „Oder willst du sie mir streitig machen?“

„Oh Gott nein. Wer sollte sich um sie kümmern, außer dir?“ Patrick strich heftig mit den Fingern durch die Haare. „Aber wenn auch du neu durchstarten möchtest, meine Eltern wären bereit sie aufzunehmen. Mutter hat die Absicht, ein Kindermädchen einzustellen. Sie werden die bestmögliche Ausbildung erhalten und dann hoffentlich gut heiraten können.“

+ *Das ist offenbar das Allerwichtigste!*

Totenstille herrschte im Raum. Lila konnte nicht fassen, was Patrick von sich gegeben hatte. Offenbar war der Tiefpunkt des heutigen Tages noch nicht erreicht.

+ *Wie kann er nur denken, dass du deine Kinder loswerden willst?*

„Bedeuten die Zwei dir überhaupt nichts?“, gelang es ihr, hervorzustoßen. Patrick wirkte überrascht. „Natürlich. Ich wünsche mir, dass sie gut versorgt sind.“

„Und das genügt? Dass du sie nicht in der Gosse verhungern lässt, ist ein Zeichen deiner übergroßen Liebe zu ihnen?“ Die Luft blieb ihr weg.

„Jetzt dramatisiere das Ganze nicht unnötig.“ Patricks Stimme klang eine Nuance schärfer.

+ *Er ist das Spiegelbild seiner gefühlskalten Mutter.*

„Ich werde meine Töchter nicht hergeben. Und deiner Mutter schon gar nicht. In diesem Mausoleum, das sie Villa nennt, würden ihnen Frostbeulen wachsen“, presste Lila hervor.

„Beruhige dich!" Patrick trank das dritte Glas. „Es war gut gemeint. Für den Fall, dass du dich nicht mit Kindern belasten willst. Was hast du vor? Du hast den Luxus genossen, streite es nicht ab. Ist es dein Ziel, wieder im Krankenhaus zu arbeiten?"

+ *Was spricht dagegen?*

Lila rieb sich über die Stirn, Kopfschmerzen kündigten sich an. „Ich möchte meine Zukunft nicht mit dir besprechen!«

Patrick erhob sich. „Am besten du gehst schlafen. Du bist immer noch emotional ein bisschen daneben."

+ *Vielleicht weil es erst drei Tage her ist, dass du dein totes Kind im Arm gehalten hast? Ist das keine Rechtfertigung für ‚ein bisschen daneben'?*

Lila öffnete den Mund zu einer Erwiderung, doch Patrick winkte ab. „Ich verstehe dich, Lila. Du wolltest dieses Baby, du brauchst Zeit. Ich arrangiere die Beerdigung in den kommenden Tagen. Wenn du ausziehen willst, dann sei es so, aber warte noch. Überstürze nichts! Versuch auch meine Seite zu begreifen! Ich verdiene schon lange einen Posten im leitenden Bereich. Vater hat mir versprochen, dass ich ihn bekomme, sobald ich ihm einen männlichen Erben in die Arme legen kann." Damit verließ er das Zimmer.

+ *Eine Beförderung für einen Sohn?*

Lila sah ihm schockiert nach. Gabriel Dirkenreith hatte über seinen Sohn verfügt, ihn manipuliert und ihm keinerlei Kompetenzen in der Firma überlassen wollen. Aber ein Managerposten als Preis für einen Enkel?

+ *Das geht entschieden zu weit!*

Wie konnte Patrick nur annehmen, dass sie mit seiner Geliebten unter einem Dach wohnen wollte? Die Ungeheuerlichkeit ließ sie vor Zorn vibrieren, zumindest blieben ihre Augen trocken. Sie schob ihr Glas weg, Alkohol löste keine Probleme.

+ *Patrick weiß nicht, dass seine Ignoranz dir Kraft gibt.*

Energisch stand sie auf. Sie würde sich einem neuen Leben stellen und ihre Zeit nicht dem Luxus der Trauer überlassen.

Und dann traf sie ihre Entscheidung.

## 3 Scherben der Hoffnung

Am nächsten Tag besuchte Lila Regine, ihre beste Freundin. In der gemütlichen Wohnung ging es lebhaft zu. Außer ihren beiden Töchtern tobten noch Regines Zwillinge um die beiden Mütter herum. Dieser Wirbel erleichterte es Lila, sich Regine anzuvertrauen. Patricks Verhalten schockte Regine dermaßen, dass sie keine Worte fand. Das musste sie im Moment auch nicht, denn Sophie war auf Lilas Schoß gekrabbelt.

„Schaut uns Marie vom Himmel aus zu?“, fragte sie ernsthaft. „Schade, dass sie nicht mit mir spielen kann!“ Sophie hatte sich besonders auf ihr Geschwisterchen gefreut und Lila geholfen, das Kinderzimmer für das Baby herzurichten.

+ *Was sagst du ihr nur?*

Lila drückte die Tränen hinunter. „Marie hätte gerne mit dir gespielt, Sophie. Sie konnte es nicht erwarten, zu uns zu kommen. Aber du weißt, sie war zu schwach. Dafür schaut sie vom Himmel auf uns herunter. Sie sieht dich und mich und Anna. Sie hat uns alle lieb.“

„Papa auch?“

„Natürlich“, nickte Lila, obwohl es ihr schwerfiel. Warum sollte Marie ihren Vater gern haben, der sie nie gewollt hatte?

+ *Wenn Marie das verzeihen kann, du kannst es niemals!*

Zum Glück wurde Sophie von Regines Tochter Nadine abgelenkt und sie rutschte von Lilas Schoß, um zum Spiel zurückzukehren. Regine hatte sich wieder gefasst und sprach die Worte aus, die ihr auf der Zunge lagen. „Patrick ist verrückt!“

„Das hätte ich niemals von ihm erwartet. Warum hast du mir nie erzählt, wie er sich seit der Ultraschalluntersuchung verhalten hat?“

+ *Weil du es nicht wahrhaben wolltest!*

„Ich dachte, es renkt sich wieder ein.“

+ *Du hast nicht damit gerechnet, dass er dich gleich betrügt?*

Regine nahm ihre Hände in die ihren. »Dass ihm sein Vater einen höheren Posten verspricht, wenn er ihm einen Enkel schenkt, ist total unmoralisch.«

*+ Patrick ist darauf eingegangen, statt ihn zum Teufel zu wünschen.*

„Ich komme mir blöd vor, ausgenützt und … ach, ich weiß nicht. Und ich möchte einfach nur weg von ihm."

*+ Du hattest ein Ablaufdatum und nichts davon gewusst.*

Regine umarmte Lila spontan. „Willst du echt ausziehen? Warum sucht Patrick nicht für sich und seine neue Familie eine Wohnung?"

„Ich kann nicht mehr in diesem Haus leben."

*+ … wo alles an eine glückliche Zeit erinnert. Sag ihr, was du tun wirst!*

Lila löste sich aus Regines Umarmung. „Ich werde in meine Heimat zurückkehren."

Regine runzelte die Stirne, als die Kinder kurz aufkreischten. „So viel ich weiß, kommst du aus Bayern, nicht wahr? Das ist sehr weit entfernt."

*+ Gerade richtig für einen Neuanfang!*

„Ich habe ein Haus von meinem Vater geerbt. Mein Elternhaus in Germaringen. Die Villa ist sehr geräumig, allerdings hat die Lebensgefährtin meines Vaters ein Wohnrecht auf Lebenszeit. Ich werde mich mit ihr einigen müssen, sollte es nicht klappen, kann ich immer noch etwas anderes suchen."

„Du warst seit Jahren nicht mehr dort!"

*+ Ja, seit du zwölf warst!*

„Stimmt", nickte Lila. „Du bist die Einzige, die mir fehlen wird! Ich verliere dich nur ungern, aber ich brauche Abstand. Solange Patrick in greifbarer Nähe ist, fällt mir ein Neubeginn schwer. Patrick wird diese Vicky heiraten, seinen Sohn bekommen und ich müsste alles miterleben. Das möchte ich nicht. Anna und Sophie werden größer, vor allem Sophie ist extrem verletzlich. Sie muss nicht mitbekommen, dass ihr Vater sie zurückweist, so wie …"

+ *… dein Vater dich von heute auf morgen nicht mehr gewollt hat!*

Lila biss sich auf die Lippen und fuhr rasch fort. „Ich habe die Absicht, wieder als Krankenschwester zu arbeiten.«

Regine stapelte das Kaffeegeschirr. „Ich hasse es, dass du weggehst. Bist du dir sicher?«

+ *Wenn du das nur wüsstest!*

## 4 Zerbrochene Brücken

Außer Lila und Patrick standen nur ihre Schwiegereltern an Maries Grab. Patrick hatte sein Versprechen gehalten und ein Kindergrab erworben, der Pastor hatte einige Worte gesprochen, die mitfühlend hätten sein sollen, jedoch distanziert klangen.

+ *Wie soll er auch wissen, was es heißt, ein Baby zu verlieren?*

In den letzten Tagen hatte Patrick die meiste Zeit außer Haus verbracht, vermutlich bei der zukünftigen Mutter seines Sohnes. Lila hatte ihren Umzug vorbereitet, im Grunde genommen froh über die Ablenkung. Sie wollte der glücklich schwangeren Vicky auf keinen Fall begegnen. Tagsüber hatte sie mit ihrem Anwalt telefoniert, Kartons verpackt und sich um ihre Kinder gekümmert. Nachts hatte sie trotz Erschöpfung Schlaflosigkeit gequält. Dementsprechend hatte sie einiges an Gewicht verloren und ihr Gesicht ließ die ehemals gesunde Farbe vermissen. Patrick fuhr nach der kurzen Zeremonie mit ihr auf direktem Weg zur Villa Dirkenreith. „Mutter hat Kaffee vorbereitet“, erklärte er kurz.

+ *‚Vorbereiten lassen‘, Henriette kann kaum den Knopf der Kaffeemaschine drücken.*

Ihre Schwiegermutter war an zahlreiches Personal gewöhnt. „Sollen wir nicht die Mädchen vorher holen?“, fragte sie schließlich.

+ *Dumme Frage!*

Die beiden waren bei Regine und hatten ihre Großeltern seit Wochen nicht mehr gesehen. Allerdings war das nur geringfügig verwunderlich, denn das Interesse an ihren Enkelinnen war auf einer Skala zwischen eins und zehn maximal mit einer Zwei Komma Fünf zu bewerten.

„Nein, Mutter hat jetzt nicht die Nerven für zwei Kleinkinder.“

+ *Wann hatte sie die jemals?*

Lila hatte sich in der pompösen Feudalvilla ihrer Schwiegereltern noch nie wohlgefühlt. Schon der Eingangsbereich aus weißem

Marmor wirkte zu jeder Tageszeit gleichermaßen frisch poliert und steril. Einziger Farbfleck war der hellblaue Perserteppich, der genau in der Mitte des Raumes lag. Die Haushälterin, deren Steifheit durch ihre gestärkte Schürze betont wurde, nahm ihnen Jacken und Regenschirme ab. Lila folgte Patrick und seinen Eltern in den „Tee-Salon". Ein grüner Teppich beherrschte den Raum, die lindgrüne Tapete hatte die Farbe eines Menschen, kurz bevor er sich übergeben musste. Die Stühle waren in einem langweiligen stumpfen Grau gehalten, der Tisch mit einem weißen Seidentischtuch bedeckt. Darauf thronte das exklusiv teure Kaffeeservice.

*+ Ein Glück, dass Sophie und Anna nicht hier sind.*

Ihre Schwiegermutter hatte für die Beerdigung ein schwarzes hochgeschlossenes Kostüm gewählt. Der hohe Rüschenkragen unterstrich jene Aura von Unnahbarkeit, auf die sie ungeheuren Wert legte.

*+ Du warst immer nur geduldet und niemals gleichwertig!*

Man hatte sie stets höflich, doch ohne Herzlichkeit behandelt. Contenance war die wichtigste Tugend in diesem Haus. Auch die dunkle Kleidung war nicht als Zeichen von Trauer für ihr totes Enkelkind zu bewerten, sondern vielmehr als strikte Einhaltung der Etikette. Henriette Dirkenreiths Selbstdisziplin erlaubte keinerlei Entgleisung in der Öffentlichkeit. Patricks Vater wirkte auch mit 69 noch dynamisch und sprühte vor Energie. Ihm gelang es, nach wie vor, seine Umgebung in einen Zustand permanenter Verunsicherung zu versetzen. Lila wusste, dass Patrick unter der Dominanz seines Vaters litt. Niemals war es ihm gelungen, sich ernsthaft zu widersetzen oder wenigstens ein einziges Mal eine eigene Idee vorzutragen, geschweige denn durchzubringen. Hoffte Patrick wirklich auf die längst fällige Anerkennung seiner Arbeit, nur weil er einen Sohn gezeugt hatte? Lila beobachtete, wie Gabriel Dirkenreith Patrick kurz majestätisch zunickte, es bedurfte nicht eines Wortes, damit ihm dieser gehorsam ins andere Zimmer folgte. Lila drehte sich zwangsläufig zu ihrer Schwiegermutter um.

*+ Das sieht Patrick ähnlich, dich mit Hamburgs größtem Eisblock allein zu lassen.*

Henriette klopfte mit dem Knöchel ihrer Hand auf den Tisch. „Komm, setz dich zu mir, auch wir müssen einiges bereden."

*+ Das hast du befürchtet.*

Lila glitt zögernd auf den angebotenen Stuhl. Ein Hausmädchen goss Kaffee in ihre Tasse und wollte ihr einen der trockenen Teekuchen auf einem Teller servieren. Lila wehrte ab. „Nein, danke, ich kann nichts essen."

„Zwing dich dazu, Kind, du bist mager geworden", forderte Frau Dirkenreith sie scharf auf, doch Lila schüttelte den Kopf.

*+ Auf keinen Fall, sonst erstickst du noch!*

Missbilligend verzog sich der Mund ihrer Schwiegermutter, während sie die Zuckerdose in die Hand nahm. „Nun, mein Kind, ich nehme an, mein Sohn hat dich über die veränderte Situation aufgeklärt. Das Ganze ist gewiss einigermaßen bedauerlich, aber nun mal nicht zu ändern. Tatsache ist, dass die Dirkenreith-Dynastie einen männlichen Erben braucht und das habt ihr beide nicht zustande gebracht. Töchter sind schön und recht, aber es sind die Jungen, die den Namen weitertragen. Obwohl du jetzt kurze Zeit traurig bist, ist es vermutlich besser, dass euch nicht noch ein drittes Mädchen belastet."

*+ Hoffentlich ist Gift in der Zuckerdose!*

Es kostete Lila immense Kraft, sich zu beherrschen. Henriette schaufelte reichlich Zucker in den Kaffee, ehe sie fortfuhr. „Nichtsdestotrotz sind auch Töchter eine Verpflichtung und als geborene Dirkenreiths müssen wir ihnen eine entsprechende Erziehung zukommen lassen. Wenn du einverstanden bist, werden wir sie bei uns behalten, unter Aufsicht einer ausgebildeten Fachkraft, versteht sich. Sophie ist schon bald sechs, das ist das richtige Alter für ein Mädcheninstitut. Eine ganztägige Ausbildung ist durch nichts zu ersetzen. Sollten die Mädchen halbwegs intelligent sein, haben wir bestimmt nichts dagegen, wenn sie es bis zum Abitur bringen." Henriette griff nach dem silbernen

Milchkännchen. „Aber wenn sie einmal einen Platz in der Gesellschaft einnehmen wollen, müssen sie sich auf diesem Parkett bewegen können. Ich nehme an, du bist vernünftig genug, um einzusehen, dass sie den Ballast ihrer unpassenden mütterlichen Herkunft abwerfen müssen."

+ *In welchen antiken Film bist du denn hier nur geraten?*

Henriette rührte mit dem Löffel in der Tasse. „Ich lege dir ans Herz, deine Kontakte auf ein Minimum zu beschränken. Aber selbstverständlich erlauben wir, dass du sie ab und zu siehst, zumindest solange sie noch jung sind. Wir sind schließlich keine Unmenschen."

+ *Wie könnte nur jemand auf solche Gedanken kommen?*

Ein Schluck aus der Tasse, ehe diese wieder geräuschlos auf den Unterteller gesetzt wurde. „Möglicherweise verzichtest du im Interesse der Kinder ganz auf Besuche. Du musst bedenken, dass du selbst ebenfalls die Möglichkeit für einen unbelasteten Neuanfang hättest. Diesmal in einem dir angemessenem Umfeld."

+ *Beherrsch dich und sag ihr nicht, dass du sie für verrückt hältst!*

Lila suchte nach Worten, die sie jedoch weder fand noch fähig gewesen wäre, auszusprechen. Niemals würde sie Sophie und Anna dieser kaltherzigen Frau überlassen und sie zu einem Leben im Gefrierschrank verurteilen. Mit spitzen Fingern aß der alte Eiszapfen einen der Teekuchen, kaute genussvoll, während sie Lila mit ihren Adleraugen durchbohrte.

+ *Sollte sie ersticken, wirst du nicht Erste Hilfe leisten!*

„Hat es dir die Sprache verschlagen?", bemerkte sie, nachdem sie den Kuchen hinuntergeschluckt hatte. „Angesichts der Umstände finde ich, dass unser Angebot mehr als nur großzügig ist."

+ *Was genau sind die „Umstände"?*

„Ich werde mich nicht von meinen Kindern trennen", zischte Lila mit aller Schärfe hervor.

„Du hängst an ihnen, das ist verständlich, meine Liebe!" Henriette rieb mit der Papierserviette über die Fingerspitzen. „Ich

dachte, du wolltest ihnen vielleicht die Möglichkeit bieten, ein Leben zu führen, das dir bedauerlicherweise verschlossen bleiben wird. Leider habe ich schon befürchtet, dass dein Egoismus deine geistigen Fähigkeiten übersteigt. Nun, ich kann nicht behaupten, dass uns das ungelegen kommt. Mädchen erben ein Gutteil von ihrer Mutter, infolgedessen ist kaum zu erwarten, dass sie sich unseren Wünschen entsprechend entwickeln würden. Dennoch fließt zumindest ein Teil Dirkenreith-Blut in ihnen und mit gebührender Anleitung hätten sie eventuell die negativen Einflüsse deines Erbes überwinden können. Es ist mehr als nur bedauerlich, dass du so uneinsichtig bist und deinen Töchtern jegliche Chance auf eine bessere Zukunft verwehrst." Sie nippte wiederum an ihrem Kaffee. „Möchtest du nicht doch ein Stück Kuchen? Du bist unvorteilhaft blass, nach diesem Beerdigungstheater kein Wunder. Ich möchte allerdings betonen, dass das Ganze nur dir zuliebe veranstaltet wurde." Lila vermied es, Henriette anzusehen.
„Nun gut, wo bin ich stehen geblieben?", fuhr die alte Dame im gleichen Tonfall fort. „Ja, also, wenn du die Mädchen mitnehmen willst, ist es am besten du erhältst eine vorläufige Abfertigung. Wir erwarten, dass du bald wieder dazu verdienst. Schließlich hast du in die Ehe nichts eingebracht. Die einzige Verpflichtung hast du nicht erfüllt. Zwar warst du fruchtbar und hast dich gewiss bemüht. Das erwünschte Ergebnis ist leider trotz allem ausgeblieben."

\+ *Was hat diese Frau geleistet, außer zwei Söhne zur Welt zu bringen? Bestimmt ist sie noch niemals einer Arbeit nachgegangen!*

Henriette schien ihre Gedanken lesen zu können. „Ja meine Liebe, wenn du einen Sohn geboren hättest, hättest du ausgesorgt. Ich habe sogar zwei bekommen, zum Glück. Mit dem Tod muss man immer rechnen. Ich weiß, was es heißt, ein Kind zu verlieren. Und Jonas hat doch etwas mehr geleistet, als schon vor der Geburt zu sterben.«

\+ *Hat diese Frau überhaupt Gefühle?*

Lila hatte sich schon oft gefragt, wie ihre Schwiegermutter den Tod von Patricks Bruder hatte verkraften können. Aber da Emotionen zu zeigen gegen die Etikette von Henriettes Erziehung sprach, hatte sie niemals ein einziges Wort über ihren älteren Sohn verloren. Während Lilas Ehe war selten über den verstorbenen Erstgeborenen gesprochen worden. Lila wusste lediglich, dass beide Brüder vor sieben Jahren beim Schiurlaub in Österreich gemeinsam verunglückt waren. Jonas war sofort tot gewesen, Patrick hatte schwerverletzt überlebt. „Jonas war erst 34 bei seinem Tod und hat auch keinen Sohn hinterlassen. Patrick und du, ihr habt genauso versagt, indem ihr bei dieser Aufgabe gescheitert seid."

+ *Marie ist tot. Sie wird nie lachen ...*

Lila hatte genug davon, über „Versagen" und „Scheitern" zu reden und noch weitere Tiraden ihrer Schwiegermutter anzuhören. Henriette empfand offenbar nichts, keine Trauer für ihren verstorbenen Sohn und noch weniger Anteilnahme für ihre totgeborene Enkeltochter.

+ *Es reicht. Bestell dir ein Taxi, wenn Patrick noch bleiben will.*

„Ich möchte nach Hause, wenn du nichts dagegen hast." Lila stand auf. Ihr Kopf begann, unangenehm zu klopfen. Ihre Schwiegermutter maß sie mit einem scharfen Blick. „Sei nicht so empfindlich, die Wahrheit hat noch niemandem geschadet. Setz dich hin."

+ *Was kommt denn jetzt noch?*

Lila ließ sich resigniert auf den Stuhl sinken.

„Wir haben von unserem Anwalt einen Vertrag vorbereiten lassen, du erhältst monatliche Mindestzahlungen ..."

+ *Sie soll sich ihr Geld sonst wohin stecken!*

„Ich will nichts von euch. Die Kinder haben Anspruch ..."

„Wenn du sie uns zur Betreuung gibst, bekommen sie das Bestmögliche. Wir werden allerdings nicht deine mangelhafte Erziehung mitfinanzieren. Und komm mir nicht mit dem Gesetz, meine Liebe. Wir haben Einfluss auf alles und jeden in der Stadt.

Es kostet Gabriel nur ein Augenzwinkern und dir wird das Sorgerecht für die Kinder entzogen. Wir könnten unseren Enkelinnen finanziell wesentlich mehr bieten. Auf Patrick kannst du nicht bauen, er hätte euren luxuriösen Lebensstil niemals ohne unsere Hilfe aufrechterhalten können. Wenn er wieder heiratet, gilt es noch mehr Personen durchzufüttern. Vielleicht möchte er dann seine Töchter auch zu sich nehmen."

+ *Wohl kaum!*

Lila verstand nicht, warum Henriette glaubte, ihr in offensichtlicher Weise drohen zu müssen. Sie konnte arbeiten und war nicht auf das Geld dieser kalten Menschen angewiesen. Die Tatsache, dass Patrick sie ohne Reue aus seinem Leben streichen und neu beginnen konnte, traf sie mehr.

+ *Du darfst jetzt nicht durchdrehen!*

Ein Nervenzusammenbruch würde ihrer Schwiegermutter einen willkommenen Grund liefern, Sophie und Anna in dieses Mausoleum von Haus zu bringen, in dem weder Wärme noch Liebe existierten.

+ *Steh auf und geh. Sie hat keine Macht über dich!*

Patrick und sein Vater kamen endlich zurück, beide in gereiztem Zustand. Ihr Schwiegervater tauschte einen Blick mit seiner Frau, die ihm erwartungsvoll zulächelte. „Mein Lieber, wir hatten unser Gespräch. Leider zeigt sich Lila keineswegs vernünftig und verständnisvoll der veränderten Situation gegenüber. Sie möchte die Kinder selbst erziehen, obwohl ich ihr vor Augen gehalten habe, was ihnen dadurch entgehen wird."

+ *Du bist unvernünftig, weil du deine Kinder behalten willst?*

Patricks verkniffener Gesichtsausdruck wurde noch zorniger. „Wir haben darüber gesprochen, Mutter. Unsere Kinder bleiben bei Lila."

+ *Unsere … er erinnert sich also.*

Henriette war nicht aus der Ruhe zu bringen. „Nun ja, sie kann sich immer noch anders entscheiden. So eine Ausbildung im

Internat ist um vieles intensiver und die Kinder werden von Anfang an in sämtlichen Richtungen gebildet."

+ *Offenbar das Wichtigste im Leben!*

Lila stand auf. „Wir müssen Sophie und Anna holen, Patrick", brachte sie mühselig hervor. Vor wenigen Stunden war ihre Tochter beerdigt worden. Sie wollte nach Hause. Der Abschied fiel auf allen Seiten unterkühlt aus.

+ *Nur weg von diesem unerfreulichen Ort.*

Im Auto machte Patrick seinem Ärger Luft. „Dieser elende alte Bastard!", wütete er. „Er hat mir versprochen, dass mir ein männlicher Erbe den Weg in den Vorstand ebnen würde. Und nun denkt er gar nicht daran." Patrick schlug mit beiden Händen böse auf das Lenkrad, sodass der Wagen kurz holperte. „Er soll erst auf die Welt kommen. Was soll das? Das dauert weitere fünfeinhalb Monate. Ich habe lange genug gewartet. Jonas ist seit über sieben Jahren tot. Zuerst heißt es: ‚Heirate, Patrick', dann: ‚Zeuge Kinder', nein: ‚Krieg männliche Kinder'. Wenn ich jetzt einen Sohn bekomme, was muss er dann noch sein? Muss er blaue Augen haben, damit ich endlich den Platz erhalte, der mir zusteht?"

+ *Aha, Patrick beginnt, nachzudenken.*

Lila sah durch die Scheiben des Wagens. Die regennassen Straßen boten ein düsteres Bild, ein Spiegelbild ihres Inneren. Im Moment wäre ihr etwas Sonne lieber gewesen, die Illusion von Wärme und Zuneigung, die sie von dem Mann an ihrer Seite nicht bekommen würde.

+ *Seit wann vermisste sie diese Zutaten in ihrer Ehe?*

„Wolltest du nur einen Sohn?", fragte sie spontan in eine Schimpfpause hinein. „Hast du mich jemals gern gehabt?"

Patrick sah sie irritiert an, als müsse er sich erinnern, wer überhaupt neben ihm saß. „Was meinst du?"

+ *Er hat dich genau verstanden!*

„Ist es das wert? Der Sitz im Vorstand? Dass du Sophie und Anna und mich verlässt ..."

„Du bist es, die fortgeht“, korrigierte er sie scharf. „Du weißt, dass ich eine andere Lösung vorgeschlagen habe! Ich könnte mich querstellen, aber ich lasse dich ziehen.«

+ *Das ist absolut lächerlich!*

„Hast du mich je geliebt?“

+ *Erwartest du ein eine ehrliche Antwort? Willst du das überhaupt?*

Patrick schlug genervt mit den Händen auf das Lenkrad. „Meine Güte, das ist jetzt sowas von unwichtig!“, fuhr er sie an. „Es ist dir doch auch egal! Ich dachte, wir könnten halbwegs harmonieren, du, Vicky, und ich. Das wäre die beste Lösung für die Kinder mit sämtlichen Geschwistern aufwachsen zu können.“

+ *Ein fröhlicher Harem.*

Lila holte Luft. „Man bekommt nicht immer alles im Leben. Ich teile deine skurrile Ansicht über ein nettes Familienleben ganz und gar nicht.“

„Das habe ich verstanden. Deswegen bin ich großzügig und lasse dich und die Mädchen gehen. Ich bemühe mich, dass es so leicht wie möglich für euch ist. Wäre Vicky nicht schwanger ...“

„... dann hättest du mich immer noch betrogen.“

„Findest du nicht, dass du das bisschen Sex überbewertest? Als Mann braucht man eben ab und zu ein richtiges Vergnügen.“

+ *Hoppla! Hatte er denn sonst keines?*

Lila verstand plötzlich. „Du hast es schon öfters getan?“ Patrick schwieg.

+ *Deine Entscheidung ist goldrichtig! Sag es ihm endlich.*

„Ich werde in das Haus meines Vaters ziehen", meinte sie schonungslos, als sie ihrer Stimme wieder trauen konnte. Patrick stoppte den Wagen auf dem Parkplatz vor Regines Wohnblock, der Motor erstarb. Er starrte sie schockiert an. „Du willst nach Bayern? Wie soll ich dann die Kinder sehen ...«

+ *Sie werden ihm kaum fehlen.*

„Ich brauche Abstand, Patrick. Ich kann nicht hierbleiben und zusehen, wie du mit Vicky und deinem ***männlichen*** Kind

glücklich lebst. Ich möchte eine Chance für mich." Patrick beugte sich zu ihr und strich ihr über die Wange. „Ich verstehe dich! Aber das sind hunderte Kilometer! Warum wohnst du nicht näher ...?
+ *Seit wann tut seine Berührung weh?*
Sie öffnete die Autotür. „Nein", wehrte sie ab und fühlte mit Stolz, dass ihre Stimme nur leicht zitterte. „Das ist für mich das Beste. Ich kann in ein paar Tagen losfahren und erspare mir das Suchen einer Unterkunft." Patrick vergrub das Gesicht in den Händen, Lila zögerte.
+ *Berührt es ihn wirklich?*
Dann hob er den Kopf und meinte resigniert. „Ja, vermutlich hast du recht. Ich habe mich gerade an unser erstes Zusammentreffen erinnert. Es hat doch gut angefangen, nicht wahr?" Lila schloss die Augen. Sie war Krankenschwester gewesen und Patrick ihr Patient auf der Intensivstation. Nach diesem entsetzlichen Unfall in Österreich, bei dem sein Bruder gestorben war. Sie war empfänglich für seinen Charme. Der reiche Erbe einer Kaufhauskette interessierte sich für sie. Es war wie ein Märchen, Aschenputtel erhielt ihren Prinzen. Es war leicht gewesen, sich in diesen blonden Herzensbrecher zu verlieben und überzeugen zu lassen, dass sein Herz nur mehr für sie schlagen würde. „Du warst mein Engel in dieser schrecklichen Zeit nach dem Unfall.«
+ *Damals hast du an ein Märchen geglaubt!*
„Warum hast du mich betrogen?", flüsterte sie. „Ich dachte, du wärst mit mir glücklich gewesen."
+ *Weshalb fragst du das? Die Antwort wird dich quälen.*
„Wie gesagt, du warst ein Engel." Patrick holte demonstrativ Luft und sah an ihr vorbei. „Aber Engel sind keine Sexgöttinnen. Anfangs schrieb ich es deiner Unerfahrenheit zu, doch du bist wie ein kalter Fisch im Bett. Solche Frauen gibt es leider, nur ein Mann braucht mehr.« Seine Stimme war sanft, die Worte trafen jedoch ihr Ziel scharf wie Messer. Lila zuckte zurück, die verbale Ohrfeige brachte sie komplett aus der Fassung. Die intime Seite ihrer Ehe war für sie angenehm, aber ohne

Höhenflüge verlaufen. Die gewaltige Leidenschaft war ausgeblieben. Sie hatte nichts vermisst und gedacht, er würde auf seine Kosten kommen. Patrick öffnete die Autotür. „Es tut mir leid", fügte er nach einigen Sekunden hinzu. „Es gibt Therapien. Vielleicht hilft es dir."

+ *Er hat nie etwas gesagt.*

Patrick stieg aus, Lila blieb sekundenlang erstarrt sitzen, bis die Türe auf ihrer Seite aufgerissen wurde. „Beeil dich, ich muss am Abend zu Vicky, ich habe sie heute ohnehin vernachlässigt."

+ *Wahrscheinlich ist sie eine Sexgöttin.*

Zorn weckte Lilas Lebensgeister. „Soll ich Mitleid mit deiner Geliebten haben, weil die Ärmste, während der Beerdigung deiner Tochter daheimbleiben musste? Was war das heute für dich? Eine lästige Pflicht, sonst nichts?" Patrick warf ihr einen entnervten Blick zu. „Bitte werde nicht hysterisch", entgegnete er mit ruhiger Stimme. Lila hätte gerne etwas Schlagfertiges erwidert. Leider schaltete ihr Gehirn auf Leerlauf, also schwieg sie und straffte ihre Schultern. Sophie und Anna brauchten eine starke Mutter.

## 5 Ein neuer Weg

Die Tage glitten vorbei. Lila funktionierte irgendwie. Sie ertappte sich dabei, dass ihre Hände automatisch immer wieder zu ihrem Unterleib fuhren, der flach und leer blieb.

+ *Es besteht keine Hoffnung mehr. Marie kommt nicht zurück.*

Der bevorstehende Umzug sorgte für Beschäftigung. Während die Kinder im Kindergarten waren, packte Lila die letzten Kartons, die sie sich nachschicken lassen wollte. Regine half ihr, so oft sie Zeit fand. Lila hatte sich überwunden, die Lebensgefährtin ihres Vaters über ihre Ankunft zu informieren. Zumindest vorübergehend schien ihr der Unterschlupf in ihrem Elternhaus als passende Notlösung. Ein paar Wochen würde sie es mit dieser Hexe aushalten können, die ihre Mutter und sie aus dem Haus getrieben hatte. Vielleicht würde sich diese Person von zwei kleinen Kindern belästigt fühlen, und selbst ausziehen. Umso besser.

+ *Am Telefon hat sie erfreut geklungen! Falsche Schlange. Auch die Hexe im Märchen hatte sich am Anfang verstellt.*

Lila fühlte sich unwohl bei dem Gedanken, zu einer wildfremden Frau ziehen zu müssen. Vor ihren Augen spielte sich der überstürzte Aufbruch vor achtzehn Jahren ab. Lila hatte nicht gehen wollen, doch ihre Mutter hatte ihr keine Wahl gelassen und ihr erklärt, dass sie den Platz für Vaters Geliebte räumen müssten.

+ *Dein Papa braucht dich nicht mehr!*

Nun wiederholte sich die Geschichte mit makabrer Detailgenauigkeit.

+ *Mutter ist damals weg von Bayern und du kehrst zurück.*

Trotzdem empfand sie überraschenderweise Freude, ihre Heimat wiederzusehen. Die räumliche Entfernung zu ihrem bisherigen Leben würde ihr den Abstand erleichtern. Tagsüber schien das eine ausgezeichnete Idee zu sein. Solange es hell war, hielt Lila sich aufrecht. Die Nächte waren allerdings lang, schwarz und drückend. Zweifel, ob ihre Entscheidung richtig war, plagten sie. Zwischen den viel zu kurzen Schlafphasen ließen sich die Tränen nicht stoppen.

*+ Wie kann dir ein Kind fehlen, das du nie gekannt hast?*

Am Tag vor der Abreise besuchte sie zum letzten Mal Maries Grab. Über drei Wochen waren seit ihrem Tod vergangen. Zu ihrer Überraschung stand ein Klosterbruder in der braunen Mönchskutte davor und legte eine einzelne Blume auf das frische Grab, eine weiße Rose. Als er sich umdrehte, erkannte sie ihn.

*+ Was tut der denn da?*

„Bruder Gerold", rief sie überrascht aus.

Er lächelte. „Sie haben meinen Namen behalten. Das ist erstaunlich."

„Und Sie haben sich meine Geschichte gemerkt!" Lila trat zu dem Grab. „Sie haben eine Rose für meine Tochter gebracht."

*+ Woher kennt er das Grab?*

Er nickte und wies in eine Richtung. „Dort hinten ist ein Café. Haben Sie Lust auf ein Gespräch? Ich warte auf Sie."

*+ Wenn du ablehnst, ist es unhöflich.*

Sophie und Anna waren ein letztes Mal bei Regine, es würde ihnen nichts ausmachen, wenn sie die beiden später holte. Lila zündete eine Kerze mit einem Engel an, und stellte sie direkt neben die weiße Rose.

*+ Wer weiß, wann du wieder herkommen kannst. Aber du nimmst Marie mit, im Herzen, in Gedanken und in der Seele.*

Kurze Zeit später fand Lila Bruder Gerold an einem Tisch in einer der hinteren Nischen des kleinen Cafés.

„Sind Sie zufällig hier?", fragte sie gleich.

Er senkte den Kopf und rührte in seiner Kaffeetasse. „Ihre Geschichte ging mir nicht aus dem Kopf. Marie und das Verhalten Ihres Mannes. Heute habe ich herausgefunden, wo sie begraben wurde. Aber unser Treffen jetzt, das ist Schicksal."

*+ Er hat sich mit Marie beschäftigt?*

Lila war fassungslos. „Sie haben doch bestimmt zahlreiche Schützlinge ..."

Sein Lächeln wurde schief. „Das stimmt, aber nicht alle berühren mich in der Weise. Ich habe gehofft, Sie würden mich anrufen. Wie geht es Ihnen? Nein, das ist eine dumme Frage, ich nehme an, es wird Ihnen noch lange nicht gut gehen.“ Sie schüttelte den Kopf. „Nein. Aber ich versuche, mich neu zu orientieren. Zum Glück habe ich zwei Kinder und muss für sie stark sein. Wir fahren morgen nach Germaringen, das ist mein Heimatort.“

„Wohin?“

Sie lachte. „Das ist ein winziger Ort zwischen München und Stuttgart.“ Bruder Gerold nahm einen Schluck, während die Kellnerin Lilas Bestellung aufnahm. „Mein Mann möchte Platz für seine aktuelle Freundin. Sie ist schwanger und bekommt seinen heißersehnten Sohn.“ Gerold nickte. „Ich erinnere mich.“ Er drückte ihre Hand. „Sie wünschen sich weg aus seiner Nähe.“

„Glauben Sie, das ist eine gute Idee?“

+ *Hoffentlich! Denn jetzt kannst du nicht mehr zurück.*

„Jede Entscheidung, die gefallen ist, ist die bestmögliche“, erwiderte der Pater zu ihrem Erstaunen. Lila starrte ihn überrascht an. Die Kellnerin stellte den bestellten Cappuccino vor sie hin und ein Glas Wasser daneben, aus dem Lila nun einen Schluck nahm. „Wollen Sie damit sagen, dass es egal ist?“ brachte sie schließlich hervor. Er strich durch sein blondes Haar, das genauso verstrubbelt war, wie sie es in Erinnerung hatte. „Nein, ich meinte damit, dass Sie sich das bestimmt gut überlegt haben. Das ist richtig, denn kein Außenstehender weiß, was für Sie wichtig ist.“ Er zog einen Gegenstand aus seiner Kutte und versteckte ihn in seiner Faust. „Ich möchte Ihnen ein Geschenk geben. Hätte ich Sie heute nicht getroffen, hätte ich es Ihnen geschickt.“ Er öffnete seine Finger und auf seiner Handfläche lag ein königsblauer Schmetterling aus Plastik mit zarten rosaroten Sprenkeln.

+ *Ein Spielzeug?*

Bruder Gerold griff nach Lilas rechter Hand und legte den Schmetterling hinein. „Es ist ein Symbol“, erklärte er. „Eine Krücke, ein Hilfsmittel, wenn Sie wollen. Er steht für Marie, Ihr Baby. Das, was Marie für Sie ist und war. Liebe, Hoffnung, Seele, Licht, Atem – kurzum alles.“

*+ Was meint er damit?*

Lila starrte auf das kleine Plastikspielzeug und wieder zu Bruder Gerold. Er schloss ihre Finger um die kleine Figur. „Nehmen Sie den Schmetterling täglich in die Hand, am Anfang wird es öfters sein, später vielleicht nur einmal. Denken Sie an Marie: was aus ihr geworden wäre, wie Ihr Leben mit ihr ausgesehen hätte. Konzentrieren Sie sich. Vor Ihren Augen soll Marie lebendig werden. Schöpfen Sie Kraft aus diesen Gedanken und Gefühlen. Irgendwann möchte ich, dass Sie diesen Schmetterling fliegen lassen können. Die Zeit wird kommen, auch wenn Sie es jetzt noch nicht glauben."

*+ Wie stellt er sich das vor?*

Lila öffnete ihre Finger wieder, Hilflosigkeit stand ihr ins Gesicht geschrieben. Gerold verstand die unausgesprochene Frage. „Fliegen im Sinn von Loslassen«, erklärte der Seelsorger. »Ein Schmetterling schlüpft aus einer verpuppten Raupe in die Freiheit. Wir Menschen sind in unserem Körper gefangen, mit dem Tod befreit sich die Seele. Sie konnten die sterbliche Hülle Ihres Kindes beerdigen, das Loslösen passiert erst viel später. Sie allein werden wissen, wann und wo der richtige Zeitpunkt ist. Als Symbol werfen Sie den Schmetterling von einem Berggipfel ins Tal, von einer Brücke in den Fluss oder von einem Schiff in den Ozean. Oder sie deponieren ihn an einer besonders schönen Stelle." Lila schloss ihre Faust um ihr Geschenk. „Sie meinen, ich werde vergessen können?"

„Niemals", erklärte er. „Ich kann Sie nicht anlügen. Aber die Trauer verliert an Schärfe. Einmal werden Sie so weit sein, dass Sie Maries Seele freigeben können."

*+ Das klingt nach Guru! Ist er Mitglied in einer Sekte?*

„Wie geht es Ihnen mit Ihrem Mann?", wechselte er das Thema.

„Ich sehe ihn kaum. Er wohnt bei seiner Freundin und freut sich auf seinen Sohn.«

*+ Sophie und Anna sind unwichtig geworden.*

Sie fuhr rasch fort. „Ich verstehe ihn nicht mehr. Er hat sich verändert.«

+ *Oder nicht? War deine Ehe nur eine Illusion?*

Bruder Gerold nickte, dann straffte er seine Schultern. „Ich will ehrlich zu Ihnen sein", erklärte er mit einer gewissen Nervosität in der Stimme.

+ *Nach so einer Eröffnung kommt meist etwas Unangenehmes.*

„Ich kenne die Familie Dirkenreith schon länger. Nicht persönlich, aber aus Erzählungen. Gabriel Dirkenreith hat Henriette von Hellstein geheiratet. Sie brachte einen bekannten Namen und Geld mit. Ob die beiden sich lieben oder jemals geliebt haben, ist nicht relevant. Henriette Dirkenreith ist vier Jahre älter als ihr Mann. Bei der Hochzeit war Gabriel Dirkenreith erst knapp 20 Jahre alt. Die Ehe blieb jahrelang kinderlos, was ein Skandal war, denn die Ehefrauen der Dirkenreith-Dynastie haben nur einen Zweck: Kinder zu gebären. Der erste Sohn Jonas kam erst über zehn Jahre später zur Welt."

+ *Warum erzählt er dir das alles? Das weißt du doch schon!*

„Es ist nicht ungewöhnlich, dass eine Frau erst mit über dreißig Jahren Kinder bekommt."

„Heute, ja. In den sechziger Jahren galt man ab 28 als alte Erstgebärende. Henriette war 34 und bei der Geburt ihres zweiten Sohnes Patrick fast 40 Jahre alt. Sie musste sich aus medizinischen Gründen schon Wochen vor den Entbindungen im Krankenhaus aufhalten. Obwohl sie einiges für die Geburten auf sich genommen hatte, war ihr Interesse an den Kindern minimal. Zuerst waren Kindermädchen da und im Alter von sechs Jahren wurden sie ins Internat gesteckt."

+ *Das ist bekannt!*

„Henriette war eine schreckliche Mutter und als Großmutter taugt sie auch nichts", bestätigte Lila. Gerold beachtete ihren Einwurf nicht, er war in seiner Erzählung gefangen. „Sohn Jonas war tüchtig in der Firma. Er galt als würdiger Nachfolger und managte den Großteil, aber sein Vater wollte ihm erst dann Kompetenzen übertragen, wenn er heiratet und einen Sohn zeugt. Bis dahin hatte Gabriel bei allen Entscheidungen das letzte Wort. Nicht einmal Teilbereiche durfte Jonas selbständig führen."

+ *Patrick hat immer etwas anderes erzählt.*

„Ich dachte, Jonas wäre bereits der Juniorchef gewesen?"
Gerold schüttelte den Kopf. „Nein. Er litt darunter, dass sein Vater oft seine Urteile in Frage stellte und Ideen von ihm abwürgte. Ich weiß, wie verzweifelt Jonas oft war und dass er sich mit dem Gedanken trug, die Firma zu wechseln."

+ *Das ist ja interessant!*

„Woher wissen Sie das alles?"
Gerold schluckte. „Ich war mit ihm zusammen", gab er zu.

+ *Wahnsinn!*

Lila starrte ihn entgeistert an, Gerold senkte den Kopf und fuhr fort. „Wir haben uns vier Jahre vor seinem Tod kennengelernt und ineinander verliebt. Jonas hätte niemals einen Sohn gezeugt. Und dann stirbt er plötzlich. Bei einem mysteriösen Unfall."

+ *Mysteriös? Bist du jetzt in einem Krimi gelandet?*

„Ich dachte, es wäre ein normaler Absturz in den Bergen gewesen." Lila hatte mit zunehmend steigendem Interesse den Ausführungen des Seelsorgers zugehört.

„Ja und nein. Warum sind die beiden Brüder abgestürzt? Beide miteinander, Jonas und Ihr Ehemann?"

„Ich habe Patrick direkt danach kennengelernt. Er lag auf meiner Station."

„Und er kann sich bis heute nicht erinnern, was passiert ist, nicht wahr?" Lila runzelte die Stirn. Tatsächlich hatte sie diesem Detail nie besondere Bedeutung beigemessen. Über den Unfall, der zum Tod seines Bruders geführt hatte, sprach Patrick nie. Lediglich von seinen Eltern hatte sie ein paar Splitter aufgefangen. Patricks Erinnerungsvermögen an das Unglück war nie zurückgekommen. Er konnte sich nur erinnern, dass sie den alljährlichen Schiausflug ins österreichische Lech am Arlberg unternommen hatten. Während einer Geburtstagsfeier auf der Berghütte am Kriegerhorn waren die Brüder, laut Gabriels Erzählungen zur Abkühlung ins Freie gegangen. Sie hätten betrunken nahe an einem Steilhang gestanden, und das Gleichgewicht verloren. Die Sicht war durch Nebel eingeschränkt, sowie durch die einbrechende Dämmerung zusätzlich erschwert. Doch Gabriel hatte den Absturz seiner Söhne beobachtet. Lila versuchte sich, an mehr Details zu erinnern, was ihr misslang.

+ *Du warst so verliebt, dass du dich nicht näher mit dieser Geschichte befasst hast.*

„Sein Vater macht Patrick insgeheim noch heute Vorwürfe, dass sie so fahrlässig gewesen waren. Aber Patrick hat eine totale Amnesie, was den Abend vor dem Unfall betrifft und sein Vater hat es mit eigenen Augen gesehen."

+ *Warum hast du dich nie dafür interessiert?*

„Der einzige Zeuge in mindestens hundert Meter Entfernung am späten Nachmittag mit dichtem Nebel."

+ *So hast du das noch nie betrachtet!*

„Danach erst ist Patrick in die Firma eingestiegen."

Gerold nickte. „Er hat sich gut entwickelt, das muss ich sagen. Und jetzt steht er vor demselben Problem."

+ *Er braucht einen Sohn.*

„Lila wollen wir uns duzen?", fragte er ohne jeden Übergang, dass sie sich fast am Kaffee verschluckte. „Es tut mir leid, ich wollte nicht, ... ich dachte nur, beinahe wären wir Schwager und Schwägerin geworden, oder zumindest nahe dran ..." Lila musste lachen. „Das glaube ich nicht."

„Weil ich schwul bin?"

„Nein", wehrte sie ab. „Ich meine, weil ich Patrick niemals kennengelernt hätte, wäre er nicht nach diesem Unfall im Krankenhaus gelegen.« Gerolds Miene wurde traurig und Lila lenkte rasch ab. »Wenn wir uns duzen, dann mit einem Glas Prosecco, darf ich Sie einladen?"

„Auf keinen Fall. Ich lade dich ein!“ Gerold winkte der Kellnerin und gab die Bestellung auf. Dann nahm er wieder ihre Hände. „Es ist gut, dass du in deine Heimat zurückkehrst. Fang nochmals von vorne an, du hast das Recht darauf. Und gräm dich nicht mehr länger über das Verhalten von Patrick. Irgendwie scheint sich die Geschichte zu wiederholen. Henriette Dirkenreith konnte zehn Jahre lang kein Kind bekommen, ich nehme an, das war für die Dynastie Dirkenreith eine Tragödie. Sie hat sich einigen Behandlungen unterziehen müssen. Und ich bezweifle ...« Der Sekt wurde gebracht. Gerold sprach den Satz nicht mehr zu Ende und hob stattdessen sein Glas. „Ich freue mich, dich kennen gelernt zu haben.“ Lila stieß mit ihrem Glas an. „Du wirst mir fehlen.“

+ *Das stimmt tatsächlich! Obwohl du ihn erst das zweite Mal getroffen hast.*

„Wir werden in Kontakt bleiben, es gibt Videotelefonieren. Versprich mir, dass du dich meldest und mit mir redest. Vor allem, wenn du traurig wirst.“ Lila musste schlucken. „Du hast mir versprochen, dass es leichter wird, nicht wahr? Das kann nicht stimmen, denn du vermisst Jonas noch immer!“ Sie spürte, wie Tränen in ihre Augen traten. „Hättet ihr beide eine Zukunft gehabt? Du bist schließlich Mönch.“ Er räusperte sich. „Wir wollten zusammenziehen. Ich wäre aus dem Kloster ausgetreten. Das Doppelleben hat uns fertiggemacht. Wir waren bereit, für den Schritt nach vorne, auch wenn ich mich noch nicht meinem Prior anvertraut hatte. Jonas hatte die Absicht, bei diesem Schiurlaub mit seinem Vater in entspannter Atmosphäre zu reden. Irgendetwas ist schiefgelaufen. Er hat versucht, mich am Abend des Unfalls anzurufen und mir auf die Mobilbox gesprochen. Aber ich habe ein letztes Mal an den Exerzitien teilgenommen und war nicht erreichbar.“

+ *Was für ein Pech!*

„Ich würde gerne wissen, was sich am Berg zugetragen hat. Ist Jonas in den Abgrund gesprungen?“ Gerolds Stimme klang resigniert, doch dann straffte er sich. „Dann hat sein Vater seinen Tod zu verantworten."

+ *War Gabriel so weit gegangen, seinen Sohn zu verurteilen?*

„Du vergisst, dass Patrick dabei war. Beinahe wäre auch er gestorben."

„Möglich. Aber Jonas ist wirklich tot. Und du hast recht, ich habe es bis heute nicht verwunden. Es ist über sieben Jahre her und immer noch hoffe ich, Jonas kommt plötzlich durch diese Türe dort."

+ *Was ist das für ein grausames Schicksal, das die beiden auseinandergerissen hat, gerade als sie sich entschlossen hatten, zusammenzubleiben?*

„Was hätte denn dein Abt ..."

„Prior", korrigierte er leise.

„... dein Prior, wie hätte er die Sache aufgenommen?"

„Ich weiß es nicht, ich habe nur mit einem darüber gesprochen, Bruder Heinrich. Und das auch erst nach Jonas' Tod. Wir sind Freunde seit unserer Jugend und gemeinsam ins Kloster eingetreten.« Gerold rieb über seine Stirn. »Prior Nessezius hätte wahrscheinlich versucht, mir ins Gewissen zu reden. Niemand ist begeistert, wenn ein Klosterbruder ausscheidet, wir sind eine großartige Gemeinschaft und es ist faszinierend, wie viel wir miteinander erschaffen. Jeder hat seinen Platz und bringt seine Leistung für das große Ganze. Dennoch wusste ich, dass ich der Stimme meines Herzens folgen musste. So eine Liebe ist ein Geschenk und kann nur von Gott kommen. Mein Freund Heinrich war mir Stütze und Trost in den ersten Wochen nach Jonas' Tod. Aber er sah es als Fingerzeig Gottes, dass mein Ziel im Kloster liegt."

+ *Glaubt er daran? Was sagst du darauf am besten?*

Gerold holte seine Brieftasche aus seiner Kutte, schlug sie auf und zeigte Lila ein Foto. Zwei fröhliche Männer, einer blond, einer dunkelhaarig, die sich mit einem Bier zuprosten. Gerold selbst und Jonas Dirkenreith. »Das war unser letzter Urlaub, wir waren extrem glücklich.« Gerold holte Luft. „Ich glaube nicht daran, dass Gott mich mit Jonas‘ Tod strafen wollte. Ein rachsüchtiger Gott hat in meinen Vorstellungen keinen Platz. Wie man sein Leben gestaltet, muss jeder für sich entscheiden. Manchmal gliedert sich ein Leben in bestimmte Lebensabschnitte, die zu Ende gehen, damit ein frischer Abschnitt beginnen kann." Er winkte der Kellnerin. „Versuche jeden Tag deinen Schmetterling auf deine Handfläche zu nehmen und ganz bewusst fünf bis zehn Minuten zu trauern. Denk an dein Baby und erzähle ihr von deinem Tag. Nimm dir diese Zeit, täglich, nicht länger und nicht kürzer." Er strich über ihre Wange. „So wie der Schmetterling in deiner Hand liegt, so bleibt dein Mädchen in deinem Herzen und irgendwann kannst du loslassen. Wie und in welcher Form du das machst, das ergibt sich von selbst."

„Und wenn ich es niemals schaffe?"

+ *So wie er? Er hat Jonas bis heute nicht freigeben können.*

„Gib dir Zeit, Lila." Seine Finger umschlossen die ihren und sie spürte den Plastikschmetterling, den sie noch in ihrer Hand hielt.

+ *Wenn er kurz flattern würde! Als Symbol dafür, dass Marie irgendwo am Leben ist ...*

Gerold löste sich, als die Kellnerin mit der Rechnung kam. Er bezahlte und wandte sich danach wieder Lila zu. „Zumindest ist es mir gelungen, dich auf andere Gedanken zu bringen. Jonas ist seit sieben Jahren tot, trotzdem zehre ich bis heute davon, dass ich einen Abschnitt meines Lebens mit ihm teilen durfte. Wenn es mir schlecht geht, hole ich alle Erlebnisse aus meinen Erinnerungen hervor. Das gibt mir Kraft. Auch du wirst deine Marie immer in deinem Innersten behalten." Er zog Lila hoch und umarmte sie spontan. Als er sich löste, sah sie Tränen in seinen Augen glänzen. „Ich wünsche dir einen guten Start in Bayern. Vergiss nicht, du kannst mich jederzeit anrufen." Dann zwinkerte er schelmisch. „Ich hoffe, du tust das bald und oft!"

+ *Bestimmt.*

Lila nickte. Alles, was Pater Gerold ihr erzählt hatte, geisterte ihr im Kopf herum. Jonas' Geschichte ging ihr zu Herzen. Der unbekannte Schwager, der so jung hatte sterben müssen, war bis jetzt nur ein Schatten in ihren Gedanken gewesen. Nun hatte er plötzlich an Substanz gewonnen.

+ *Hat Patrick gewusst, dass sein Bruder schwul gewesen war? Und kann er sich wirklich an nichts mehr erinnern? Warum lässt er sich dermaßen von seinem Vater manipulieren?*

„Weil er ein Weichei ist!" Regine schüttelte energisch den Kopf, als Lila ihr später alles berichtete. „Patrick ist selbst schuld, dass er nur die Marionette seines Vaters ist. Ich wünschte, er würde dich so lieben, dass er sich gegen seinen Vater stellen würde, stattdessen geht er hin und lässt sich wieder mit seiner Exfreundin ein. Ein Grashalm hat mehr Rückgrat als er."

+ *Könnte stimmen.*

„Er weiß nichts mehr vom Vorabend des Unfalls."

„Sagt er!" Regine schob Lila ein Stück Kuchen hin. „Probier wenigstens ein kleines Stückchen. Du bist dünn und wirst für deinen Neuanfang viel Kraft brauchen." Lila blickte auf den duftenden Apfelkuchen, eine Spezialität ihrer Freundin, den sie oft verschlungen hatte. Doch sie brachte keinen Bissen hinunter. „Tut mir leid, ich habe mit Bruder Gerold schon Kaffee getrunken. Ich glaube, die Amnesie von Patrick ist echt", fügte sie rasch hinzu, ehe Regine nachfragen konnte, ob sie zum Kaffee auch etwas gegessen hatte.

„Wie auch immer." Regine war es gleichgültig. „Du wirst mir entsetzlich fehlen, versprich mit, dass wir oft telefonieren oder skypen."

+ *Die Zeit des Abschieds ist gekommen.*

## 6 Ankunft in der Vergangenheit

*+ Du hast dich übernommen!*

Sie waren erst am späten Vormittag von Hamburg weggekommen. Die Kinder hatten sich noch von ihrem Papa verabschieden wollen, der spät aufgetaucht war. Die Fahrt mit zwei kleinen Kindern und einem vollgepackten Auto war nervenaufreibend und anstrengend. Lila hatte keine Übernachtung eingeplant. Das war ein Fehler, denn mehrere Baustellen und ein zweistündiger Stau nach einem Unfall sorgten für Verzögerungen. Außerdem wurden die Kinder quengelig und unruhig. Lila war stundenlanges Autofahren nicht gewöhnt und fühlte sich entsetzlich müde. Sie hatte die Fahrtstrecke von knapp 800 Kilometern unterschätzt. Ihr Körper hatte sich nicht ausreichend von den Nachwirkungen der Geburt erholt, vermutlich auch, weil sie auf Grund der Ereignisse nicht wirklich Zeit gehabt hatte, sich zu schonen. Die letzte Stunde musste sie ausschließlich über Landstraßen fahren, die gegen Ende ihrer Reise immer schmäler wurden. Kurz nach Mitternacht passierte sie endlich das Ortsschild von Germaringen.

*+ Zum Glück sind Anna und Sophie eingeschlafen.*

Der Ort lag still vor ihr. In einigen Häusern brannte zwar Licht, dennoch wirkten die schmalen Gassen ausgestorben. Achtzehn Jahre war sie nicht mehr hier gewesen.

*+ Trotzdem ist vieles vertraut.*

Sie durchquerte die gesamte Ortschaft, denn das große Haus ihrer Kindheit lag außerhalb des Ortskerns.

*+ Da vorne liegt das Haus, nur noch einmal links abbiegen!*

Ein eigenartiges Gefühl stieg ihre Kehle hinauf und sie musste ein paar Mal schlucken. Nicht einmal die Ferien hatte sie nach der Trennung ihrer Eltern hier verbringen dürfen.

*+ Warum wollte Papa nichts mehr von dir wissen?*

Fast hätte sie die Einfahrt verpasst, sie riss das Lenkrad herum und sah mit Entsetzen, dass ein Wagen ihr genau entgegenkam. Mit Wucht trat sie auf die Bremse, aber wenn nicht der Fahrer des anderen Fahrzeugs ebenfalls gebremst hätte, wäre es zu einem Zusammenstoß gekommen.

*+ Das war knapp!*

Da wurde die Türe auf ihrer Seite aufgerissen. „Alles in Ordnung?", fragte eine männliche Stimme.

„Ja", nickte sie und wollte sich schon entschuldigen, da fuhr der Mann sie heftig an. „Was denken Sie sich eigentlich, ohne zu schauen abzubiegen. Haben Sie die Lichter von meinem Wagen nicht gesehen?"

*+ Eine Standpauke! Genau das, was du nach zwölf Stunden Autofahrt brauchst.*

Sie sah hoch, bereits eine scharfe Erwiderung auf der Zunge, die ihr jedoch im Hals stecken blieb.

*+ Das ist unmöglich! Ist das wirklich Martin Stern?*

Auch ihm verschlug es für einen Moment die Sprache. „Oh, das ist aber eine Überraschung", meinte er schließlich. „Was zieht Sie denn in diesen illustren Ort? Die Partys? Oh, nein das sicher nicht. Sie haben ja dergleichen immer abgelehnt."

*+ Er hat sich nicht verändert!*

Seine Stimme klang genauso spöttisch und herablassend, wie sie es in Erinnerung hatte. Zumindest nach diesem unseligen Vorfall.

*+ Sag doch etwas Gescheites!*

Doch ihre Zunge klebte am Gaumen, immer schon hatte sie es verwünscht, dass ihre Schlagfertigkeit im Umgang mit diesem Mann auf der Strecke blieb. Das war schon vor einer gewissen Peinlichkeit so gewesen, aber danach umso schlimmer. Ihre Gedanken fuhren Ringelspiel. Auch das hatte sich nicht geändert.

*+ Du hast gehofft, dass du ihn nie mehr wiedersehen musst.*

„Also darf man fragen, was Sie hier machen?"

*+ Er ist immer noch ein arrogantes A …*

Zorn stieg in ihr auf und mobilisierte den letzten Rest von Stolz. „Das geht Sie nichts an!" Mit einem Ruck zog sie die Autotür zu, sodass er gerade noch die Finger zurückziehen konnte, und gab Gas.

+ *Dr. Martin Stern. Ausgerechnet!*
Unwillkommene Bilder schlichen sich in ihre Gedanken: Eine Wäschekammer, zwei verschlungene Körper und die Bestätigung, dass alle Gerüchte, die sie jemals über den jungen Arzt gehört hatte, der Wahrheit entsprochen hatten.
+ *Was tut ein Frauenheld in diesem kleinen Ort?*
Obwohl er sie meist übersehen und kaum ein Wort mit ihr gesprochen hatte, war er für Lila ein Lichtblick im oft emotionslosen hektischen Alltag der Charité als Schwesternschülerin gewesen. Durch seinen Humor, seine Freundlichkeit und Geduld, im Umgang mit den Patienten wurde er in ihren Augen zum Halbgott.
+ *Bis sie zu diesem schrecklichen Moment!*
Während der Arbeitszeit war er mit einer Kollegin in der Wäschekammer.
+ *An der Wand stehend.*
Sekundenlang hatte sie das Geschehen wie gelähmt verfolgt. Lange genug, dass Dr. Stern sie hatte erkennen können. Dann war sie geflüchtet. Und sie hatte es niemals jemandem erzählen können. Bei jeder Begegnung mit ihm wäre sie vor Verlegenheit am liebsten ins nächste Loch verschwunden. Doch plötzlich schien sie im Mittelpunkt unwillkommener Aufmerksamkeit zu stehen.
+ *Er hat sich über dich lustig gemacht.*
„Kleine Nonne", hatte er sie genannt. Und sie hatte ihn im Gegenzug weitgehend ignoriert. Sie hatte sich betont um Höflichkeit bemüht, niemandem wäre etwas aufgefallen. Nur ihm war es nicht verborgen geblieben.
+ *Du dachtest, du müsstest ihm nie wieder begegnen!*
Ein Irrtum. Was tat er hier in ihrer Heimatstadt?
+ *Vielleicht ist er nur auf der Durchreise. - Träum weiter!*

„Sind wir schon da, Mama?", hörte sie Sophie hinter sich fragen.

„Gleich, Spatz."

Zügig fuhr sie zu der alten Villa weiter. Lila hatte es nicht für nötig gehalten, die Lebensgefährtin ihres Vaters nochmals anzurufen. Nun war es ihr doch unangenehm, um diese späte Stunde anzukommen, denn alles war dunkel. Durch den fast vollen Mond war es jedoch gut beleuchtet. Sie parkte im großen Innenhof und stieg aus. Ihr Blick glitt an der Außenfassade des Gebäudes hoch. Das Haus machte einen gepflegten Eindruck und der Balkon war mit Blumen geschmückt. Es wirkte gemütlich. Das verwunderte Lila, denn ihre Mutter hatte sich niemals die Mühe gemacht, die Blumentöpfe zu bepflanzen. Mit Sophie auf dem Arm drückte sie auf den Klingelknopf. Nun würde Lila auf die Frau treffen, die ihr ihren Vater und ihre Heimat gestohlen hatte.

+ *Geschieht der Plastikbusen-Hexe recht, dass sie aufgeweckt wird!*

Sie klingelte ein zweites Mal. Das Haus blieb dunkel. Aus dem Auto erklang leises Wimmern, Anna war aufgewacht. Lila probierte es ein drittes Mal, hastete danach zum Wagen zurück um auch Anna aus dem Wagen zu holen. „Pst, Schätzchen, wir sind da. Jetzt kannst du gleich in ein warmes Bett." Tatsächlich blies ein scharfer Wind, für Ende März war es ungewöhnlich kalt. Lila stellte Sophie auf den Boden und hüllte Anna notdürftig in eine Decke. Immer noch regte sich nichts. Konnte es sein, dass niemand zu Hause war? Anna hörte nicht auf zu jammern und mit ihr auf dem Arm versuchte Lila durch das Glas zu spähen, Sophie läutete ein viertes Mal. „Hallo?", rief Lila laut. Endlich ging ein Licht im oberen Stockwerk an, sie atmete erleichtert auf. Ein Fenster wurde geöffnet und eine Frau sah herunter. „Was ist los?"

+ *Die Hexe. Versuch, höflich zu sein, sonst lässt sie dich womöglich draußen stehen.*

„Guten Abend ich bin Lila Dirkenreith, Anton Presslers Tochter. Wir haben telefoniert. Es tut mir leid, dass wir so spät kommen. Ich habe den Verkehr unterschätzt", Lilas Stimme klang eher widerwillig, denn reuig. Ein kleiner Teil von ihr freute sich, dass sie der Hexe Unannehmlichkeiten bereitete. Das Fenster wurde zugeschlagen und kurz darauf sperrte die Frau die Türe auf. Die Dame war für Lila eine Überraschung. Sie entpuppte sich, nicht als das blonde vollbusige Sexhäschen, von dem ihre Mutter gesprochen hatte. Vielmehr präsentierte sich eine in die Jahre gekommene Frau, mollig und hausbacken. Lachfältchen umspielten ihre Augen und verliehen ihr etwas liebevoll Mütterliches. Ihr Gesichtsausdruck wirkte zu Lilas Erstaunen freundlich, ihre Stimme klang eindeutig entgegenkommend. „Herzlich willkommen; Lila! Ich darf Sie doch so nennen? Toni hat mir viel aus Ihrer Kindheit erzählt! Ich wusste ja nicht, dass Sie so spät kommen – oh Gott, die Kinder werden müde sein.“ Sie bückte sich, um Sophie besser sehen zu können.

+ *Das wäre ja noch schöner! Sie soll deine Kinder nicht anrühren!*

„Ich bin Frau Dirkenreith.“ Lila zog Sophie zurück, ehe die Hexe sie berühren konnte. Es fiel Lila fast schwer die schroffen Worte auszusprechen, aber so liebenswert diese Frau sich auch gab, sie hatte Lila damals ihre Familie genommen. Mehr als formale Höflichkeit würde sie ihr nicht entgegenbringen können. „Zeigen Sie uns, wo wir schlafen können. Mehr brauche ich nicht.“ Das Gesicht der Frau verlor nach Lilas unfreundlicher Ansage die Fröhlichkeit. „Ja, natürlich“, meinte sie.

+ *Sie klingt beleidigt? Gut.*

Hatte sie erwartet, Lila würde begeistert darüber sein, dass ihr Vater sie wegen dieser Frau aus seinem Leben verbannt hatte?

„Ich bin müde, Mama“, quengelte Sophie.

„Ich habe Ihr ehemaliges Zimmer und das daneben für Sie vorbereitet.“ Die Hexe hatte sich wieder gefasst.

„Ich denke, das Haus ist groß genug, sodass wir einander aus dem Weg gehen können“, schnappte Lila, sie war am Ende ihrer Kraft. „Und jetzt lassen Sie uns hinein, die Kinder müssen ins Bett.“

+ *Am besten du verschwindest ganz.*

„Nennen Sie mich Grete!“ Die Frau trat zu Seite. „Machen Sie es sich nur gemütlich. Die Treppe hinauf, gleich rechts.“

*Was glaubt diese Person? Dass du dich nicht mehr an dein Elternhaus erinnerst?*

Anna jammerte und Sophie klammerte sich an ihr Bein. Lila hatte das Bedürfnis mitzuweinen, sie war entsetzlich müde und verspürte steigende Kopfschmerzen. Sie hielt sich am Türstock fest um den Schwindel zu vertreiben, die lange Autofahrt forderte ihren Tribut. Außerdem litt sie immer noch unter den Nachwirkungen von Maries Geburt, die Nachblutungen waren während der Fahrt wieder stärker geworden. Ein weicher Zug glitt über das Gesicht der älteren Frau, sie wollte nach Lila greifen, um sie zu stützen. Lila stieß ihre Hand unwillig zurück. Egal, wie sich die Hexe jetzt verhalten mochte.

+ *Die Reue kommt zu spät!*

Lila trug die beiden Mädchen die Treppe hinauf und strebte ihr altes Kinderzimmer an. Zu ihrer Überraschung präsentierte es sich komplett unverändert, bis auf ein größeres Bett. Es war bezogen und breit genug für beide Mädchen. Erleichtert aufseufzend setzte sie die Kinder auf das Bett und deckte es auf. Das fiel ihr unsagbar schwer und am liebsten hätte sie sich einfach fallengelassen und selbst unter der Decke verkrochen.

+ *Diese lange Autofahrt in einem Stück war keine gute Idee.*

„Wir schlafen in einem Bett?“, fragte Sophie aufgeregt. „Ohne Pyjama?“

„Nur heute, Spatz.“ Lila deckte beide zu, zum Glück rollte sich Anna gleich wieder ein. Ihr fehlte die Kraft, in den Taschen nach den Pyjamas zu suchen. „Musst du ins Bad?“ Sophie schüttelte den Kopf. „Wo schläfst du, Mama?“

„Bei euch oder im Nebenzimmer. Ich muss noch ein paar Sachen aus dem Wagen heraufbringen. Schlaft gut.“

+ *Himmel, warum dreht sich auf einmal alles?*

Lila war froh, dass ihre beiden Töchter brav waren, und quälte sich hinunter um das Nötigste aus dem Auto zu holen. Vor ihren Augen verschwammen die Konturen. Sie schaffte es kaum den Schlüssel ins Schloss zu stecken, um das Auto zu verschließen. Die

Mädchen schliefen bereits fest, als sie nochmals nach ihnen sah. Mit letzter Kraft schleppte sie sich ins Nachbarzimmer. Darin stand ebenfalls ein bezogenes Bett. Lila zwang sich, ihr Nachthemd anzuziehen, noch rasch Hände und Gesicht zu waschen, danach fiel sie förmlich auf das Bett. Die Fahrt hatte sie komplett ausgelaugt.

+ *Warum ist es so heiß hier?*

Aus dem Kinderzimmer schien Licht durch – sie hatte es doch abgeschaltet? Warum schliefen denn die Mädchen nicht? Lila stand auf und folgte dem Schein … der Weg war furchtbar lang … Woher kam das Babygeschrei? Anna und Sophie rührten sich nicht, aber in der Ecke befand sich ein Gitterbett. Lila spürte Eiseskälte in ihrem Rücken, als sie darauf zuging. Ihre Füße wurden schwer wie Blei, dennoch zog es sie unweigerlich dorthin. Sie beugte sich über den Rand und fuhr zurück. Marie lag darin, sie lebte und zappelte mit Armen und Beinen. Ihr schneeweißes Gesicht verzog sich voller Abscheu, ihre Augen leuchteten rot. „Du hast mich eingegraben“, rief sie Lila entgegen. „Nein, nein“, Lila wurde von heftigen Schluchzern geschüttelt. „Ein Junge wäre nicht tot“, jammerte das Kind, den zahnlosen Mund geöffnet. Lilas Hände griffen ins Leere. „Marie!“, schrie sie verzweifelt. „Das kommt davon, weil du auf einem Namen bestanden hast!“, durchschnitt Patricks scharfe Stimme die Luft. „Mädchen brauchen keine Namen.“ Lila war kalt, entsetzlich kalt und ihre Finger waren zu steif um das Baby zu halten, das immer durchsichtiger wurde. „Du wolltest mich ohnehin nicht“, klagte die Kinderstimme. „Das stimmt nicht … Marie, bleib da!“ Lila versuchte sie hochzunehmen, aber sie schaffte es nicht, ihr Körper wurde von haltlosem Schluchzen geschüttelt.

## 7 Fieber

Grete war überrascht, dass sie innerhalb von zehn Minuten keinerlei Geräusche mehr vom oberen Stock vernahm. Sie mussten wirklich alle extrem erschöpft gewesen sein, dass sie so schnell eingeschlafen waren. Das schlechte Gewissen plagte sie. Die junge Frau hatte schrecklich blass ausgesehen. Dünn und zerbrechlich. Grete wusste nichts über sie. Vielleicht gab es Gründe dafür, dass sie ihre verzweifelten Briefe ignoriert hatte. Dass sie ihren todkranken Vater weder besucht noch angerufen hatte. Ihr Vater hatte für seine Sturheit büßen müssen und er hatte seine Tochter nie mehr gesehen. Es war ihr ein Rätsel, warum Lila jetzt mit den Kindern auftauchte und ihr Erbe beanspruchte. Lilas Anruf vor drei Wochen war kurz und bündig gewesen. Sie würde hier mit den Kindern auf unbestimmte Zeit wohnen. Noch ehe Grete hatte nachfragen können, hatte sie das Gespräch beendet. Nach Gretes Informationen war Lila mit einem reichen Mann verheiratet, von Millionen war die Rede gewesen. Der Schlaganfall hatte Toni ereilt, als er endlich Mut gefasst hatte, mit Lila Kontakt aufzunehmen. Danach hette die Zeit nicht mehr ausgereicht. Die letzten Monate vor seinem Tod hatte er nicht mehr sprechen können. Und nun bekam vielleicht sie die Chance für ihn ein paar Dinge wieder gut zu machen. Hatte Lila sich scheiden lassen? Oder war es etwas Anderes, Schmerzvolleres …?

Grete erwachte von Kinderweinen, ein Blick auf die Uhr zeigte ihr, dass es erst kurz vor sechs war. Vermutlich hatten die Kinder Probleme in der fremden Umgebung durchzuschlafen. Das Weinen hielt an und wurde lauter. Schlief Lila so fest, dass sie nichts hörte? Grete zögerte, ihre Hilfe würde nicht willkommen sein, dennoch erhob sie sich seufzend aus dem Bett.

Die beiden kleinen Mädchen hockten am Boden und beugten sich über ihre bewegungslose Mutter. Grete stürzte hinzu. Lila schien nicht weckbar und murmelte vor sich hin, dabei fiel immer wieder der Name „Marie“. Die Kinder schluchzten heftig und zerrten an ihrer Mutter. Sekundenlang war Grete überfordert, ob sie sich zuerst um die Kinder oder um Lila kümmern sollte. Lila blieb regungslos neben dem Bett liegen, Grete lotste beide Kinder ins Wohnzimmer und knipste den Fernsehapparat an, sie wusste sich keinen anderen Rat. Dann wählte sie die Nummer des einzigen Arztes im Ort. Er war bereits wach und versprach sofort zu kommen. Grete war zu schwach, um Lila hochzuheben. Sie deckte sie mit der Wolldecke zu. Dann telefonierte sie mit ihrer Freundin und Nachbarin Ruth. Diese kam trotz der frühen Uhrzeit noch vor dem Arzt, was Grete nicht verwunderte, da sie Frühaufsteherin war. „Wem gehören denn die Kinder?"

„Tonis Tochter."

„Mit der er sich nicht mehr aussöhnen konnte?"

„Leider nein", bestätigte Grete. Ruth beugte sich zu den Mädchen. „Na, ihr zwei habt doch bestimmt Hunger! Ich bin die Tante Ruth und koche den besten Kakao der Welt, was meint ihr?"

„Was ist mit Mama?", fragte Sophie.

„Eure Oma Grete hat schon den Onkel Doktor gerufen, der macht sie mit einem Plopp gesund!" Ruth schnippte mit den Fingern, um ihre Worte zu unterstreichen. Durch fünf eigene Kinder und elf Enkel hatte sie viel Erfahrung mit Kindern, so fassten die beiden rasch Zutrauen zu Ruth und folgten ihr in die Küche. Grete wischte mit einem nassen Waschlappen über Lilas Gesicht. Es kam ihr wie eine Ewigkeit vor, als es endlich läutete.

„Es ist offen, Martin", rief sie hinunter. „Wir sind oben, sie ist immer noch bewusstlos."

Der Arzt kam mit seiner Tasche die Treppe herauf, Grete machte ihm Platz, sodass er sich zu Lila beugen konnte. Mit einem Lämpchen leuchtete er in ihre Pupillen, hob sie hoch und legte sie auf das Bett. Dann packte er das Blutdruckmessgerät aus. „Sie wiegt fast nichts. Ist sie eine Verwandte von dir, Grete?"

„Sie ist Tonis Tochter."

*# Toni hatte eine Tochter?*

Martin unterbrach seine Arbeit erstaunt. »Sie hat ihn kein einziges Mal besucht, als er krank war, nicht wahr?" Die junge Frau

bewegte sich plötzlich. „Oh, hallo. Können Sie mich verstehen?“, fragte der Arzt laut und sah zum ersten Mal in ihr Gesicht. „Lila?“ Grete war überrascht. „Du kennst sie bereits?“
*# Leider.*

„Ich hatte gestern das Vergnügen, sie hat uns beide fast umgebracht.“ Er beugte sich wieder über sie. „Hallo, Lila, hören Sie mich?“ Er wickelte das Blutdruckgerät um ihren Arm und pumpte auf.
*+ Der Doktor kennt deinen Namen?*
Lila blinzelte. Sie sah verschwommen das Gesicht des Mannes mit den dunklen Augen vor sich, den sie nie mehr hatte wiedersehen wollen. „Bin ich umgekippt?“, murmelte sie mühevoll und wollte sich aufrichten, aber der Arzt drückte sie zurück in die Kissen.
*+ Warum muss es ausgerechnet ER sein?*

„Sie waren vollkommen weggetreten, Lila", erklärte Grete im Hintergrund.

„Sophie und Anna ...“

„Sie sind unten, es geht ihnen gut.“

„Sind Sie schon öfters kollabiert?“, fragte Martin Stern, aus seiner Stimme klangen keinerlei Emotionen, während er das Stethoskop in die Ohren steckte. „Wann haben Sie das letzte Mal gegessen?“
*# Ob sie magersüchtig ist?*

„Gestern am Abend ...“

„Bei Ihrer Ankunft haben Sie nichts mehr gegessen“, verbesserte Grete.
*+ Blöde Hexe.*

„Bin ich hier bei der Inquisition?“ Lila hasste ihre hilflose Lage und dass sie sich ausgerechnet vor diesen beiden Menschen eine Blöße gegeben hatte.
*+ Hoffentlich verschwinden diese Kopfschmerzen!*

„Vermutlich ein Kreislaufversagen. Ausgelöst durch einen leichten grippalen Infekt, Sie haben erhöhte Temperatur. Haben Sie es mit einer Diät übertrieben? Sie sind dünn wie ein

Zahnstocher. Herzprobleme?“ Die Stimme des Arztes klang völlig unbeteiligt, als er nun mit dem Stethoskop ungeniert unter Lilas T-Shirt fuhr. „Es wäre besser, Sie würden in meine Praxis kommen, damit ich einen genauen Check-up machen kann.“

*+ Ganz sicher nicht.*

„Das ist nicht nötig.“ Lila setzte sich langsam auf und war froh, dass der Schwindel nachließ.

*+ Offenbar ist der ehemalige Shootingstar am Charité-Ärztehimmel nun zum Dorfquacksalber abgestiegen.*

Fast hätte sie darüber lachen können, wenn ihr nicht so elend zumute gewesen wäre. Er verstaute das Stethoskop wieder in seiner Tasche. Sie spürte seine Abneigung in Wellen auf sich zukommen. Er zog eine Injektion auf.

*+ Warum mag er dich nicht?*

Es sollte Lila nicht stören, eigenartigerweise tat es das.

„Was geben Sie mir? Gift?“, fragte sie herausfordernd. Im Hintergrund hörte sie Grete heftig einatmen.

*# Sie führt dich in Versuchung.*

„So etwas Ähnliches?“ Seine Miene blieb völlig unbewegt. „Ein blutdrucksteigerndes Mittel, danach viel trinken und regelmäßige Mahlzeiten. Sie sollten wenigstens manchmal essen. Der Tod ist fett gegen Sie.“

*+ Er hat keine Ahnung vom Tod.*

Sie hielt ihm bereitwillig den Arm hin, damit er ihr die Injektion verabreichen und hoffentlich schnell wieder verschwinden würde.

„Ruhen Sie sich aus, Lila.“ Gretes Stimme klang voll Anteilnahme. „Ich kümmere mich um die Kinder und dann beziehe ich Ihnen das Bett im Gästezimmer frisch.“

*# Grete verwöhnt diese Society-Queen auch noch!*

„Alles wird bereit sein für die Prinzessin“, meinte Martin Stern bissig. Lila schloss die Augen und spürte eine bleierne Müdigkeit, sie vermutete, dass der Arzt ihr ein Beruhigungsmittel und nicht ein Kreislaufmittel verabreicht hatte.

„Was hast du ihr gegeben, Martin?“

„Ein blutdrucksteigerndes Mittel, ihr Blutdruck war im Keller. Schlaf und ordentliche Ernährung, dann ist sie bald wieder auf dem Damm. Aber um es genau zu wissen, müsste sie in meine Praxis kommen. Sie soll in zwei Tagen bei mir vorbei schauen."

# *Wahrscheinlich hat sie eine Diät gemacht!*

Grete hatte den Arzt kennengelernt, als er ihren Mann nach seinem Schlaganfall betreut hatte. Er war kompetent, freundlich und geduldig, auch wenn sie sonst nur Oberflächliches über ihn erfahren hatte. Vor acht Jahren war er von der Berliner Charité hierhergekommen. Das Gerücht ging um, dass er auf dem Weg ganz nach oben gewesen wäre, eine Koryphäe auf dem Gebiet der Thoraxchirurgie. Keiner wusste so genau, warum er den Operationskittel gegen eine Landarztpraxis eingetauscht, Ruhm und Anerkennung Lebewohl gesagt hatte und jetzt hier Routinefälle behandelte. Der Ruf eines Frauenhelden haftete an ihm wie eine zweite Haut. Dennoch hatte Grete so ihre Zweifel an diesen Gerüchten. Als ihr Mann todkrank war, hatte sie Martin rund um die Uhr erreichen können. Immer war er innerhalb kürzester Zeit erschienen, was dagegen sprach, dass er vorher noch in seine Hosen und mehr hatte schlüpfen müssen. Wie dem auch sei, Grete schätzte ihn als Arzt aber auch als Mensch.

„Sie kam gestern Abend hier an", erklärte sie. „Sie wirkte müde und traurig. Wie dünn sie ist, habe ich erst heute gesehen, als sie bewusstlos am Boden lag."

# *Solltest du Mitleid mit ihr haben? Sicherlich nicht.*

„Warum hat sie ihren Vater nie besucht?"

Grete seufzte. „Das ist eine längere Geschichte. Ich muss das zuerst mit ihr klären."

Martin nickte leicht. „Tu das. Und überrede sie, sich untersuchen zu lassen. Womöglich steckt mehr dahinter, als nur ein paar versäumte Mahlzeiten."

# *... auch wenn die Chance gleich null ist.*

„Sie hat sich gerade von ihrem Mann getrennt. Ich vermute, dass sie deswegen zusätzlich etwas angeschlagen ist."

Der Arzt nickte. „Bedauerlich, jetzt muss sie auf Luxus verzichten. Das ist bitter.“
Grete starrte ihn überrascht an, Martin senkte den Kopf und fuhr schnell fort. „Ich muss zurück, meine Sprechstunde fängt an. Wie gesagt, sie soll vorbeikommen, wenn es ihr besser geht, auch wegen der Daten für die Abrechnung.“

„Ich bleibe Ihnen gewiss nichts schuldig“, rief Lila vom Bett her, ärgerlich, dass die beiden sich über sie unterhalten hatten, als wäre sie ein unmündiges Kind. Grete zuckte zusammen, sie hatte nicht damit gerechnet, dass Lila alles hatte hören können. Martin verspürte einen Anflug von schlechtem Gewissen, dann rief er sich wieder in Erinnerung, dass diese Frau ihren schwerkranken Vater im Stich gelassen hatte. „Ich hoffe es“, erwiderte er daher nur. „Bemühen Sie sich, bei Bewusstsein zu bleiben. Ich habe eine Praxis voller Patienten, die ernsthaft krank sind und sich nicht freiwillig zu Tode hungern. Tschüss, Grete.“

\+ *Gute Diagnose, Doktor!*

Lila ärgerte sich, dass sie keine schlagfertige Erwiderung parat hatte. „Da habt ihr ja einen Charmebolzen“, höhnte sie, legte sich aber wieder zurück, weil heftiger Schwindel sie erfasste.

„Er ist sofort gekommen, als ich ihn rief“, verteidigte ihn Grete, obwohl auch sie sich wunderte. Der gesamte Ort schwärmte von Martins Charme und seiner gleichbleibenden Freundlichkeit. Heute allerdings hatte er diese Seite gut verborgen gehalten.

„Es geht Sie nichts an, ob ich psychische Probleme habe, oder nicht!“, holte Lila sie aus ihren Gedanken. „Auch wenn Sie mich vor ganz Germaringen als verrückt erklären, ist es mir egal. Ich werde vorläufig in diesem Haus bleiben, das ist mein gutes Recht.“

\+ *Mit ein wenig Glück verschwindet sie.*

„Es tut mir leid.“ Grete klang ehrlich zerknirscht. „Ich wollte gewiss nicht über Sie tratschen, aber Martin ist der Arzt, er hat

Schweigepflicht und ich dachte, es wäre wichtig, dass er über die Umstände ..."

+ *Was weiß diese Kuh schon über die Umstände?*

„Dieser arrogante Esel muss gar nichts wissen. Offenbar hat es mit seiner feinen Karriere in der Charité nicht geklappt, daher quält er jetzt die Landbevölkerung. Quacksalber, diese Landärzte taugen alle nichts." Lila war sich bewusst, dass sie selbst nicht an das glaubte, was sie sagte. Gerade Dr. Sterns ärztliche Kompetenz hatte sie niemals angezweifelt.

+ *Von Tausenden Orten muss er ausgerechnet hierher kommen?*

Grete war verblüfft über die gegenseitige Antipathie der beiden, sozusagen auf den ersten Blick. Oder steckte mehr dahinter?

„Kennen Sie unseren Doktor von früher?", vermutete sie folgerichtig. Lila winkte ab. „Egal. Wo sind meine Kinder?" Sie versuchte aufzustehen, obwohl sie gleich wieder zurücksank.

+ *Dieses Medikament wirkt wohl nur im Liegen.*

„Bitte bleiben Sie im Bett! Meine Nachbarin kümmert sich um sie, sie hat elf Enkel und liebt Kinder." Grete zögerte kurz. „Ihr Vater wäre stolz auf seine Enkelkinder gewesen."

+ *Warum tut es immer noch weh?*

Lila spürte zu ihrem Entsetzen Tränen in die Augen steigen. „Tatsächlich?" Ihre Stimme klang fremd in ihren Ohren. „Er hat mich aus seinem Leben gestrichen. Aus welchem Grund hätte er meine Töchter mögen sollen?"

Vielleicht war es nicht der richtige Zeitpunkt. Lila war krank und Grete wollte ihre hilflose Situation nicht ausnützen. Andererseits konnte sie jetzt nicht davonlaufen und musste zuhören. Sie setzte sich an den Bettrand. „Ich möchte Ihnen etwas sagen, Lili."

+ *Den Namen hat ihr vermutlich dein Vater gesagt.*

„Nennen Sie mich nicht so", meinte Lila mit trotzigem Unterton. „Niemand hat mich mehr Lili genannt, seit ich Germaringen verlassen habe."

+ *Und kein Mensch darf es mehr tun!*

Grete fuhr unbeirrt fort. „Ihr Vater hat viel von Ihnen gesprochen und er hat sein Verhalten bitter bereut. Und letztendlich dafür bezahlt. Denn auf einmal war es zu spät für eine Aussprache. In den letzten Monaten vor seinem Tod konnte er nicht mehr sprechen.«

+ *Sollst du jetzt Mitleid haben?*

„Er hatte Bauchspeicheldrüsenkrebs und zusätzlich einen Schlaganfall. Er war ans Bett gefesselt."

+ *Das ist dir sowas von egal.*

„Ich habe Ihnen einen Brief geschrieben. Mehrere sogar. Unmittelbar nach seinem Schlaganfall."

+ *Mutter hat sie bestimmt verschwinden lassen!*

„Ich habe keinen Brief erhalten." Lila lehnte sich zurück. „Aber ich wäre ohnehin nicht gekommen. Seit ich zwölf bin, habe ich keinen Vater mehr gehabt."

+ *Hättest du deinen Vater nicht noch einmal, sehen wollen? Nur um ihm sagen zu können, was du von ihm hältst?*

„Doch, das wären Sie." Grete seufzte auf. „Ihr Vater hat Sie als liebenswert und freundlich beschrieben. Sie hätten ihm verziehen. Er litt bis zum Schluss, dass er seine Tochter aus seinem Leben gehen ließ. Er hatte einen Grund dafür ..."

+ *Wen interessiert das nach so vielen Jahren?*

Lila schloss demonstrativ ihre Augen. „Es ist lange her. Für mich ist er seit diesem Telefongespräch gestorben ..."

+ *Es ist absolut furchtbar gewesen! Zu spüren, dass Papa dich nicht mehr sehen will!*

„Ihre Mutter hatte einen Freund ..."

+ *Mutter war nie ein Kind von Traurigkeit! Aber sie hat dich mitgenommen, während Papa dich im Stich gelassen hat.*

„Ich möchte nichts mehr davon hören."

+ *Es ist ohnehin zu spät! Vater ist genauso tot wie Mutter und ... Marie.*

Emotionen überschwemmten Lila mit einer Intensität, dass sie glaubte, ersticken zu müssen. „Ich bin müde. Mein Vater ist schon lange tot und das Ganze ist für mich nur mehr eine Erinnerung, sonst nichts.“ Grete seufzte. Jetzt war nicht der richtige Zeitpunkt, Lila die erschütternde Wahrheit zu erzählen. Sie war noch nicht bereit, zuzuhören. Die Krankheit holte Lila wieder mit voller Kraft ein, vermutlich hatte auch das Gespräch über ihren Vater dazu beigetragen, dass sie sich plötzlich wieder schlecht fühlte. Sie sprang auf, ignorierte den Schwindel und stürzte hinaus. Auf der Toilette musste sie sich heftig übergeben, da sie jedoch nichts gefrühstückt hatte, schaffte der Würgereiz nur das Gefühl, als ob ihr Magen von innen nach außen gestülpt wurde. Grete erwartete sie bereits und hielt ihr ein Glas Wasser entgegen. Lila nahm es ihr ab und trank ein paar kleine Schlucke.

„Sind Sie schwanger?“, fragte Grete leise.

Grete hatte noch immer keine Ahnung, warum Lila hier aufgetaucht war. Sie hatte angenommen, dass ihre Ehe in einer Krise steckte.

+ *Fragt sie das absichtlich? Nein, sie kann es nicht wissen.*

Lila rollte sich auf dem Bett zu einem Ball zusammen und weinte heftig, Grete setzte sich ungeniert zu ihr. „Das ist doch kein Problem, Sie hätten es nur Martin sagen müssen. Ich hoffe, das Mittel, das er Ihnen gespritzt hat, schadet Ihrem Baby nicht.“

Lila schüttelte den Kopf, ihre Stimme klang abgehackt und stockend. “Ich – bin – nicht – schwanger! Nicht mehr!“

+ *Mein Baby ist tot.*

Grete strich ihr über die Haare, Lila weinte noch heftiger und vergrub ihr Gesicht in das Kissen. Die ältere Frau fühlte sich komplett hilflos, ihre Hände streichelten zart über den Körper der jüngeren Frau. Nach zwanzig Minuten schlief Lila endlich ein, sogar im Schlafen schluchzte sie noch ein paar Mal weiter. Grete erhob sich und wählte nochmals die Telefonnummer des Arztes. „Wenn sie jetzt schläft, dann ist doch alles in Ordnung“, meinte Martin. Er klang gehetzt mitten in der Sprechstunde.

„Irgendetwas stimmt nicht mit ihr. Obwohl sie behauptet, nicht schwanger zu sein, musste sie sich übergeben“, meine Grete und die Besorgnis war ihrer Stimme deutlich anzuhören. „Mir wäre wohler, wenn du später nochmals vorbeischauen könntest. Und sie fühlt sich heiß an."

„Übelkeit ist oft eine Begleiterscheinung von grippalen Infekten. Morgen geht es ihr bestimmt besser. Sie soll die Tabletten schlucken, die ich aufgeschrieben habe. Im Notfall ruf mich am Abend wieder an." Grete schaltete das Handy nachdenklich aus. Martin hatte offenbar eine unerklärliche Abneigung gegen Tonis Tochter entwickelt. Er kannte natürlich die Zusammenhänge, warum Lila ihren kranken Vater nie besucht hatte, nicht. Trotzdem glaubte Grete keine Sekunde, dass er seine ärztliche Pflicht vernachlässigen würde.

Lila schlief bis in die frühen Nachmittagsstunden. Zwischendurch trank sie Tee, den Grete ihr brachte, und ließ sich von ihr ins angrenzende Zimmer umbetten, damit die Kinder am Abend wieder ihr Bett hatten. Wie schlecht es ihr wirklich ging, zeigte sich dadurch, dass sie Grete bereitwillig die Verantwortung für die Mädchen übertrug. Grete kümmerte sich um die beiden, kochte ihnen Spaghetti zum Mittagessen, spielte mit ihnen, las ihnen vor und überredete sie auch zum Mittagsschlaf. Von Sophie erfuhr sie auch, dass ihre kleine Schwester bei den Engeln im Himmel war. Voll Mitgefühl sah sie auf die schlafende junge Frau, die blass und erschöpft wirkte. Abends brachte Grete ihr einen Teller Suppe. Lila würgte ein paar Löffel hinunter, musste sich aber gleich darauf wieder übergeben. Sie wusste, dass sie am Ende ihrer Kraft war. Nie war sie sich so bewusst gewesen, dass sie ohne die Hilfe eines anderen Menschen nicht mehr weiterkam.

+ *Du musst die Hexe bitten, dass sie sich weiter um Sophie und Anna kümmert.*

„Grete", quälte sie hervor. Grete sah sie aufmerksam an, schwieg aber geduldig, obwohl Lila eine volle Minute benötigte, um weitersprechen zu können. „Danke, dass Sie sich um meine Kinder kümmern." Sie schluckte, jedes Wort bereitete ihr Mühe. »Es tut mir leid, dass ich Ihnen so viele Umstände mache ..." Lila spürte Tränen über ihre Wangen laufen. „Aber mein Baby ist tot. Sie war zu klein, sie konnte nicht leben …"

+ *Du hast es tatsächlich ausgesprochen.*

Grete nahm ihre Hände. „Sophie hat mir von ihrer Schwester, die bei den Engeln ist, erzählt!" Sie strich Lila die verschwitzten Haare aus dem Gesicht. „Es tut mir so leid, Lila, dafür gibt es keinen Trost. Aber sei stark für deine beiden lieben Mädchen, sie brauchen dich!"

„Marie kam tot zur Welt. Ich konnte sie nicht beschützen!"

+ *Du hast es gesagt, hast das Unaussprechliche offenbart.*

Grete schwieg ergriffen.

+ *Es ist wahr, Marie ist tot. Du hast es nicht geschafft, sie in deinem Körper am Leben zu erhalten.*

„Mein Gott", flüsterte Grete kaum hörbar. „Ein Kind zu verlieren, das muss entsetzlich sein." Grete spürte, wie ihre Stimme zitterte, sie drückte Lilas Hände. Das Fieber war wieder gestiegen und dementsprechend kamen ihre Worte wirr und abgehackt heraus. „Patrick wollte einen Sohn. Ihm war es egal, dass sie tot ist, ein drittes unnützes Mädchen."

+ *Warum erzählst du das dieser Frau? Weil sie nett zu dir war? Sicher nur ein Trick.*

Aber ihr Mund ließ sich nicht davon abhalten, weiterzusprechen, in einer ungeordneten Vielfalt sprudelte sie sämtliche Ereignisse der letzten Wochen heraus. Grete war sprachlos und hatte keine Ahnung, was sie der verzweifelten Frau als Trost anbieten konnte. Sie war erleichtert, als Lila von ihrer Erschöpfung übermannt wurde.

## 8 Bettruhe

Martin hatte nach der ausgefüllten Sprechstunde zahlreiche Hausbesuche absolviert. In den nahezu acht Jahren, seit er die Landarztpraxis übernommen hatte, waren Arbeitsmangel oder fehlendes Vertrauen der Patienten niemals sein Problem gewesen. Er war der einzige Arzt in einer 4000-Einwohnergemeinde. Über die Umstände, die ihn damals bewogen hatten, den lukrativen Job als Thoraxchirurg an der Berliner Charité aufzugeben, wusste niemand Bescheid. Und das war gut so.

# *Atmen und arbeiten, das genügt dir schon lange.*

Seit Jahren hatte er nichts und niemanden mehr unter seine Oberfläche gelassen. Dieses Gleichmaß war alles, was er ertragen konnte. Er hatte den Ruf immer ruhig zu bleiben, besonnen, jeder Situation gewachsen, höflich, freundlich und sein Können als Arzt wurde unzweifelhaft geschätzt.

# *Was ist heute mit dir passiert?*

Welcher Teufel hatte ihn dazu gedrängt, dieser abgemagerten Frau zu unterstellen, sie würde simulieren? Auch wenn er Lila von seiner Zeit an der Charité kannte, so wusste er doch nichts über ihr Leben. Sie hatte das Krankenbett ihres sterbenden Vaters gemieden und auch bei Tonis Beerdigung durch Abwesenheit geglänzt. Gab ihm diese Tatsache das Recht, gleich ein Urteil zu fällen? Gerade er sollte wissen, dass die Dinge meist anders lagen, als auf den ersten Blick zu sehen. Diese Erkenntnis war verantwortlich für sein zunehmend schlechtes Gewissen, das sich wie ein Wurm in ihn hineinbohrte.

# *Lüg dich nicht selbst an! Es ist ein Schatten in deiner Vergangenheit, eine Türe, von der du geglaubt hast, sie würde auf immer geschlossen bleiben.*

Er wollte nicht wieder so viel Schuld und Scham empfinden müssen. Und genau diese Frau erinnerte ihn an eine unliebsame Episode, die eine Wäschekammer, ihn selbst und eine willige Anästhesistin einschlossen.

# *Kein Grund, deine ärztliche Pflicht zu vernachlässigen!*

Deswegen beschloss er, nach seinem letzten Hausbesuch nochmals bei der jungen Frau vorbeizuschauen. Er wollte sich höflich, kompetent und professionell verhalten. Schließlich sollten persönliche Antipathien in der Ausübung seines Berufes keine Rolle spielen. Nach dem peinlichen Vorfall in der Wäschekammer hatte sie ihn mit subtiler Verachtung gestraft. Er hatte es ihr mit Spott vergolten, sie jedoch gleichzeitig, für ihre Prinzipien respektiert. Zwei Jahre später hatte er durch Zufall ihr Hochzeitsbild in der Zeitung gesehen. Lila hatte sich einen steinreichen Erben einer Kaufhauskette geangelt. Überraschenderweise war er enttäuscht gewesen.

# *Natürlich hat sie ihre Unschuld meistbietend verhökert. Es hat eben alles seinen Preis.*

Es war schon nach acht Uhr abends, als er Gretes Villa erreichte. Grete zog ihn gleich hinauf. „Ich wollte dich gerade anrufen. Es geht ihr schlecht, das Fieber ist trotz der Medikamente gestiegen und sie hat alles erbrochen."

# *Mist! Du hast ihr nicht geglaubt, dass sie wirklich krank ist. Was bist du für ein Arzt?*

Er eilte die Treppe hinauf. Lila lag apathisch im Bett. „Es brennt", brachte sie erstickt hervor, als Martin hereinkam.

+ *Das Fegefeuer. Marie verbrennt! Warum ist sie nicht im Himmel?*

Ein Glas wurde an Lilas Lippen gehalten. Kaltes Wasser rann ihre Kehle hinunter.

+ *Schlucken kann doch nicht so schwer sein?*

„Der Doktor hilft dir gleich", meinte Grete sanft, dennoch glaubte Lila, ihr Kopf müsste platzen.

„Nicht Doktor Stern", flüsterte sie.

+ *Er darf dich nicht schon wieder so hilflos sehen!*

„Du brauchst einen Arzt und er ist der Einzige hier."

+ *Der Einzige! Nur eine Möglichkeit, nur eine Chance. Marie hat niemand geholfen.*

„Ich will ihn nicht!“ Lila begann, hysterisch zu schluchzen. „Er hasst mich. Er bringt mich um.“ Ein kühler Lappen legte sich über ihre Stirne, kurzfristig schloss sie erleichtert die Augen.
# *Das hast du gründlich verbockt!*

„Das stimmt nicht“, ertönte eine männliche Stimme. „Wenn ich meine Patienten umbringe, werde ich arbeitslos.“

„Alles wird gut, Lili!“, versuchte Grete zu beruhigen.

\+ *Nichts wird gut. Nie wieder. Marie ist tot. Wer weint denn da?*

Lila wollte aufstehen, um zu ihren Kindern zu gelangen, doch starke Arme hielten sie zurück. Sie schluchzte hilflos.

\+ *Sie sollen loslassen! Sophie und Anna brauchen dich!*

„Ist Mami sehr krank?“, jammerte Sophie.

\+ *Reiß dich zusammen, deine Kinder haben Angst.*

„Sie wird wieder gesund, der Onkel Doktor hilft ihr schon. Bitte weint nicht mehr! Sonst muss sich eure Mami aufregen und hat noch mehr Kopfschmerzen.“ Martin band ihren Arm ab, um einen venösen Zugang zu legen.

\+ *Hoffentlich hält dir Grete die Kinder vom Leib.*

Zum Glück ließen sich die Mädchen von Grete ins Nebenzimmer bringen und sie krochen in ihre Betten. Grete holte aus einem der Regale eine Lichtspiellampe, die sie aus einer Laune heraus auf einem Flohmarkt erstanden hatte. Eine bunte Drehscheibe warf Lichteffekte an die Zimmerdecke und sie erhoffte sich dadurch einen beruhigenden Effekt auf die Kinder. Lila hörte Stimmen in ihrem Dämmerzustand, unangenehme Hitzewellen plagten sie. Die Bettdecke hatte sie bereits weggetreten, nun spürte sie tastende Hände auf ihrem Körper, eine männliche Stimme, aber sie verstand kein einziges Wort. „Verschwinden Sie!“, stöhnte sie, sie merkte jedoch selbst, dass sie alles andere als in der Lage war, ihrer Forderung Nachdruck verleihen zu können. Eine Frauenstimme sprach auf sie ein, die Tonlage klang gleichmäßig ruhig, aber sie ließ sich nicht täuschen. „Ich will den Doktor nicht.“ Sie wehrte sich heftig, als Martin ihren Arm desinfizierte. „Meine Kinder brauchen mich! Ich darf nicht sterben.“

# *Denkt sie wirklich, du würdest ihr schaden?*

„Na, das ist doch schon ein guter Vorsatz“, ertönte der trockene Kommentar des Arztes. „Halten Sie bitte endlich den Arm still, damit ich eine Leitung stechen kann. Sie führen sich auf wie ein Kleinkind.“

+ *Er will mich umbringen.*

„Nein!“ Sie bäumte sich auf. „Grete, bitte, lass das nicht zu. ... er tötet mich ...“ Lila fiel erschöpft nach hinten, ihr magerer Körper wurde förmlich durchgeschüttelt. Grete sah Martin erschrocken an.

# *Verdammt, hilf ihr endlich! Sie dreht total durch.*

„Halte ihren Arm“, befahl er ruhig, Grete gehorchte sofort und Martin stach geschickt die Nadel in Lilas Vene und injizierte ein fiebersenkendes, beruhigendes Mittel. Lila atmete noch ein paar Mal heftig, ehe sie in Schlaf fiel. Martin fixierte die venöse Nadel und schloss eine Infusionsflasche an. „Ich muss sie irgendwo aufhängen.“ Grete holte einen Garderobeständer, Martin stellte die Tropfgeschwindigkeit ein. „Ist sie schlimm krank?“

# *Tja, die Diagnose hättest du schon vor dreizehn Stunden stellen sollen.*

„Es sieht nach der Sommergrippe aus, die momentan in Deutschland die Runde macht.“ Lila atmete gleichmäßig.

# *Endlich! Das war keine Glanzleistung als Arzt.*

„Ich dachte nur alte Leute bekommen sie?“

# *Ist das der Grund, warum du nicht daran gedacht hast? Mach es dir nur einfach!*

„Alle, die eine Abwehrschwäche haben. Ihr Immunsystem muss ziemlich gestört sein. In der Infusion ist ein Medikament, das rasch helfen wird. Sie wird jetzt schlafen und in ein paar Stunden geht es ihr besser. Das Virus hat einen heftigen Höhepunkt, jetzt wird das Fieber bald sinken.“

„Wird sie wieder gesund?“, ertönte eine Kinderstimme. Martin sah ein kleines Mädchen mit blonden langen Haaren in der

Türe stehen. Sie hatte einen rosaroten Mickey-Mouse-Pyjama an, die Augen waren angstvoll aufgerissen.
*# Du musst dich zusammennehmen!*
Er schluckte kurz und unterdrückte die Panik weglaufen zu wollen, schließlich hatte er es in seiner Praxis öfters mit Kindern zu tun. Dennoch klang seine Stimme gepresst. „Deine Mama muss schlafen, du hilfst ihr am besten, wenn du auch wieder ins Bett gehst."
*# Bitte geh schnell.*

„Wird sie ganz gesund?", beharrte die Kleine auf ihrer Frage.
*# Da musst du durch.*
Martin hockte vor sie hin und strich ihr eine Haarsträhne aus dem Gesicht. „Wie heißt du?"

„Sophie." In den Augen des Mädchens sammelten sich Tränen. „Muss Mami sterben?"

„Nein, ich versprech's dir. Ich bin der allerbeste Doktor im Ort."
*# Der Einzige!*
Zu seinem Erstaunen rannen dicke Tränen über ihre Wangen. „Es sterben sogar Babys!"
*# Wie kommt sie denn jetzt auf sowas?*
Hilfesuchend sah er zu Grete, die jedoch gerade Lilas Stirn mit einem feuchten Tuch abwischte.
*# Du musst der Kleinen etwas Aufmunterndes sagen! Sie glaubt wirklich, ihre Mama stirbt.*
Martin schluckte. „Manche Babys sind so winzig, dass sie bei den Engeln besser aufgehoben sind. Aber deine Mama ist groß und stark. Wenn du morgen aufwachst, kannst du sie schon wieder umarmen." Das Mädchen schlang plötzlich die Ärmchen um ihn und drückte ihn. „Versprichst du es?", flüsterte sie.
*# Oh, mein Gott!*
Martin nickte heftig und Sophie zog sich ohne weiteren Kommentar in ihr Zimmer zurück. Er fühlte sich total aufgewühlt

und das hatte nichts damit zu tun, dass er in der letzten Nacht kaum Schlaf gefunden hatte. Die Situation ging ihm unerklärlicherweise unter die Haut und das behagte ihm überhaupt nicht. Schließlich war er in den vergangenen acht Jahren ein Meister des Abstandhaltens geworden. Das Leben war nur dann zu ertragen, wenn er keinen Millimeter von seiner grauen Bahn abwich. Aber nun überfielen ihn laufend unwillkommene Emotionen wie ein Feuerball.

*# Davonlaufen ist keine Option.*

Lila schlief ruhig, was er mit Erleichterung zur Kenntnis nahm. Dass sie ihn trotz ihres bedauernswerten Zustandes als Arzt in Zweifel zog und ihm unterstellte, ihr schaden zu wollen, traf ihn empfindlich.

*# Welchen Grund hätte sie, dir zu vertrauen? Du hast ihr vorgeworfen, zu simulieren!*

Dass es ihn trotzdem schmerzte, war befremdend.

*# Immerhin hat sie im Fieberwahn gesprochen.*

Grete hatte das Kind begleitet und kam nun zurück. „Danke, Martin. Jetzt warst du beinahe so oft da, wie damals, als Toni noch lebte. Dabei siehst du aus, als ob du selbst umkippst."

*# Wenn sie wüsste!*

„Es war viel los die letzte Zeit." Er lächelte leicht. „Wir lassen sie nun schlafen und ich schaue morgen wieder vorbei. Sollte sich ihr Zustand verschlechtern, dann ruf mich in der Nacht an.«

*# Dieses Mal wirst du sofort kommen!*

„Das ist lieb von dir." Grete folgte ihm die Treppe hinunter, vor der Haustüre legte sie ihm die Hand auf den Arm. „Gott sei Dank bist du nach Germaringen gekommen, ein Segen! Wenn ich denke, dass du in der Charité eine tolle Karriere ..."

*# Sie hat wirklich keine Ahnung.*

## 9 Hund und Katze

Lila schlief die Nacht durch und fühlte sich am nächsten Tag zwar schwach, aber wesentlich besser. Sie hatte nicht mitbekommen, dass Dr. Stern in aller Frühe die leere Infusionsflasche abgehängt, die venöse Nadel jedoch noch nicht entfernt hatte. Das Fieber war verschwunden, sie musste sich nicht mehr übergeben, trank Unmengen von Tee und aß zu Mittag Suppe. Nachmittags konnte sie ihren Kindern bereits vorlesen und mit ihnen ein Brettspiel spielen. Abends fühlte sie sich so gut, dass sie sich im Wohnzimmer auf die Couch legte. Sophie und Anna schliefen schon und Grete wollte noch rasch zu ihrer Nachbarin Ruth. Der blaue Plastikschmetterling von Bruder Gerold lag auf ihrer Handfläche, sie strich mit dem Finger darüber und überlegte, wie viel Marie in den vier Wochen bereits hätte wachsen können. Vor ihren Augen nahm das Bild Formen an, als es läutete. Unwillig stand Lila auf und öffnete die Türe.

+ *Natürlich muss er kommen, wenn Grete nicht da ist.*

„Na, Sie sehen ja schon frischer aus“, bemerkte Dr. Stern. Seine Stimme kam ihr ungewöhnlich laut vor.

„Bitte, leise“, bat sie. „Die Kinder schlafen.“

Martin entschuldigte sich nicht, sondern nickte bloß, als er ihr vorausging. In diesem Haus kannte er sich aus. Monatelang war Gretes Mann hier dahingesiecht, nach einem Schlaganfall ans Bett gefesselt, vom Krebs zerfressen und zum Schluss vollkommen apathisch. Zum Glück hatte Anton Pressler Grete gehabt, denn eine liebende Tochter war nicht an seiner Seite gewesen.

# *Hartherziges Miststück.*

Lila folgte ihm langsam, sie spürte die Vibrationen der Abneigung, die von diesem Mann ausgingen. Sie konnte sich vorstellen, dass es ihm vermutlich nicht angenehm wäre, würde sie der naiven Landbevölkerung vom Vorleben ihres beliebten Arztes erzählen. Grete hatte ihn in den höchsten Tönen gelobt.

+ *Welchen Grund hat ausgerechnet er, abweisend zu sein?*

Ihm war deutlich ins Gesicht geschrieben, dass er sie bestenfalls als lästiges Übel empfand und er lediglich seiner ärztlichen Pflicht nachkommen wollte.

+ *Er hat dir vorgeworfen, zu simulieren! Du musstest erst hohes Fieber bekommen! Quacksalber.*

Als sie ihm ins Zimmer nachfolgte, hatte er seine Tasche schon auf den Tisch gestellt und aufgeklappt.

# *Bring es rasch hinter dich!*

„Setzen Sie sich und krempeln Sie den Ärmel hoch", befahl er.

+ *Hoffentlich ist er schnell wieder weg.*

Lila gehorchte schweigend und er legte die Blutdruckmanschette an. „Warum sind Sie überhaupt schon aufgestanden?"

+ *Geht Sie gar nichts an!*

# *Sie sieht aus, als ob sie gleich umkippt.*

„Um Ihnen die Türe zu öffnen." Ihre Stimme klang herausfordernd. „Ich wäre lieber im Bett geblieben."

# *Lass dich nicht herausfordern.*

„Ich nehme an, Grete hat Sie bemuttert. Sie hat sich schon für Ihren Vater aufgeopfert, hat ihn komplett allein gepflegt."

+ *Macht er dir indirekt Vorwürfe?*

Der Arzt konzentrierte sich, pumpte den Apparat auf und stopfte sich gleichzeitig die Ohrstecker des Stethoskops in die Ohren. Während des Messvorganges schwiegen beide, schließlich löste er die Manschette. „90 zu 55, erwartungsgemäß nieder, Sie sollten sich rasch wieder hinlegen. Ja, Grete hätte damals Hilfe brauchen können."

+ *Er wirft dir tatsächlich vor, deinen Vater vernachlässigt zu haben! Er hat keine Ahnung.*

# *Offenbar trifft sie das, Recht so!*

„Ich hatte schon lange keinen Kontakt mehr zu meinem Vater", erwiderte sie.

+ *Rechtfertigst du dich etwa vor ihm? Es geht ihn nichts an!*

„Tatsächlich?“, bohrte Martin nach. „War er Ihnen nicht gut genug für Ihr illustres Leben in der Hamburger High Society?“ Seine Stimme klang ironisch und ungeduldig. Am liebsten hätte er sich selbst einen Tritt verpasst, warum verließ ihn seine gewohnte Gleichgültigkeit? Was hatte diese junge Frau an sich, dass der Wolf in seinem Inneren nicht aufhörte zu knurren?
# *Was tust du da? Lass sie in Ruhe!*

„Das geht Sie nichts an“, fuhr Lila ihn an. „Sie haben sich überzeugt, dass ich gesund werde. Ich werde Sie also nicht anzeigen, wegen eines Kunstfehlers oder so ...“

+ *Das war gut!*

Martin lachte plötzlich laut. Lila hatte jedoch den Eindruck, dass er alles andere als fröhlich klang. „Glauben Sie, davor habe ich Angst?“ Er griff nach ihrem Arm und löste den Klebestreifen um das Venflon. „Ich brauche noch Ihre Daten“, wechselte er wieder zu einem sachlichen Tonfall. Lila nannte ihm das Gewünschte, Martin nahm einen Mulltupfer und entfernte geschickt die Nadel aus ihrer Vene.„Ihre Ehe hat Ihnen wohl kein Glück gebracht?“

# *Kannst du den Mund nicht halten?*

+ *Was möchte er hören?*

Lilas Gesichtsausdruck verriet sie, obwohl sie keinen Ton sagte und mit dem Tupfer das Blut stoppte.

„Aha, daher weht der Wind.“ Martin entsorgte die Nadel in einem mitgebrachten Behälter und verstaute ihn in seiner Tasche.

# *Geh sofort durch die Türe hinaus und sag nichts mehr!*

Gute Idee. Er stand auf, klappte denn Arztkoffer zu. Doch dann ... „Jetzt ist mir alles klar. Die Dame hat reich geheiratet und dann ihren Vater in diesem kleinen Provinznest völlig vergessen. Obwohl er krank war, und die letzten Monate vor seinem Tod im Bett verbracht hat. Aber das mondäne Leben als wohlhabende Gattin lässt einem freilich keine Zeit, die nächsten Angehörigen zu besuchen. Die zahlreichen Visiten in Schönheitssalons, Wellnessfarmen und Kaffeehäusern, von den massenhaften Boutiquen und Schmuckläden mal abgesehen, kosten Energie und

Anstrengung. Dazwischen reichte es noch knapp, sich auf ein paar Wohltätigkeitsveranstaltungen blicken zu lassen und mal einem bedürftigen Kind oder Hündchen den Kopf zu tätscheln, nicht wahr?"

# *Bist du total übergeschnappt? Was tust du da? Sie ist eine Patientin.*

Lila schnappte nach Luft, starrte ihn verblüfft an und spürte blanke Wut in sich aufsteigen, die ihren Körper mit ungeahnter Kraft fütterte.

+ *Er denkt über dich gleich schlecht, wie du über ihn.*

Sie ballte ihre Fäuste und suchte nach den Worten zu einer Erwiderung. Doch Doktor Stern war noch nicht fertig. „Was tun Sie hier, Lila? Was wollen Sie von Grete? Sie hat Ihren Vater aufopfernd gepflegt, bis zu seinem letzten Atemzug. Sie, als ausgebildete Krankenschwester, haben sich nicht ein einziges Mal hierherbemüht. Warum sind Sie jetzt da? Ist die Geldquelle aus irgendeinem Grund versiegt? Hat Ihr Mann Sie hinausgeworfen, weil er Sie mit einem Liebhaber erwischt hat?"

+ *Es reicht!*

Lila sprang auf. „Da spricht der Richtige", schrie sie ihn an. Ihre Stimme klang schnarrend, war es doch das erste Mal seit Maries Tod, dass sie ihre Stimmbänder strapazierte. Nun brüllte sie förmlich. „Ist es das, was Ihre Frau getan hat? Sich von Ihnen endlich getrennt, nachdem Sie unter jeden Rock in der Charité gekrochen sind?"

+ *Das hätte er verdient.*

Lila registrierte erstaunt kurz einen Schatten von Verletzlichkeit auf Dr. Sterns Gesicht. Doch dann wurde er komplett ausdruckslos. „Das hat sie!", meinte er mit deutlich leiserer Stimme.

# *Zum Glück weiß sie nicht, wie gut sie getroffen hat.*

+ *Super, endlich ein Punkt für dich. Warum fühlt es sich gar nicht so gut an, wie es sollte?*

Der Ausbruch hatte ihre Kraft aufgebraucht. Lila wurde von plötzlicher Übelkeit befallen. Ehe sie peinlicherweise wieder vor ihm umkippen würde, stürzte sie zur Türe hinaus zur Toilette.

# *Das hast du gut gemacht! Eine Patientin so aufregen, dass ihr schlecht wird.*

Martin starrte ihr erschrocken nach. Lilas Gesichtsfarbe hatte in Sekundenschnelle von Weiß auf Grün gewechselt, ehe sie verschwunden war.

# *Deine Schuld.*

Er hatte sie provoziert und sie hatte zurückgeschlagen. Mitten ins Schwarze. Er wusste nun mit Sicherheit, dass seine jahrelange gleichbleibende Ruhe zu Ende war. Und offenbar war er unfähig, das Chaos von Gefühlen unter Kontrolle zu halten.

# *Hau ab, bevor sie zurückkommt.*

Brillante Idee, sie brauchte Erholung. Er sorgte für Aufregung. Vor der Haustüre begegnete ihm Grete. „Martin“, rief sie erfreut aus. „Hast du noch einmal nach ihr gesehen?“

# *Zu deiner Schande mehr als das.*

Er nickte kurz, atmete einmal aus um sich wieder in den Griff zu bekommen. „Es geht ihr gut, kein Grund zur Besorgnis. Ich vermute, sie hat eine Diät hinter sich, deswegen war ihre Abwehr beim Teufel. Sie verrät leider nichts.“

# *Weil du sie echt einfühlsam gefragt hast …*

Grete runzelte die Stirne. „Ich habe ihr zugeredet, dass sie sich dir anvertraut. Schließlich hat ein Arzt Schweigepflicht.“

# *Oh Gott, du hast gewusst, dass du vorschnell geurteilt hast!*

Das schlechte Gewissen über seinen Ausbruch, der sie provoziert hatte, ihn schreiend an sein unrühmliches Vorleben zu erinnern, breitete sich wie Säure aus.

# *Lieber nicht hören, welch großen Mist du gebaut hast!*

„Sie hatte eine Totgeburt“, erklärte Grete. »Vor vier Wochen.«

# *Du hast es total verbockt.*

Martin hatte kurzzeitig das Gefühl, ersticken zu müssen. „Verdammt“, flüsterte er. Grete hörte ihn zum Glück nicht, denn sie sprach bereits weiter. „Zu allem Unglück hat ihr Mann beschlossen, sie wegen einer anderen zu verlassen.«

*# Wie kannst du nur so komplett versagen?*

Schlechter hätte er die Sache nicht angehen können. Noch nie hatte er einen Menschen vorverurteilt.

„Sie hat zwei liebe Mädchen, drei und fünf Jahre alt. Eines hast du heute gesehen.«

*# Mädchen! Sie hatte Mädchen. Warum konnten es keine Jungen sein? Die hätten dich nicht an ein anderes kleines Mädchen erinnert ... Stopp! Was gehen dich Lila Dirkenreiths Kinder an?*

„Sag ihr noch gute Besserung!“, meinte er lapidar, ehe er die Flucht ergriff. Er spürte Gretes überraschte Blicke in seinem Rücken.

*# Wie konntest du dich dermaßen unprofessionell verhalten?*

Er war zu Fuß gekommen, sein Haus lag nicht weit. Ohne an irgendetwas zu denken, flog er förmlich mit langen Schritten über die Straße.

Lila hatte sich im Badezimmer ihr Gesicht mit kaltem Wasser gewaschen und erholte sich rasch. Tatsächlich fühlte sie sich wesentlich besser, der Zornanfall hatte ihren Blutdruck in die Höhe getrieben. Zu Ihrer Erleichterung war Dr. Stern schon gegangen, aber Grete war wieder da.

„Warum hast du Martin nichts von Marie erzählt?“, fragte sie ruhig. „Er muss doch über deine Vorgeschichte Bescheid wissen. Er ist ein gewissenhafter Doktor, wir alle sind so froh, dass er im Ort ist. Er lässt dir gute Besserung wünschen.“

*+ Ganz bestimmt!*

„Er meinte, ich brauche viel Schlaf.“ Sie war erleichtert, dass ihre Stimme wieder gehorchte.

*+ Für Grete ist Martin Stern offenbar ein Halbgott.*

Lila würde nichts von ihrem heftigen Wortwechsel und den Anschuldigungen erzählen. Allerdings war es ein ausgesprochen bösartiger Streit gewesen, sie waren einander nichts schuldig geblieben. Wie kam er dazu, ihr solche Verleumdungen an den Kopf zu werfen?

+ *Du hast ihn wenigstens nur mit der Wahrheit konfrontiert.*

Trotzdem bereute sie ihren Ausbruch, das passte nicht zu ihr.

+ *Warum kümmern dich seine Affären? Nach so vielen Jahren sollte es keine Rolle mehr spielen!*

Aber genau das tat es und sie spürte zum ersten Mal seit Maries Tod wieder Leben in sich pulsieren. Dass ausgerechnet Dr. Martin Stern der Auslöser dafür gewesen war, erschien ihr unheimlich. Warum schoben sich plötzlich Einzelheiten aus ihrer Ausbildungszeit, als sie ihm begegnet war, in ihr Bewusstsein? Ihn bewundert hatte, sein Können, seinen Humor, seine beruhigende Art im Umgang mit Patienten und Personal. Oft hatte sich Lila verdammt, diese unselige Wäschekammer ausgerechnet zu diesem Zeitpunkt betreten zu haben. Nach so vielen Jahren erinnerte sie sich immer noch glasklar daran, als hätte sich das Bild in sie eingebrannt.

+ *Es war entsetzlich peinlich gewesen!*

Hoffentlich musste sie ihn nicht so bald wiedersehen.

+ *Wie groß sind deine Chancen, dass du ihm in diesem kleinen Ort aus dem Weg gehen kannst?*

Sie schaute nochmals nach ihren Töchtern, ehe sie wieder ins Bett kroch. Aus dem Nachtkästchenschrank holte sie den kleinen blauen Schmetterling.

+ *Ach Marie, wie sehr hat sich das Leben deiner Mama geändert! Wenn ich nur deinen Papa ein einziges Mal dermaßen angeschrien hätte, ich weiß nicht, was dann passiert wäre. Vielleicht hätte sich daraus die Leidenschaft entwickelt, die in unserer Ehe gefehlt hat?*

## 10 Unwillkommene Erinnerungen

Martin erreichte sein Haus in fünf Minuten, so schnell war er gerannt. Schließlich stand er in der Gartenlaube und sank auf einen der Gartenstühle. Der Arztkoffer glitt zu Boden und er verbarg das Gesicht in seinen Händen.

# *Warum bricht durch Lilas Anwesenheit alles wieder auf?*

Jahrelang hatte er jeden Gedanken an das Geschehene energisch vermieden. Aber heute war der Deckel vom Gefäß seiner Erinnerungen gelockert worden und der Inhalt quoll mit unheimlicher Gewalt hervor. Ungeschickt zitternd holte er die Brieftasche aus seiner Hosentasche, klappte sie auf und fingerte aus dem hintersten verborgenen Winkel ein abgenütztes Foto heraus. Am Anfang hatte er es noch täglich mehrmals angesehen, die letzten Jahre seltener.

# *Jasmin und Beate.*

Der Schmerz traf ihn immer noch mit voller Wucht, als er die hübsche junge Frau mit dem Baby auf dem Arm ansah. Er benötigte das Foto, denn in Wirklichkeit hatte er sie kaum registriert. Alles andere war wichtiger gewesen. Seine Karriere, seine Affären, seine Zusammenkünfte mit Freunden, sein Sport. Und dann waren beide plötzlich weg. Sie waren aus seinem Leben verschwunden und er brauchte ein Bild, um zu wissen, wie sie ausgesehen hatten. Alle hatten von einem tragischen Unfall gesprochen.

# *Aber du weißt, dass du den größten Teil der Schuld trägst.*

Er war der Letzte, der ein Recht gehabt hätte, ein Urteil über Lila Dirkenreith zu sprechen. Sie hatte ihren Vater aus ihrem Leben gestrichen, aber sie hatte ihn nicht umgebracht. Auch für den Tod ihres Kindes konnte sie nichts. Er hingegen hatte zwei Menschen auf dem Gewissen.

# *Du hast damals versagt, als Ehemann und Vater, aber auch als Arzt.*

Das Schlimmste war, dass dieses Wissen schon seit acht Jahren sein unerbittlicher Begleiter war. Jeder Tag schenkte ihm das

Bewusstsein, dass die Worte „zu spät" und „für immer" den Hauptteil seines Lebens bestimmten. Auch in Zukunft konnte er seine Vergangenheit niemals ungeschehen machen. Das Dasein war für ihn zu seiner persönlichen Hölle geworden. Er schuftete sich als Landarzt ab und die Menschen hier hielten ihn für eine Art Wohltäter. Nur er kannte die Hintergründe. Die Dankbarkeit, die ihm alle für seine ärztliche Tätigkeit entgegenbrachten, legte sich kurzfristig wie Balsam auf die schmerzvollen Gedanken. Für eine kurze Zeitspanne durfte er hoffen, dass seine früheren Taten vergeben und vergessen werden könnten. Er lebte für diese flüchtigen Augenblicke der Freiheit und Erleichterung, die ihn überkamen, wenn er hatte helfen können.
*# Was hat sich ausgerechnet jetzt geändert?*
Die Behandlung von Lila Dirkenreith hatte ihm keinerlei positive Gefühle vermittelt. Im Gegenteil waren stattdessen seine aggressivsten Züge an die Oberfläche gekommen. Mit dem Erfolg, dass ihn nun sein ganzes Elend wieder überschwemmte, als wäre das Unglück erst gestern passiert. Er starrte blind in die Dämmerung. Vor seinem inneren Auge spielten sich deutlich die Szenen im Krankenhaus ab.
**Das leichenblasse Gesicht der Krankenschwester, die den Anruf entgegengenommen hat. „Dr. Stern, Sie möchten sofort in die Notaufnahme Eins kommen. Ihre Frau hatte einen Unfall."**
**Er spürt gleich, dass es nicht nur ein Beinbruch ist. Mit Riesensätzen stürzt er die Treppe hinunter, will nicht auf den Lift warten. Ein Team bemüht sich im Schockraum um Beate. Er selbst wird von einer älteren Kollegin zurückgeschoben. „Tu dir das nicht an, Martin."**

**„Was fehlt ihr? Was ist passiert?" Er wundert sich, dass er überhaupt einen Satz herausbringen kann.**

**„Ein Unfall, sie fuhr gegen eine Steinmauer."**
**Martin schwankt leicht, doch die Kollegin fährt schon fort. Obwohl sie sich offenbar bemüht und ihre Hand mit einer**

vertraulichen Geste auf seinen Oberarm legt, kommen ihm ihre Worte schonungslos hart vor. „Deine Tochter hat leider nicht überlebt. Sie wurde samt Kindersitz durch die Windschutzscheibe direkt an die Mauer geschleudert. Der Sitz war nicht angeschnallt.“
Beate hat Jasmins Kindersitz einfach nur auf den Rücksitz gestellt? Warum hat sie ihn nicht angegurtet? Martin sinkt an der Türe zusammen, ein paar Minuten später gibt das Team die Wiederbelebungsversuche an Beate auf. Wie immer nach dem erfolglosen Versuch, ein Menschenleben zu retten, ist es sekundenlang still. Dieses Mal jedoch dehnt sich die Lautlosigkeit aus. Einer nach dem anderen vom Team geht an ihm vorbei und murmelt Beileidsbekundungen.
Dann ist er mit Beate allein. Wie in Zeitlupe steht er auf und rückt näher. Sie liegt blass da, eine leere Hülle. Eine Krankenschwester betritt zögernd den Raum. Sie hält ein eingewickeltes Bündel im Arm. In ihren Augen stehen Tränen, als sie versucht den Kinderleichnam zu seiner toten Frau zu legen. Doch Martin kommt ihr zuvor und nimmt ihr das Kind aus den Händen. Die Schwester flieht hinaus. Martin lässt sich auf einen Stuhl sinken und schiebt vorsichtig das Tuch zur Seite, um ein letztes Mal in das Gesicht seiner Tochter blicken zu können. Man hat sich bemüht, das ärgste Blut abzuwaschen. Dennoch bietet sich ihm ein furchtbares Bild: Die Nase ist nicht mehr vorhanden, die Stirne verschoben, der kleine Schädel zerbrochen und ein Splitter ragt seitlich heraus.
Er erkennt seine Tochter nicht.
Der Anblick ist unbeschreiblich grauenvoll. Sekundenlang hofft er, nur der Zuschauer eines Horrorfilmes zu sein, bis der Schmerz ihm wie ein stumpfes Messer durch seinen gesamten Körper fährt, um nicht mehr nachzulassen. In diesem schrecklichen Augenblick wird Martin bewusst, dass er seine kleine Tochter schon seit Wochen nicht mehr

**gesehen hat. Und nun ist dieses zerschlagene entstellte Gesicht das Letzte, das ihm von seinem Kind im Gedächtnis bleiben wird.**

Die Bilder verfolgten ihn bis heute. Eine Erinnerung daran, was er damals besessen und nicht zu schätzen gewusst hatte: eine Familie.

# *Du hast sie achtlos mit Füßen getreten, ignoriert, weggeworfen.*

Es war zu spät gewesen, um seiner Tochter ein guter Vater und seiner Frau ein besserer Ehemann zu werden. Alles, was ihm zuvor so bedeutungsvoll erschienen war, war von einer Sekunde zur anderen unwichtig geworden.

# *Schuldig bis zum heutigen Tag!*

Mit den Jahren war es ihm gelungen, Schmerz und Schuld in seinen Erinnerungen nach hinten zu schieben, zu vergraben und Schicht für Schicht zu überdecken. Doch das Erlebte hatte eine Eigendynamik, eine Kraft sich in unwillkommenen Augenblicken nach oben durchzukämpfen und Martins labiles Gleichgewicht zu stören.

Es war bereits komplett dunkel, als sich Martin endlich ins Haus schleppte. Er war überhaupt nicht müde, also blätterte er die Zeitung auf, die er am heutigen Tag noch nicht gelesen hatte. Eine halbe Stunde später stieß er auf die kleine Notiz im Gesellschaftsteil, den Martin normalerweise immer überblätterte. Aber der Name Dirkenreith sprang ihm ins Auge. Mit steigendem Interesse las er:

***Dirkenreith-Erbe trennt sich von Ehefrau!***

***Hamburg:** **Unser Korrespondent berichtet, dass der Erbe der Kaufhauskette Dirkenreith, Patrick Dirkenreith, die Scheidung von seiner Frau Lila eingereicht hat. Die beiden haben sich nach Angaben seiner Eltern, Konsul Gabriel und Henriette Dirkenreith, schon seit Jahren auseinandergelebt. Die Noch-Ehefrau ist nach einer Fehlgeburt mit den beiden Kindern aus der gemeinsamen Villa ausgezogen und in ihren Heimatort***

***nach Bayern gefahren. Insidern zufolge hat Patrick Dirkenreith die Vaterschaft des dritten Kindes angezweifelt. Zu einer guten Freundin sagte er vor zwei Tagen auf dem Hamburger Tierschutzball, dass er auf jeden Fall nach der Geburt auf einem DNA-Test bestanden hätte.***

Martin wurde nachdenklich. Auch wenn er sie für ein Luxusleben verurteilt hatte und ihr genau diese Tatsachen ins Gesicht geschleudert hatte, musste er nun feststellen, dass mehr hinter dieser Geschichte stecken musste.
*# Was kümmert es dich? Eine Goldgräberin muss immer damit rechnen, ersetzt zu werden.*
Trotzdem ertappte er sich dabei, dass ihn die Sache die ganze Nacht nicht losließ. Die Geschichte verfolgte ihn beim Kaffeetrinken, anschließend beim Duschen und Anziehen und schlich sich schließlich auch in die Sprechstunde zwischen die einzelnen Probleme diverser Patienten.
*# Du glaubst nie und nimmer, dass Lila ihren Mann betrogen hat!*

## 11 <u>Am Anfang steht das Wollen</u>

Lila schonte sich am nächsten Tag. Das Fieber war weg, dennoch fühlte sie sich noch erschöpft. Längst war es kein Thema mehr, Grete zu vertrauen. Auch Sophie und Anna akzeptierten sie als Wahlgroßmutter und nannten sie „Oma". Lila war dankbar für Gretes Hilfe, die diese ihr unkompliziert zuteilwerden ließ. Zum ersten Mal hatte sie heute mit ihren Töchtern wieder einen kurzen Spaziergang machen können. Die frische Luft hatte ihr gutgetan, aber abends war sie so müde, als hätte sie den Mount Everest bestiegen. Grete hatte noch einmal nach den Kindern gesehen.

„Sie sind eingeschlafen", berichtete Grete.

„Deine Kinderlampe wirkt Wunder", lächelte Lila, dann holte sie kurz Luft. „Grete, ich weiß nicht, was ich ohne dich die letzten Tage getan hätte. Danke."

+ *Mein Noch-Ehemann Patrick hat kein einziges Mal angerufen!*

Grete setzte sich zu ihr auf das Sofa. „Das ist doch selbstverständlich", meinte sie leise. „Du hast wieder Leben ins Haus gebracht." Sie senkte den Kopf. „In der gestrigen Zeitung stand etwas über deine Scheidung." Grete zeigte ihr die Stelle. »Ich möchte nicht, dass du es von jemand anderem erfährst.« Lila nahm ihr die Zeitung aus der Hand. Voll Entsetzen las sie den kurzen Bericht und lehnte sich betäubt zurück. „Wie kann Patrick behaupten, ich hätte ihn betrogen? Von einem Vaterschaftstest war nie die Rede. Das ist infam."

+ *Jetzt weißt du, warum er nicht angerufen hat!*

„Ich kann mir nicht vorstellen, dass Patrick das in die Zeitung gesetzt hat. Das muss von meinen Schwiegereltern kommen."

+ *… unter deren Fuchtel Patrick steht.*

„Ich verstehe diese Menschen nicht", knurrte Grete. „Wenn ich zwei wunderbare Enkelkinder hätte, würde ich niemals …"

„Du hast zwei Enkelkinder, wenn du möchtest, Grete", meinte Lila spontan. „Sophie und Anna haben dich längst

adoptiert. Du warst den beiden in der kurzen Zeit bereits mehr Oma, als ihre leiblichen Großeltern es jemals waren."
Grete zog sie gerührt in die Arme. „Es ist so schade, dass wir nicht früher Kontakt hatten."
+ *Ob Dr. Stern diesen Artikel auch gelesen hat? Und wenn schon ...*

„Meinst du, die Leute werden es glauben?"

„Das soll einer wagen!" Grete drohte spielerisch mit der Faust und Lila musste lachen und Grete fiel ein. „Es tut gut, dich lachen zu hören." Lila zögerte kurz, dann fragte sie leise. „Ich würde gerne etwas über deine Zeit mit meinem Vater hören."
+ *Warum wollte er mich nicht mehr?*
Grete wurde ernst. „Du hast in deinem Fieberwahn einiges von dir gegeben. Deine Mutter ist tot?«

„Sie starb ein halbes Jahr nach meiner Hochzeit bei einem Verkehrsunfall, aber mein Verhältnis zu ihr war nicht eng. Ich war die meiste Zeit im Internat.«
+ *Genau das hat Patrick und mich verbunden, dass wir beide in Internaten waren.*

„Ich wollte immer zurück nach Germaringen. Aber nach diesem schrecklichen Telefonat wusste ich, dass mein Vater mich nicht mehr haben wollte."
+ *Es war furchtbar!*

„Telefonat?", bohrte Grete nach.

„Nachdem ich ihn wochenlang nicht erreichen konnte, sagte er mir persönlich, dass es besser wäre, wenn wir keinen Kontakt hätten. Ich habe ihn angefleht, mich abzuholen. Er hat aufgelegt."
+ *Was für eine akzeptable Entschuldigung könnte es dafür geben?*
Grete war blass geworden. „Das hat er mir nie erzählt, mein Gott." Sie schüttelte den Kopf. „Er hat sich bis zum Schluss an den Gedanken geklammert, dass du ihn schnell hast vergessen können."
+ *Was für ein Schwachsinn!*

„Das Bedürfnis, sich selbst davon zu überzeugen, hatte er offenbar nicht!“ Lilas Stimme hatte einen bitteren Unterton.
Grete holte tief Luft. „Es war falsch, was dein Vater getan hat, auch wenn ... Er hat sich viele Jahre mit seiner Ehe arrangiert. Deine Mutter hat ihn niemals geliebt und ihm das Leben zur Hölle gemacht. Sie gab sein Geld aus und hatte Affären, benahm sich immer weniger diskret und genoss es. Dein Vater flüchtete sich in die Liebe zu dir. Du warst sein Ein und Alles.“

+ *Ja, früher warst du Papas Prinzessin.*

„Dein Vater tolerierte die Eskapaden deiner Mutter nur deinetwegen. Aber als er deine Mutter im eigenen Haus in flagranti erwischte, war seine Geduld am Ende.“

„Aber ich habe ihm doch nichts getan!“, warf Lila ein. Grete knetete ihre Hände und suchte nach Worten. Es klopfte an der Eingangstüre.

+ *Ausgerechnet jetzt!*

Grete sprang auf und Lila hätte sie am liebsten zurückgehalten. Hoffentlich war Grete gleich zurück und sie konnten das Gespräch fortsetzen. Leider war das vorerst nicht möglich, denn eine Minute später kam sie mit Martin Stern herein. „Ah, Sie schauen schon wieder gesund aus. Das ist erfreulich“, meinte er statt einer Begrüßung.

+ *Das hättest du dir denken können, dass er immer unpassend kommt.*

Lila murmelte einen knappen Gruß. Martins Erwiderung war nicht zu verstehen, als er ihr die Blutdruckmanschette anlegte. „Kein Fieber mehr?“

„Alles im grünen Bereich“, erklärte Lila. „Sie hätten nicht extra herkommen müssen.“

# *Sie ist gesund, ihre Abneigung kommt wieder durch.*

+ *Hoffentlich macht er es kurz!*

Grete spürte Lilas Angespanntheit. „Lila hat den Zeitungsartikel gelesen und ist ein wenig aufgebracht darüber“, log sie glatt.

# *Das wundert mich aber.*

Martin widmete sich seiner Tätigkeit, steckte die Ohrstöpsel hinein, pumpte die Manschette auf und horchte konzentriert, während er die Luft wieder abließ. Dann löste er das Band. „110 zu 70, normal.« Er sah Lila direkt in die Augen. »Die meisten Leute glauben leider kritiklos, was in der Zeitung steht."

+ *Er ist und bleibt ein Fiesling und seine Meinung ist dir sowas von egal.*

# *Warum hältst du deine verdammte Schnauze nicht?*

Grete glaubte, ihren Ohren nicht zu trauen. Martins schonungslose Worte waren entschieden nicht das, was Lila aufbauen würde. „Möchtest du einen Kaffee? Oder ein Glas Wein?", durchbrach sie spontan die unangenehme Stimmung.

# *Die arme Grete ist immer bemüht zu vermitteln.*

+ *Wehe, er nimmt an, der unverschämte Widerling.*

„Gerne ein Glas Rotwein, das hilft beim Einschlafen", erklärte er, während er das Blutdruckgerät verpackte. Grete nickte und verließ das Zimmer.

# *Warum willst du dich hier noch länger herumquälen?*

+ *Er kann nicht schlafen? Das wundert mich gar nicht.*

Lila strich sich eine Haarsträhne aus dem Gesicht. „Offensichtlich haben Sie Probleme beim Einschlafen", bemerkte sie mit ironischem Unterton. „Quälen Sie Ihre zahlreichen bissigen Bemerkungen, die Sie den ganzen Tag von sich geben? Dann hätten Sie wenigstens den Ansatz eines Gewissens."

+ *Gewissen? Er kennt nicht einmal das Wort.*

# *Provoziere sie nicht noch mehr, es muss Schluss sein!*

Martin ignorierte ihren Kommentar. „Ich möchte Ihnen gerne Blut abnehmen. Kommen Sie morgen in meine Praxis. Ich habe Sprechstunde von acht bis zwölf Uhr. Es ist nicht weit und ein kleiner Spaziergang tut Ihnen gut."

„Ich werde da sein. Wie könnte ich den guten Ratschlag eines *wohlmeinenden* …", sie betonte dieses Wort in auffälliger Weise,.„… Arztes ignorieren?" Martin zuckte die Achseln. „Es ist Ihre Gesundheit. Mir persönlich ist es gleichgültig …"

*# Lügner!*
*+ Es gibt keinen zweiten dermaßen ungehobelten Menschen auf der Welt. Es reicht.*
„Außer, dass Sie nicht eine Klage am Hals haben wollen wegen falscher ärztlicher Behandlung. Aber nun, da Sie wissen, dass meine einflussreiche Familie nicht mehr hinter mir steht, glauben Sie unverschämt sein zu können. Ich wünsche Ihnen, dass Ihr Privatleben auch einmal an die Öffentlichkeit gebracht wird, wo es seziert und durchleuchtet wird. Solange, bis man das Gefühl hat, nur mehr aus Glas zu sein."
*+ Und jetzt verschwinde endlich.*
*# Hoppla, die Prinzessin zeigt ihre lackierten Krallen.*
Martin ließ seinen Arztkoffer zuschnappen. „Was haben Sie erwartet? Sie haben einen schwerreichen Mann aus einer prominenten Familie geheiratet, der Ihnen ein luxuriöses Leben garantieren konnte. Haben Sie nicht gewusst, dass es immer eine Kehrseite gibt? Dass man für alles irgendwann bezahlen muss? Erscheint Ihnen die Rechnung zu hoch? Stimmt die Bilanz nicht?"
*# Ist die sechsstellige Abfertigung zu nieder?*
Lila fühlte sich unendlich müde. „Was zählt zur Bilanz?", meinte sie mit leiser Stimme. „Mit einem Fußtritt weggetreten zu werden, wenn man den Ansprüchen nicht genügt? Und vorher als Bonus sein totes Kind beerdigen darf?"
*# Du bist definitiv zu weit gegangen. Warum denn bloß?*
Martin schluckte kurz. Diese Frau hatte einiges durchgemacht.
*# Dreh dich um und geh. Halte um Gottes willen deinen Mund!*
Er verstand sich selbst nicht, dennoch konnte er sich nicht bremsen. „Glauben Sie, Sie sind die Einzige, die einen Verlust zu beklagen hat? In meine Praxis kommen täglich Leute, die ihre Liebsten verloren haben, Eltern, Kinder, Großeltern. Aber niemand badet dermaßen im Selbstmitleid wie Sie."
*# Was redest du da, zum Teufel?*
Lila schnappte nach Luft und spürte wie eine gewaltige Welle von Zorn und Hass über sie hinweg spülte, die jeden rationalen

Gedanken auszuschalten schien. Sie sprang auf und erkannte ihre Stimme nicht mehr. „Sie haben Ihr ganzes Leben lang nur das eigene Ego gepflegt und ihren Spaß gehabt! Oder haben Sie schon jemals einen kalten leblosen Körper in ihren Armen halten müssen, der Ihnen etwas bedeutet hat? Vermutlich hat Ihnen nichts und niemand so nahe gestanden, dass Sie sein Ableben bedauert hätten! Was frage ich überhaupt? Der einzige Mensch, den Sie lieben, sind Sie selbst!"

+ *Wenn er jetzt nicht geht, dann gehe ich.*

# *Wie recht sie hat.*

Grete war mit einer Flasche Rotwein hereingekommen und hörte Lilas letzte Worte. Sie blieb starr stehen. „Ich musste in den Keller ...", murmelte sie, ohne wirklich zu erwarten, dass die beiden sie beachteten.

Martin ging auf sie zu. „Das mit dem Wein hat sich erübrigt", sagte er schroff. „Der Patientin geht es ausgezeichnet." Damit schob er Grete beiseite und verließ das Zimmer.

+ *Endlich!*

„Um Himmels willen!", flüsterte Grete. „Warum hast du gesagt, dass er nur an sich selbst denkt?"

Lila war immer noch zornig. „Er hat angefangen, er meinte, ich würde in Selbstmitleid baden."

Grete schüttelte den Kopf. „Ich verstehe euch beide nicht! Lila, du musst wissen, dass Martin seine Frau bei einem Autounfall verloren hat. Er redet nie darüber und ich habe nur aus Zufall davon erfahren."

+ *Er ist Witwer?*

Lila ließ sich auf das Sofa fallen, ihre Augen blickten starr, während sie den Kopf schüttelte. „Das wusste ich nicht. Trotzdem begreife ich nicht, was das mit mir zu tun hat. Mit dem Tod meines Babys. Warum wirft er mir vor, dass ich Patrick nur wegen des Geldes geheiratet hätte?"

+ *Er denkt das Schlimmste von dir, obwohl du ihn damals in dieser Wäschekammer erwischt hast und nicht umgekehrt.*

„Am besten wir beide trinken ein Glas Rotwein zusammen, das tut dir gut und bringt etwas Farbe in deine Wangen. Martin kennt die Zusammenhänge nicht, er weiß nur, dass du deinen Vater nie besucht hast, als es ihm schlecht ging." Grete holte Rotweingläser aus dem Schrank, stellte sie auf den Tisch und öffnete gekonnt die Flasche. „Wir wurden unterbrochen, Lila, und ich möchte dir endlich vom Fehler deines Vaters erzählen, den er bis zu seinem Tod bitter bereut hat." Sie goss den Wein in die Gläser und reichte Lila eines. „Es ist ein alter teurer Tropfen, den noch dein Vater eingekauft hat. Er verstand etwas von Wein.«
Lila nippte daran und lächelte. „Ich erinnere mich, wie Papa versucht hat, mir zu erklären, dass Roséwein nicht eine Mischung zwischen Rot- und Weißwein ist."
Grete schmunzelte und nahm auch einen Schluck. „Ja, er konnte sich ausführlich zu diesem Thema auslassen." Lila stellte das Glas auf dem Tischchen ab.
„Also dein Vater hat deine Mutter in seinem eigenen Haus, also hier, ertappt. Er bestand darauf, dass sie das Haus verlassen sollte. Ohne dich. Deine Mutter wusste, dass sie schlechte Karten hatte und sie sagte deinem Vater das Einzige, was ihn davon abhalten konnte, um dich zu kämpfen."

„Und was war das?", bohrte Lila nach, als Grete kurz stockte.

„Dass du nicht seine leibliche Tochter wärest."

+ *Er war gar nicht dein Vater? Wer ist es dann?*

Grete stellte ihr Glas ab, setzte sich neben Lila und legte den Arm um sie. Lila sah sie an. „Wer soll denn sonst mein Vater gewesen sein?"

+ *Oder wusste Mutter es gar nicht?*

„Hör mir zu. Dein Vater war am Boden zerstört. Er liebte dich, aber nun war sein Weltbild zerbrochen. Er hat tagelang getrunken, keiner in der Firma ahnte, was ihn so verändert hatte. Danach arbeitete er mehr als zuvor und erst in dieser Zeit lernten wir uns näher kennen. Ich wurde seine Assistentin und es ging oft bis spät in die Nacht hinein. Er sprach nie über seine Familie. Ich dachte damals, dass deine Mutter und du den Kontakt nicht wollten."

+ *Auf Mutter traf das bestimmt zu. Warum lebt sie nicht mehr? Du hättest ihr einige Fragen gestellt!*

Lila zog ihre Füße auf die Couch und hüllte sich in die Decke. Ihr Blick war unendlich traurig und Grete tat es in der Seele weh, deswegen fuhr sie rasch fort. „Irgendwann ertappte ich Toni mit einem Foto von dir, das muss so fünf, sechs Jahre nach deinem Weggang gewesen sein. Er erzählte mir die Geschichte und ich habe ihn fest umarmt, weil er dich so vermisste. Ich habe ihm geraten, zu dir Kontakt aufzunehmen. Schließlich warst du für ihn zwölf Jahre lang seine Tochter. Ihm wurde zum ersten Mal bewusst, dass du unschuldig an der Sache warst und vermutlich unter der Trennung gelitten hast. Aber er meinte nur, es wäre zu spät und dass du ihn nicht mehr brauchen würdest." Grete atmete durch. „Er hatte deiner Mutter blind geglaubt, dass du nicht sein leibliches Kind wärst. Aber dann kam deine Hochzeit und ein Foto von dir war in der Zeitung." Grete stand auf und ging zum Schreibtisch. Aus einer Schublade holte sie einen säuberlich herausgetrennten Zeitungsartikel heraus und legte ihn vor Lila hin. Es war ein kurzer Bericht über ihre Hochzeit mit Patrick Dirkenreith, das Foto zeigte sie als Braut im weißen Hochzeitskleid. „Dein Vater war total aus dem Häuschen, als er das Bild sah." Grete zog ein vergilbtes altes Foto hervor. Die Frau darauf wies eine bemerkenswerte Ähnlichkeit mit Lila auf. „Das ist Tonis Großmutter, deine Urgroßmutter. Manchmal offenbart sich eine Familienähnlichkeit noch Jahre später wie in diesem Fall. Da wurde Toni bewusst, dass deine Mutter gelogen haben musste und plötzlich wollte er dich sehen. Aber vom Plan bis zu Durchführung verging einige Zeit. Erst warst du in den Flitterwochen, dann gab es einen Wasserschaden im Haus. Er hatte die feste Absicht dir alles zu erklären. Aber dann hatte er einen Schlaganfall, drei Tage vor seinem 72. Geburtstag. Es war schlimm, eine Woche lang dachte ich, er würde sterben. Als er aus dem Koma erwachte, konnte er nicht mehr sprechen und war halbseitig gelähmt. Mit eisernem Willen bemühte er sich, mit Physiotherapie wieder selbständig zu werden. Seine Sprache kam nicht zurück, er verständigte sich mit Handzeichen. Aber er konnte bereits mit einem Rollator gehen, als Bauchspeicheldrüsenkrebs diagnostiziert wurde. Ich habe zwei Briefe geschrieben, wahrscheinlich hast du sie nie erhalten."

+ *Zu spät für alles.*

Lila schüttelte den Kopf. „Nein. Ich weiß einfach nicht, was ich jetzt sagen soll. Nach diesem Telefongespräch habe ich mich bemüht, Papa zu vergessen."

+ *Hättest du ihm verzeihen können? Er hätte dich niemals fallen lassen dürfen, auch wenn du wirklich nicht seine Gene gehabt hättest.*

Lila fühlte sich ausgebrannt und gleichzeitig innerlich so erregt, dass sie am liebsten irgendetwas kaputtgeschlagen hätte. „Ich wünschte, er würde noch leben", flüsterte sie schließlich. „Ich wollte, ich könnte ihm sagen ..." Sie hätte gerne geweint, aber ihre Augen blieben trocken. Vermutlich hatte sie schon zu viele Tränen vergossen. Dennoch musste sie erschüttert gewirkt haben, denn Grete drückte sie in einer festen Umarmung. Das Schweigen währte fast zehn Minuten.

„Ich möchte Papas Grab besuchen", meinte Lila schließlich.

„Natürlich, sobald du wieder gesund bist, gehen wir hin."

„Warum hat er dich erst so spät geheiratet? Und weshalb hat er mir und nicht dir das Haus vererbt?"

„Ach, Lila, er wollte, dass du erbst. Er hat abgesichert, dass ich immer hier wohnen kann, aber es ist dein Erbe. Bleib und fang neu an."

In ihrem Zimmer nahm sie wieder den blauen Schmetterling auf ihre Handfläche. Sie dachte intensiv an ihr Baby, das nicht hatte leben dürfen.

*+ Vielleicht trifft sie im Himmel oben auf ihren Großvater? Papa, der Gedanke, dass er dein kleines Mädchen umarmen kann, ist überraschend tröstlich.*

## 12 Ein neuer Weg ist oft versteckt

Einen Tag später fühlte sich Lila wieder fit. Nach dem Frühstück erhielt sie einen Videoanruf von Pater Gerold. Nachdem er sich vergewissert hatte, dass es ihr gut ging, kam er gleich zum Punkt. „Ich habe mir Sorgen um dich gemacht. Habe ich dich mit meinen Erzählungen von Jonas und mir schockiert?“ Seine Stimme klang leicht verlegen und Lila hätte schwören können, dass auch die Gesichtsfarbe dunkler geworden war. Aber das konnte ebenso an der Auflösung des Videobildes liegen. „Trotzdem würde ich viel darum geben, wenn ich wüsste, was genau damals am Arlberg passiert ist. Durch das herzlose Verhalten von Jonas‘ Bruder ist für mich alles wieder hochgekommen“, erklärte er. „Jonas hätte Patricks Benehmen auf keinen Fall gutgeheißen und er hätte ihn bestimmt zur Vernunft gebracht. Patrick hielt sehr viel von seinem Bruder.“

\+ *Wäre Patrick treu geblieben? Nein, Jonas hätte deine Ehe auch nicht retten können.*

Gerold hatte schon weitergesprochen, doch Lila hatte den ersten Satz verpasst. „... so muss Gabriel ihn in den Tod getrieben haben.“

\+ *Er glaubt, dass ...*

„Du glaubst, Jonas wäre freiwillig gesprungen? Was hätte Gabriel ihm antun können? Du hast selbst gesagt, dass er in jeder anderen Firma untergekommen wäre.“

„Das stimmt. Aber es steckt mehr dahinter.«

\+ *Noch ein Geheimnis?*

Gerold war nicht zu bremsen. „Henriette Dirkenreith konnte keine Kinder bekommen, nach zehn Jahren hatten sie die Hoffnung aufgegeben.«

\+ *Was sind dann Patrick und Jonas?*

„Es gab eine Blutspendeaktion in der Firma. Gabriel hat die seltene Blutgruppe B und Jonas hat Gruppe A, die häufigste.“

\+ *Worauf will er hinaus?*

„Henriette hat Blutgruppe 0. Jonas hätte demzufolge entweder B oder 0 haben müssen."

„Jonas hat es gewusst?"

„Nein. Er hätte mir davon erzählt. Ich vermute, er hat bei dieser Aktion nicht darauf geachtet, welche Blutgruppe sein Vater hatte. Aber Gabriel hat einen DNA-Test anfordern lassen, der eindeutig negativ war.«

+ *Was bedeutet das?*

„Gabriel Dirkenreith wusste drei Jahre vor Jonas' Tod, dass Jonas nicht sein leiblicher Sohn sein konnte.«

+ *Und wo ist der Zusammenhang?*

Doch Gerold fuhr bereits fort. „Meine Frage ist: Wozu der Test? Wenn Gabriel und Henriette die Kinder adoptiert hatten, musste der DNA-Test negativ ausfallen."

+ *Warum wurde er gemacht?*

„Was ist mit Patrick? Er hat Blutgruppe 0, das weiß ich. Das würde zu Henriette passen."

„Henriette wäre bei seiner Geburt schon über 40 gewesen. Ich glaube nicht, dass sie seine Mutter ist."

„Denkst du, dass du dadurch das Rätsel um Jonas‹ Tod lösen kannst?"

+ *Das musst du erstmal verdauen!*

Bruder Gerold grinste plötzlich. „Ich hoffe, ich habe dich aufheitern können. Nichts lenkt besser ab, als Geheimnisse."

+ *Ist das der einzige Grund?*

Jetzt lachte Lila. „Ich muss zugeben, dass dir das geglückt ist, auch wenn ich nun wirr im Kopf bin. Der Gedanke, dass die Dirkenreiths mit meinen Kindern überhaupt nicht verwandt sein sollen, der hat schon was."

„Wie geht's dem Schmetterling?"

+ *Noch lange nicht flugbereit.*

„Ich habe zum Glück Sophie und Anna und eine neue Freundin." Sie erzählte kurz von Grete und davon, wie gut sich die Mädchen eingelebt hatten.

*+ Martin Stern erwähnst du besser nicht.*

„Morgen werde ich sie zum örtlichen Kindergarten bringen, es wird Zeit, dass sie mit anderen Kindern zusammenkommen."

*+ Verleugne nur, dass Dr. Stern ungeahnte Lebensgeister in dir geweckt hat!*

„Und ich werde mir eine Arbeit suchen. Daheimhocken möchte ich nicht."

„Lila, gib Acht auf dich. Wir hören uns wieder." Gerold verabschiedete sich. Lila dachte über seine Worte nach. Bruder Gerold hatte in einem Recht: der Bergunfall wies einige Ungereimtheiten auf, die nie geklärt wurden. Leider war Patricks Erinnerungsvermögen nie zurückgekehrt. Oder spielte er allen etwas vor? War er es, der seinen Bruder in den Abgrund gestoßen hatte? Und hatte dieser ihn womöglich mit letzter Kraft mitgezogen? Nach einem kurzen Skype-Gespräch mit Regine, wählte sie Patricks Nummer. Er nahm jedoch nicht ab und sie hinterließ ihm eine Kurznachricht, dass er Sophie und Anna anrufen sollte. Wenn er sich nie meldete, würden sie ihren Vater vergessen.

*+ Schließlich kann sich der Mistkerl nach so vielen Tagen endlich einmal melden!*

Patrick ließ weiterhin nichts von sich hören. Lila wurde mit aller Deutlichkeit bewusst, dass sie ihren Mädchen Vater und Mutter würde sein müssen. Allein schon deswegen musste sie ihr Leben wieder in den Griff bekommen. Grete war ihre Verbündete geworden und Lila erholte sich zusehends. In den nächsten Tagen unternahmen sie ausgedehnte Spaziergänge mit den Kindern. Ihr Lieblingsplatz war direkt auf der Wiese vor dem Haus. Ein Bach verlief in Sichtweite zwischen den Bäumen durch.

*+ Wenn nur die Nächte nicht wären!*

Sie wachte oft auf und ihre Träume kreisten um Marie. Jeden Abend nahm sie den blauen Schmetterling auf ihre Handfläche und dachte an das kleine Mädchen, das nicht hatte leben dürfen.

Auf ihrer Prioritätenliste ganz oben stand die Suche nach einem Job. Es gab das Klinikum Kaufbeuren. Lila war überzeugt, dass man dort sicherlich qualifiziertes Personal brauchen konnte. Aber sie wusste, was es bedeutete in einem Krankenhaus zu arbeiten, Schichtdienst, auch am Wochenende und nachts. Sie wollte für ihre Kinder da sein können und so viel Zeit wie möglich mit ihnen verbringen. Aus diesem Grund schied das ortsansässige Pflegeheim ebenfalls aus, allerdings wäre Hauskrankenpflege eine Option. Zuerst musste sie zur Nachuntersuchung und Blutabnahme in Dr. Sterns Praxis gehen. Die sommersprossige Arzthelferin Ute war unübersehbar guter Hoffnung und strahlte die zufriedene Fröhlichkeit aus, die vielen werdenden Müttern zu eigen war. Lila kämpfte sofort mit einem dicken Knoten im Hals.

+ *Vor einem Jahr warst du auch so glücklich.*

Geschickt nahm Ute Lila Blut ab.

„Wann ist es denn so weit?", quälte sich Lila zu fragen. Sie musste lernen, sich von schwangeren Frauen nicht aus der Fassung bringen zu lassen.

„In drei Monaten", gab Ute bereitwillig Auskunft.

„Dann gehen Sie vermutlich bald in die Babypause?"

„Noch ein paar Wochen. Aber Dr. Stern hat immer noch keine Nachfolgerin für mich."

Lila wurde hellhörig. „Gibt es keine Bewerbungen?"

Ute zuckte die Achseln. „Er hat zwei Mal inseriert, aber eine qualifizierte Kraft ist schwer zu finden. Germaringen ist nicht gerade eine Metropole."

+ *Vermutlich liegt es eher am überaus großen Charme des Chefs.*

In Lila reifte blitzschnell ein Gedanke, dann musste sie innerlich lachen.

+ *Willst du wirklich für diesen überheblichen Idioten arbeiten?*

Andererseits, sie hatte zwei Kinder zu versorgen und sie war gut in ihrem Job. Für einen Landarzt würde es mehr als ausreichen.

+ *Vor allem sind da von Anfang an die Fronten klar abgesteckt.*

Sie musste noch über eine Stunde warten, ehe sie kurz ins Sprechzimmer gebeten wurde. Dr. Stern gab sich professionell und sachlich, gekleidet in ein hellblaues T-Shirt und eine weiße Hose, die dunkelblonden Haare korrekt frisiert.

„Wie geht es Ihnen, Frau Dirkenreith?“ Seine Stimme klang berufsmäßig kühl und ausnahmsweise frei von Sarkasmus.

„Ich bin wieder okay.“

„Sieht ganz so aus.“ Sein Blick flog über sie. „Nun dann warten wir die Blutwerte ab. Rufen Sie am besten morgen an.“ Er reichte ihr die Hand, damit war sie entlassen. Sie hatte sich entschlossen, noch nichts von Ihrer Bewerbung als seine Assistentin zu erwähnen, sie würde ihm die Unterlagen einwerfen. Am Nachmittag besuchte sie zusammen mit Sophie, Anna und Grete das Grab ihres Vaters. Gemeinsam zündeten sie Kerzen an und legten ein paar Blumen auf den Grabstein.

*+ Marie und Papa habt ihr euch getroffen?*

Anschließend schaute Lila noch beim Kindergarten vorbei. Die Leiterin war ihre ehemals beste Freundin aus der Schule. Überraschend erkannten sie einander auf Anhieb wieder. Babs war schon als Kind mollig gewesen, nun hatte sie nochmals an Gewicht zugelegt. Ihr fröhliches Lachen hinter der Brille war gleich geblieben, nur die braunen Haare waren kurz geschnitten. Barbara bückte sich zu Sophie und Anna. „Ich freue mich, wenn ihr zu uns kommt.“ Zu Lila meinte sie. »Wir müssen uns bald treffen und du erzählst mir, wie es dir ergangen ist.“

*+ Auf jeden Fall!*

Am Abend wanderte sie nochmals zu Dr. Sterns Praxis hinüber und warf ihre Bewerbungsunterlagen ein. Grete hatte ihre Idee gutgeheißen. „Zumindest bist du immun gegen seinen Charme.“

*+ Welcher Charme?*

Lila grinste. „Mir gegenüber hat er keinen.“

„Normalerweise ist er höflich. Vermutlich macht ihm der Tod seiner Frau immer noch zu schaffen.“

*+ Weil er sie so geliebt hat? Wohl kaum.*

Sie war mit Dr. Sterns Vergangenheit vertraut.

+ *Mit eigenen Augen gesehen …*

Stopp! Wenn sie mit ihm arbeiten wollte, musste sie zu einer rein dienstlichen Ebene finden, sein Privatleben war unwichtig.

„Eine Assistentin musste gehen, weil sie sich privat etwas von ihm erhofft hatte.“

+ *Das scheidet bei dir wohl aus! Du musst aufpassen, dass ihr euch nicht gegenseitig an die Gurgel geht.*

Der Anruf kam nach 22 Uhr abends. Lila hielt ihre Finger um den blauen Schmetterling geballt.

+ *Hast du Manieren von ihm erwartet?*

„Glauben Sie im Ernst, ich würde ausgerechnet Sie einstellen?“, fuhr er sie statt einer Begrüßung an.

„Sie kennen mich und wissen, dass ich gut bin!“, entgegnete sie ungerührt.

+ *Du wusstest, dass er nicht begeistert wäre.*

„Sie waren früher eine halbwegs passable Krankenschwester, mit der Betonung auf ‚es war einmal‘. Momentan sind Sie ein labiles verwöhntes Wrack die der harten und anspruchsvollen Tätigkeit in meiner Praxis bestimmt nicht gewachsen wäre.“

+ *Für diesen Mistkerl willst du arbeiten?*

Sie nahm sich auch kein Blatt vor den Mund. „Leider können Sie nicht allzu wählerisch sein. Ute erzählte mir, ihre Auswahl wäre klein bis minimal. Was bei Ihrer übergroßen Liebenswürdigkeit verwunderlich ist!«

+ *Bravo, mach weiter so, dann bekommst du die Stelle nie.*

„Sie glauben gar nicht, wie viele sich darum reißen würden, für mich zu arbeiten! Leider genügen nur wenige meinen Ansprüchen.“

+ *Das kannst du dir vorstellen*!

„Eine Krankenschwester mit meiner qualifizierten Ausbildung liegt weit über Ihren Anforderungen.“

„Zugegeben, Ihre Zeugnisse sehen vielversprechend aus. Aber ich habe eine Landarztpraxis. Sie müssen keine Maschinen bedienen, sondern direkt am und mit Menschen arbeiten. Dennoch hätten Sie auf jeden Fall eine Chance bekommen, wenn ich nicht über Ihre privaten Begleitumstände Bescheid wüsste ..."

+ *Aha?*

„Die da wären?" Lila stellte mit Überraschung fest, dass sie den Schlagabtausch zu genießen begann.

„In der Zeitung steht, dass Sie moralisch nicht unbedingt ein Vorbild sind ..."

+ *Ausgerechnet!*

„Dann wären wir schon zwei, Herr Doktor. Angeblich sollen Sie sämtliche Assistentinnen vernascht haben und auch sonst gelten Sie in diesem Ort als Don Juan Nummer Eins.«

+ *Du wusstest gar nicht, dass du so lügen kannst!*

Doch Lilas Mund entwickelte ein Eigenleben. »Was mich übrigens nicht verwundert, Sie haben da angeschlossen, wo Sie in Berlin aufgehört haben. Es scheint, als passten wir perfekt zusammen."

+ *Na, jetzt wird er auflegen. Adieu, Job.*

Sekundenlang war es am anderen Ende der Leitung still. Lila freute sich, ihn mit seinen eigenen Waffen geschlagen zu haben.

+ *Er ist tatsächlich sprachlos, dieser ignorante Platzhirsch.*

Ernüchterung stieg hoch. Den Job konnte sie nun vergessen.

+ *Warum nur hast du auf die Wäschekammer anspielen müssen?*

„Okay", ertönte er schließlich vom anderen Ende der Leitung. Irrte sie sich, oder klang seine Stimme belegt? „Ich will es mit Ihnen versuchen. Einigen wir uns auf eine Probezeit? Ute ist noch drei Wochen hier. Wann können Sie beginnen?"

„Morgen?"

Dr. Stern schien zum zweiten Mal keine rasche Antwort parat zu haben. „Sind Sie überhaupt schon dienstfähig? Sie waren krank", meinte er schließlich.

„Mein Arzt, übrigens der beste in diesem Ort, stellte die Diagnose, ich würde ohnehin nur Theater spielen."

„Nun, wenn Ihr Arzt das sagt“, entgegnete er ungerührt und kein bisschen aus der Fassung gebracht, „dann einigen wir uns auf Montag?“

+ *Also in fünf Tagen.*

„Einverstanden! Bis Montag.“ Lila unterbrach den Kontakt, ohne eine Antwort abzuwarten.

+ *Warum bist du froh, dass dieser ungehobelte Kerl dich einstellt?*

Lila wollte darüber lieber nicht nachdenken. Offenbar hatte auch er die schlechteste Meinung von ihr und würde keine Gelegenheit auslassen, sich mit ihr auf ein verbales Ping-Pong-Spiel einzulassen. Dennoch konnte nichts ihre Hochstimmung trüben.

+ *So lebendig hast du dich schon lange nicht mehr gefühlt.*

Die Zusammenarbeit mit Dr. Stern würde ausgesprochen interessant und abwechslungsreich werden.

Zum ersten Mal holte Lila das einzige Foto von Marie aus dem Schrank. Sie klappte die Hülle auf, in der anderen Hand hielt sie den blauen Schmetterling. Das Babygesicht sah friedlich aus, als ob es schliefe.

+ *Das stimmt auch. Ein ewiger Schlaf.*

## 13 Zwei Schritte vor, einer zurück

Am nächsten Tag beglückwünschte Grete Lila und versprach, sie zu unterstützen. Lila umarmte sie spontan. Grete begann zu weinen. „Wenn dein Vater das noch hätte erleben dürfen! Es tut mir so leid, für euch beide."

Lila nahm ihre Hand. „Ich habe dich gefunden, das ist ein großes Glück."

+ *Ein Riesenglück!*

Von Euphorie durchdrungen setzte sie sich zu den Kindern an den Frühstückstisch. Neben ihrem Teller fand sie eine Zeichnung von Sophie als Geschenk für sie. Sie erkannte eine Familie: eine dünne Mutter und zwei Mädchen mit Zöpfen. Daneben stand ein Mann mit gelben Haaren. In Sophies Weltbild schien der Vater doch noch präsent zu sein.

+ *Dabei haben sie von ihrem Vater seit vier Wochen nichts gehört.*

Aber das winzige Baby, das zu Füßen zwischen Patrick und Lila gezeichnet war, brachte Lila aus der Fassung.

+ *Keine Tränen vor den Kindern.*

„Gefällt es dir nicht, Mama?" Enttäuschte Kinderaugen starrten sie an.

„Doch", nickte Lila schnell und beschloss ehrlich zu sein. „Ich bin nur traurig, weil Marie nicht wirklich bei uns sein kann." Sophie streichelte über ihr Gesicht. „Das weiß ich. Papa auch nicht, aber zeichnen geht immer."

+ *So einfach ist das.*

Lila strich ihr über den Kopf. »Trink deinen Kakao, Sophie. Danach geht's in den Kindergarten.«

+ *Sophie hat bewiesen, dass Marie für sie existent war. Ihr Vater steht offenbar auf der gleichen Stufe, obwohl er lebt.*

Lila brachte die beiden aufgeregten Mädchen zum ersten Mal in den Kindergarten. Danach fand Grete sie, weinend auf dem Sofa im Wohnzimmer sitzen. Lila hatte ihre Faust fest um den

Plastikschmetterling geballt. Grete legte den Arm um sie. „Lass es raus, Lili. Besser du weinst, als du unterdrückst es."

+ *Es tut immer noch furchtbar weh.*

„Sie fehlt mir, Grete", schluchzte sie leise. „Das klingt lächerlich, schließlich hat sie nicht einen Atemzug gemacht …"

„Sie war lebendig", widersprach Grete energisch. „Du hast sie gespürt und in deinem Kopf war sie absolut existent."

„Ich weine um Marie, dabei ist so viel mehr kaputt. Sophies und Annas intakte Familie ist zerbrochen. Patrick hat nicht einmal angerufen!" Sie schluchzte. Grete umarmte sie, es war ein durchaus angenehmes Gefühl.

+ *Das ist genau das, was du jetzt brauchst.*

„Du möchtest, dass dein Mann den Kontakt zu den Kindern aufrechterhält", nickte Grete. „Aber das lässt sich nicht erzwingen."

„Das weiß ich. Ich bin wahnsinnig enttäuscht von ihm, aber er ist Sophies und Annas Vater. Seine Töchter sind ihm nicht einmal einen Telefonanruf wert."

+ *Wie kann er Sophie und Anna so einfach vergessen?*

„Offenbar ist er ein begnadeter Schauspieler, der mir jahrelang nur Zuneigung vorgespielt hat. Wie kann er uns von heute auf morgen aus seinem Leben streichen? War es gelogen, wenn er mir seine Liebe erklärt hat?"

„Jeder versteht unter Liebe etwas anderes", meinte Grete leise. „Wichtig ist, dass sich zwei finden, die dasselbe wollen. Du musst Patrick etwas bedeutet haben. Seine Eltern wollten ihn vermutlich mit einem Mädchen aus ihren Geschäftskreisen verheiraten. Es ist heute so wie damals, die sogenannten „besseren Leute" bleiben untereinander."

+ *Stimmt, er hat dich gewählt. Und am Anfang war es wunderschön …*

„Das dachte ich eben auch. Es war ein weiterer Pluspunkt für ihn, dass er sich aus angeblich übergroßer Liebe zu mir gegen seine Eltern gestellt hat. Der erste Besuch bei ihnen war mehr als frostig. Als es zu ungemütlich wurde, nahm er meine Hand und wir haben das Haus verlassen. Dennoch haben sie eine große Hochzeit ausgerichtet. Mein Hochzeitskleid war sündteuer und wunderschön."

„Ich habe das Kleid auf dem Foto gesehen, du sahst aus wie eine Prinzessin."

Lila lachte kurz auf. „Ich habe mich auch so gefühlt.«

„Fehlt dir dein Mann? Zuerst warst du vermutlich enttäuscht und zornig, aber jetzt? Was fühlst du?"

Lila horchte in sich hinein. „Ich weiß es nicht", meinte sie schließlich zögernd. „Er hat mich nach Maries Tod im Stich gelassen."

+ *Das kannst du ihm niemals verzeihen.*

„Ich habe Angst vor der Zukunft. Dass es mir nicht gelingt, meinen beiden Mädchen das zu geben, was sie brauchen!"

Grete drückte Lilas Hand. „Liebe ist genug und davon hast du reichhaltig!"

+ *Sie findet immer die richtigen Worte.*

„Willst du wirklich am Montag vor Ostern schon anfangen?"

„Ich muss", nickte Lila. „Ich möchte diesen Job und ich darf Dr. Stern keine Möglichkeit lassen, doch noch eine andere zu finden. Sophie und Anna gehen in den Kindergarten und da du mir hilfst, sehe ich keine Probleme."

Grete drückte ihre Hand. Lilas Leben hatte sich von heute auf morgen komplett verändert und sie hatte plötzlich das Gefühl, die kleine Plastikfigur würde heiß in ihrer Handfläche. Sie spürte die Nässe auf ihren Wangen. Würde es einmal einen Tag ohne Tränen geben?

+ *Wirst du einmal fähig sein, Marie loszulassen?*

## 14 Schlaflos und mehr

Lila fuhr aus unruhigem Schlaf hoch. Wiederum hatte sie geträumt. Der Inhalt des Traumes war zwar für sie nicht mehr greifbar, ließ sie aber aufgewühlt zurück. Sie war hellwach. Die Uhr zeigte gnadenlos 2:43 an, sie hatte kaum zwei Stunden geschlafen. Lila beschloss, sich eine heiße Milch mit Honig zuzubereiten. In der Küche lag noch ihr Laptop. Vielleicht konnte sie ein paar E-Mails verschicken. Ihre Freundin Regine schrieb regelmäßig und im Skypeprogramm sah sie, dass Bruder Gerold online war. Kurze Zeit darauf rief er sie an und sein zerzauster blonder Haarschopf zeigte sich auf dem Bildschirm. „Lila, kannst du wieder einmal nicht schlafen?"

Sie nickte. „Es wird aber besser. Ich habe ab Montag einen Job, bei dem hiesigen Arzt hier."

„Bist du schon in der Lage zu arbeiten?"

„Körperlich ja, wie es sonst wird, muss ich eben ausprobieren."

Gerold stimmte ihr zu. „Alles, was dich aus deiner Trauer um Marie herausholt, ist gut."

Die Milch zischte auf dem Herd und Lila sprang mit einem Aufschrei auf. Es gelang ihr, den Topf zurückzuziehen. „Moment", rief sie. „Ich mache mir gerade eine Milch heiß." Anstatt Honig löffelte sie etwas von dem Kakao hinein, den Sophie liebte, und setzte sich mit dem Becher vor das Gerät. Gerold hob auch eine Tasse hoch. „Ich habe mir Tee gekocht. Stoßen wir an?" Lila musste lachen und prostete ihm mit ihrem Getränk zu. „Ich habe Neuigkeiten. Laut Gentest ist Patrick der leibliche Sohn von Gabriel Dirkenreith."

*+ Es lässt ihm keine Ruhe!*

„Wie kommst du zu solchen Informationen?"

„Ich hatte einen verbotenen Blick in die Labordaten. Gabriel ließ den DNA-Test nach dem Bergunfall machen. Fragt sich, weshalb. Wenn Jonas adoptiert wurde und Henriette unerwartet mit 40 schwanger geworden ist, ist es doch unwahrscheinlich, dass diese Frau einen anderen Liebhaber hatte."

+ *Henriette in Leidenschaft entbrannt – unvorstellbar.*

„Warum beschäftigt dich das? Zuerst dachte ich, du möchtest mich nur von Marie ablenken, aber ich habe den Eindruck, dass du ernsthaft irgendetwas herausbekommen willst!"

Gerold fuhr sich mit der Hand durch die Haare. „Jonas", erklärte er verlegen. „Es ist immer noch und immer wieder Jonas.«

„Du suchst nach einem Schuldigen?"

+ *Ist es leichter, wenn man jemandem die Schuld geben kann?*

„Ich möchte herausfinden, ob es einen gibt. Vielleicht war es tatsächlich ein Unfall. Aber es bleiben zwei andere Möglichkeiten, Mord oder Selbstmord.«

+ *Womöglich wird sich das niemals aufklären.*

Gerold fuhr rasch fort. „Momentan sammle ich nur Fakten. Noch ist es zu früh, Mutmaßungen anzustellen."

+ *Nach sieben Jahren! Hoffentlich verrennt er sich nicht!*

„Ich weiß, das klingt fanatisch. Aber es lässt mir keine Ruhe. Ich muss wissen, was da oben auf dem Berg passiert ist, andernfalls kann ich Jonas nicht loslassen."

+ *Den Mann, mit dem er ein neues Leben anfangen wollte.*

„Was hättest du beruflich gemacht, wenn du aus dem Kloster ausgetreten wärst?"

„Ich bin Biologe. Im Alfred-Wegener-Institut für Meeresbiologie wäre ich sicher untergekommen." Er beugte sich vor, dass sein Gesicht den Bildschirm ausfüllte. „Es tut mir leid, dass ich dir, zusätzlich zu deinen Sorgen, auch noch meine Geschichte aufgedrückt habe.«

+ *Seine ganz persönlichen Dämonen lassen ihn nicht los.*

»Ich wünschte, ich könnte dir helfen.«

»Zuhören ist eine große Hilfe«, erklärte Gerold.

Wider Erwarten schlief Lila die restlichen Stunden sehr gut. Am nächsten Morgen fühlte sie sich relativ gut und fasste den Mut, Patrick anzurufen.

+ *Erinnere ihn an seine Verpflichtung den Kindern gegenüber.*

Es war halb acht und sie hörte die Mädchen unten bei Grete, die ihnen offenbar das Frühstück zubereitete.

+ *Du musst dich überwinden. Bring es hinter dich.*

Um diese Zeit würde sie Patrick erreichen können. Er meldete sich sofort, er klang müde. „Ist etwas passiert?", fragte er mit einem Hauch von Schuldbewusstsein in der Stimme.

+ *Schuld? Nur wenn man genau hinhört. Mit Hörgerät.*

„Das fragst du noch? Warum meldest du dich nicht? Denkst du nie an die Kinder?«

„In der Firma ist der Teufel los, du hast keine Ahnung!" Patricks Stimme war reine Abwehr.

+ *Welche Überraschung! Ist eine Frauenstimme im Hintergrund?*

Patrick sprach hastig weiter. „Ich melde mich nächste Woche und werde ausführlich mit den beiden reden. Jetzt geht es wirklich nicht."

+ *Rabenvater.*

„Kaffee?", flötete eine weibliche Stimme deutlich. Patrick musste seine Hand auf das Mikrofon des Handys gelegt haben, denn Lila hörte ihn nur gedämpft. „Gleich, Karin."

+ *Sieh einer an, was ist mit Vicky passiert?*

„Karin? Betrügst du Vicky schon, bevor du mit ihr verheiratet bist? Ist sie ebenfalls keine Offenbarung im Bett?"

+ *Bist du etwa schadenfroh?*

„Sie fühlt sich nicht wohl, verdammt. Es geht dich nichts an."

+ *Das stimmt. Und es ist mir auch wirklich egal.*

„Gott sei Dank!" Lila stellte überrascht fest, wie weit sie sich bereits von ihrem Mann entfernt hatte. Vermutlich hatte die Ablösung schon seit der Ultraschalluntersuchung begonnen. Jeden Tag ein Stückchen mehr und sie hatte es gar nicht bemerkt.

+ *Konfrontiere ihn einfach.*

„Hast du gewusst, dass dein Bruder kurz davor war, mit einem Mann zusammenzuziehen?," fiel sie mit der Tür ins Haus.

+ Stille.

„Wie kommst du denn darauf?", presste Patrick schließlich hervor.

+ *Frag weiter.*

„War der Unfall am Berg womöglich kein Unfall?"

„Spinnst du?" Lila erkannte am Zittern seiner Stimme, dass er erregt war. „Was hat das eine mit dem anderen zu tun?"

„Du weißt etwas!" Lila wusste es plötzlich mit absoluter Gewissheit. Sekundenlang wurde das Schweigen drückend. „Patrick?", bohrte sie nach. „Es stimmt also?"

+ *Warum gibt er es nicht zu?*

„Verdammt, ich kann mich nicht erinnern,« kam es zögernd. »Ich versuche es, da war was. Ein Blitz, aber es ist wieder weg." Patricks Stimme kippte fast über. »Wie kommst du jetzt darauf?"

+ *Erinnert er sich an nichts?*

„Der Krankenhausseelsorger, der mich nach dem Tod von Marie besucht hat, war der Freund deines Bruders."

„Freund oder Liebhaber?"

+ *Er wusste es.*

„Ist das eine Art Rache von dir, Lila? Weil wir uns getrennt haben, ziehst du Jonas in den Schmutz? Wird das eine Erpressung?"

+ *Typisch, er glaubt wieder, alles dreht sich nur um ihn.*

Lila spürte Zorn in sich aufsteigen. „Gerold möchte wissen, weshalb Jonas hat sterben müssen."

Patricks Stimme wurde bitter. „Tatsächlich? Will er das? Du kannst ihm ausrichten, dass ich der Schuldige bin. Mein Vater hat gesehen, dass ich auf Jonas losgegangen bin. Wir haben gekämpft und sind dann zusammen hinuntergestürzt. Was denkst du, wie oft ich mir den Kopf zerbrochen habe, warum ich mit Jonas hätte streiten sollen. Keiner ist mir eingefallen. Aber ich muss meinem Vater glauben, denn ich ***erinnere mich nicht***.«

+ *Patrick ein Mörder? Ein Ehebrecher ja, aber kein Mörder.*

Patrick seufzte. „Ich muss damit leben, vermutlich wird meine Erinnerung nie mehr zurückkehren. Verdammt, ich habe Jonas auf dem Gewissen!" Er schüttelte den Kopf. „Ich verstehe es nicht. Und dann bin ich selbst fast gestorben." Das war und blieb immer noch das beste Argument, wie Lila zugeben musste.

+ *Kein geplanter Mord. Ein Streit, der eskaliert ist?*

„Könnte dein Vater gelogen haben?"

„Warum sollte er lügen? Jonas hätte überleben sollen, er war genau der Sohn, den er sich gewünscht hat!"

+ *Bis auf zwei Sachen …*

„Wäre das so geblieben, wenn Jonas ihm seine Liebe zu einem Mann erklärt hätte?"

+ *Und Jonas war außerdem kein leiblicher Sohn.*

„Du bist total verrückt. Und ich habe wirklich keine Ahnung, was mein Vater gemacht hätte. Damit ist das Thema für mich beendet!«

+ *Gut, dann erfährt er nicht, dass Jonas adoptiert gewesen sein muss.*

„Ich hole rasch Sophie und Anna …"

„Nein", unterbrach Patrick sie schroff. „Ich habe keine Zeit mit ihnen zu sprechen. Ich will überhaupt nicht mit ihnen reden!"

+ *Jetzt macht er dich sprachlos.*

„Du hast dich entschieden, in einen 800 Kilometer entfernten Ort zu ziehen. Ein dauerhafter Kontakt mit den Mädchen wird mir dadurch erschwert. Ich glaube, es ist für beide Seiten besser, wenn wir den Umgang vorerst abbrechen."

+ *Erinnert dich das nicht an deinen eigenen Vater?*

„Du kannst deine Töchter aus deinem Herz streichen?"

+ *Waren sie dort jemals drin?*

„Das klingt wie ein Schundroman!“, dröhnte Patrick ungeduldig. „Sie führen jetzt mit dir ein neues Leben und das tue ich auch.“

+ *Armleuchter.*

Lila beendete die Verbindung und warf das Handy auf ihr Bett. Nach dem Frühstück telefonierte sie mit Regine über Skype. Sie musste Patricks Verhalten irgendjemandem erzählen und brauchte Regines Anteilnahme. Natürlich erzählte sie auch von ihrem zukünftigen Arbeitgeber.

„Dr. Stern, ein Wahnsinn!« Regine erinnerte sich natürlich an ihn aus ihrer gemeinsamen Ausbildungszeit. »Die Welt ist klein. Er war kompetent, aber wenig wählerisch bei den Frauen.«

+ *Gut ausgedrückt.*

„Und du willst für ihn arbeiten?“

„Als Arzt ist er klasse“, verteidigte ihn Lila. „Nur passen wir beide eben nicht zusammen.“

+ *Musst du dich so missverständlich ausdrücken?*

Warum sollten Martin und sie in irgendeiner Weise zusammenpassen? + + *Es geht um eine gute Zusammenarbeit, sonst nichts.*

## 15 Alles neu

Lila erlebte turbulente erste Tage in der Landarztpraxis. Neben Ute gab es Paula, ein siebzehnjähriges Mädchen, das die Lehre zur Arzthelferin machte. Die Sprechstunde startete offiziell um 8 Uhr, meist war der Arzt früher in der Praxis und begann, sobald sich Patienten einfanden. Ein paar Leute kamen zu diversen Therapien. Wickel, Verbandswechsel, Injektionen und Bestrahlungen wurden von Paula und Ute selbständig durchgeführt. Lila hatte seit jeher eine besondere Begabung für Organisation besessen und Utes System schien ihr einige Mängel aufzuweisen. Dennoch schwieg sie dazu und half mit, wo es ging. Die Arbeit machte ihr Spaß und sie fühlte sich auf sicherem Terrain. Mit Dr. Stern hatte sie vorläufig nichts zu tun, außer einer kurzen Begrüßung am Morgen. Er sprach ausschließlich mit Ute. Lila war es recht, es war besser, sie gewöhnte sich erst ein, bevor sie etwas falsch machte. Während ihrer Zeit auf der Intensivstation hatte sie gelernt, effizient und zielführend zu arbeiten und konnte zumindest in ihrem Bereich schon einiges umsetzen. Auch für den gesamten Tagesablauf fielen ihr Ideen ein, organisatorische Umstrukturierungen vorzunehmen, damit es reibungsloser klappen würde.

+ *Vermutlich wird es dem Doktor nicht passen, wenn du irgendetwas veränderst.*

Nun, sie würde subtil vorgehen und vor allem erst, nachdem Ute ihren Mutterschaftsurlaub angetreten hatte. Ute verhielt sich distanziert, und obwohl sie Lila das Du angeboten hatte, gingen die Gespräche über eine kühle Höflichkeit nicht hinaus. Lila hatte gehofft, dass sich das Klima nach ein paar Tagen bessern würde, aber das Gegenteil war der Fall. Zu Paula hingegen entwickelte sie gleich ein herzliches Verhältnis. Das Mädchen ließ sich gerne von ihr anleiten und hatte eine rasche Auffassungsgabe. Am Ende der ersten Woche gelang es ihr in einer kurzen Kaffeepause, während der Arzt ein Telefonat führte, Ute anzusprechen.

„Was ist los, Ute? Bist du mit mir als Nachfolgerin nicht einverstanden?“

*+ Möchte sie nach dem Mutterschutzurlaub zurückkommen?*

Ute sah unwillig von ihrer Zeitschrift auf. „Du hast deinen Mann betrogen und dann verlassen, nachdem du unermesslich reich geheiratet hast. Es stand in der Zeitung.«

*+ Sie glaubt das tatsächlich.*

Lila umklammerte ihre Kaffeetasse. Sie wollte Ute nicht vom gesamten Ausmaß ihrer Demütigung erzählen. Stattdessen entgegnete sie vage. „Du beurteilst mich lediglich nach einer einzigen Information aus einem Artikel?«

*+ Soll sie doch glauben, was sie will!*

Ute zuckte die Achseln. „Ich wundere mich, dass Martin dich genommen hat. Er denkt offenbar, dass du ernsthaft für längere Zeit am Job interessiert bist.« Aus ihrem Tonfall war zu entnehmen, dass sie daran erheblichen Zweifel hatte.

*+ Ob sie eifersüchtig ist? Weil Dr. Stern dich hasst? Witzig …*

„Mutter, ich muss arbeiten, ich habe eine Praxis voller Leute …“, ertönte Dr. Sterns Stimme in einer Lautstärke, die deutlich durch die geschlossene Türe drang. „Ich lege keinen Wert darauf, dass du mich während der Ordinationszeit belästigst, noch dazu wegen so einer Lappalie.“

Lila wechselte einen überraschten Blick mit Ute, diese zuckte ihre Achseln. „Er versteht sich nicht besonders mit seiner Mutter. Meistens versuche ich sie hinzuhalten, aber heute meinte sie, es wäre ein Notfall.“

*+ Dem Anschein nach mag ihn nicht einmal seine Mutter!*

Die Türe wurde aufgerissen und Martin stürmte heraus, Lila hatte das Gefühl, dass die Raumtemperatur durch seinen Zorn gerade um drei Grad gestiegen war. „Sollte meine Mutter nochmals anrufen, wird sie auf keinen Fall durchgestellt. Egal was sie sagt“, verkündete Martin schroff. „Und jetzt machen wir weiter. Sofort!“

*+ Er muss seine Mutter gewaltig schätzen.*

Lila sprang auf. „Ich hole den Nächsten." Im Hinausgehen hörte sie Utes Stimme.

„Bist du sicher, dass sie bleiben wird?"

„Mir bleibt nichts anderes übrig", ertönte Sterns Stimme.

+ *Der Lauscher an der Wand ...*

Lila war gezwungen, alles zu hören, aber das war offensichtlich Dr. Sterns Absicht. „Wie mir jemand sagte, habe ich nicht gerade die beste Auswahl. Jedem steht eine Chance zu!"

Sterns nachlässig hingeworfene Äußerung klang, als ob er nicht überzeugt wäre, dass Lila seine Gunst verdient hätte. Obwohl sie sich ärgerte, dass sie sich verletzen ließ, konnte sie doch nicht verhindern, dass es ihr wehtat.

+ *Ute ist ohnehin nicht mehr lange hier.*

Den Rest des Vormittags sprachen sie und Ute nur das Nötigste miteinander. Dabei fühlte sich Lila schlecht. Sie hatte noch nie gut mit gespannten Situationen umgehen können, als offener Mensch neigte sie eher dazu, Probleme durch Gespräche aus der Welt zu schaffen. Dieser ungerechtfertigten Feindseligkeit stand sie hilflos gegenüber. Sie widmete sich Paula, mit der sie Material in die Schränke räumte und die ihr aufgeregt von der neuen Bar im Ort erzählte.

+ *Zum Glück ist es Ute, die geht und Paula, die bleibt.*

Als der letzte Patient im Sprechzimmer war, versuchte sie es nochmals. „Fühlst du dich wohl in der Schwangerschaft?« Ute ordnete die Karteikarten und sah sie skeptisch an. „Alles okay, was soll denn schon sein?«

+ *Die Glückliche denkt nicht daran, was alles passieren könnte!*

»Das ist gut, dass alles in Ordnung ist. Du freust dich sicher sehr auf das Baby!«

+ *Meine Marie ist tot!*

„Ute drucken Sie noch das Rezept für Herrn Goldner aus", ertönte Dr. Sterns Stimme von der geöffneten Ordinationstüre her. Ute schlüpfte hinter den Computer. Martin trat zu Lila und zischte sie an. „Was denken Sie sich denn dabei, vor den Patienten ihre

privaten Probleme auszubreiten? Ihren Neid über Utes Schwangerschaft lassen Sie gefälligst zu Hause!"
+ *Das erste Mal, dass er direkt mit dir spricht und dann das ...*
Lila wurde von einer Sekunde zur anderen schlecht. Verzweiflung hüllte sie ein. Mit raschen Schritten ging sie an Ute vorbei, um ihr nicht die Genugtuung zu geben, ihren Zusammenbruch mitzuerleben. Sie schaffte es auf die Toilette, um sich heftig zu übergeben. Erschöpft sank sie auf den Toilettendeckel, nachdem sie den Mund mit Wasser ausgespült hatte.
+ *Willst du wirklich bleiben? Geh einfach.*
Nein. Sie würde durchhalten und weiterarbeiten. Noch ein paar Minuten, bis das Zittern aufhörte. Ihre Finger tasteten nach dem Schmetterling in ihrer Tasche.
+ *So schnell gibst du nicht auf!*
Da läutete das Handy in ihrer Tasche.

## 16 Sophie ist verletzt

Martin stand am Fenster des Sprechzimmers und fühlte sich ebenso elend, wie Lila.

# *Was ist nur in dich gefahren?*

Er konnte sich nicht erklären, warum Lila immer das Schlechteste in ihm hervorrief. Lila war ohne Frage perfekt für diesen Job geeignet, sogar überqualifiziert. Martin spürte Lilas Einfluss schon nach diesen ersten Tagen. Auch Paula hatte bei ihr mehr gelernt, als bei Ute in den Monaten zuvor. Es war die Art und Weise, wie Lila mit einem Blick erkannte, wo Hilfe nötig war und stillschweigend zugriff. Trotz ihrer Probleme.

# *Sie ist furchtbar dünn.*

Ob sie in absehbarer Zeit psychisch über die Totgeburt hinwegkommen würde, stand in den Sternen. Er hatte ihr auf jeden Fall noch keinerlei Unterstützung welcher Art auch immer angeboten. Keine andere seiner Patientinnen hatte er jemals so herzlos behandelt.

# *Sie bringt dich aus dem Gleichgewicht.*

Er musste kein Psychologe sein, um erkennen zu können, warum ihn seine neue Ordinationshilfe zu solch rüdem Verhalten animierte. Dieser Frau war es gelungen, ihn aus seinem dicken Kokon herauszuholen, in dessen Inneres er geflüchtet war.

# *Warum hast du dir von ihr deine Hüllen herunterreißen lassen? Weil du sie immer noch vor dir siehst, schockiert in der geöffneten Türe dieser unseligen Wäschekammer?*

Damals war er spöttisch über die Sache hinweggegangen. Aber ihre Enttäuschung und die daraus folgende Verachtung hatten ihn schwerer getroffen, als er hatte zugeben wollen. Es war leichter gewesen, sie als prüde Ziege in Erinnerung zu behalten, als sein eigenes Verhalten zu überdenken.

# *Du hättest genau das tun sollen!*

Später hatten ihn die Ereignisse überrollt und Demut gelehrt. Er war in ein Loch gefallen, in dem er auf einer niedrigen Ebene nicht mehr gelebt, sondern nur existiert hatte. Woher kam ausgerechnet

jetzt dieses Bedürfnis, wieder aufzuwachen? Wieder am Leben teilzunehmen und nicht nur alles an sich vorüberziehen zu lassen?
# *Weil du dieser einsamen Gefühllosigkeit, in der du so lange Jahre gefangen warst, entfliehen willst.*
Aber warum zum Teufel reizte diese Frau ihn zu dermaßen bösartigen Provokationen? Lila war kreideweiß auf die Toilette gestürzt und seit zehn Minuten nicht mehr herausgekommen
# *Und du hörst deutlich, was sie dort macht. Deinetwegen ...*
Er sah auf, als Ute in der Türe stand, in ihrem Gesicht stand Reue, während sie ein Blatt auf Martins Schreibtisch legte. Es war die Liste mit den zu absolvierenden Hausbesuchen. »Stimmt diese Geschichte aus der Zeitung über sie und ihren Mann?“
# *Auf keinen Fall.*
„Mir hat sie nichts erzählt, ich kenne nur ihre Zeugnisse“, log er und verschwieg ihre gemeinsame Vergangenheit. »Aber ein Luder würde nicht die Kinder mitnehmen und wäre außerdem mit einem Batzen Geld in den Bahamas. Mit ihrem Liebhaber versteht sich.“
# *... und würde deinen Seelenfrieden nicht stören.*
Ute nickte. „Klingt plausibel. Ich werde nach der Geburt nicht zurückkommen, also bin ich froh, wenn du eine tüchtige Nachfolgerin für mich hast!“
# *Wenn du sie jetzt nicht vertrieben hast.*
Die Toilettentüre wurde aufgerissen und Lila stürzte heraus, ihre Augen waren gerötet, ihr Gesicht totenbleich. „Ich muss weg“, erklärte sie kurz. „Der Kindergarten hat angerufen, meine Tochter ist gestürzt und hat eine Platzwunde. Wahrscheinlich muss sie genäht werden.“
+ *Und es ist dir total egal, was sie davon halten.*
# *Da wird dir eine Gelegenheit serviert, Abbitte zu tun.*
Martin griff nach seiner Tasche. „Ich komme mit", meinte er.
+ *Niemals.*

„Ich brauche Sie nicht", fuhr Lila ihn an. „Die Sprechstunde ist ohnehin zu Ende, aufräumen werde ich später. Ich werde Sophie ins Krankenhaus bringen."

*+ Oder zum nächsten Arzt im Nachbarort.*

Martin zog sie zu seinem Auto. Sie wehrte sich. „Ich habe gesagt, ich fahre selbst …"

*# Bestimmt nicht in diesem Zustand.*

Eigentlich hatte er versöhnlich reagieren wollen, nur erschien ihm diese Methode zu zeitaufwändig und im jetzigen Stadium ihrer Erregung auch wenig vielversprechend. „Reißen Sie sich gefälligst zusammen", fuhr Martin sie mit gnadenloser Schärfe an. „Falls Sie glauben, dass Sie sich wegen jeder Kleinigkeit heulend auf der Toilette einschließen müssen, bitte sehr, doch ich werde Ihre Kleinmädchenallüren nicht dulden. Und jetzt fahren wir endlich, jegliche Sekunde Verzögerung schadet Ihrer Tochter. Wenn Sie eine Wunde hat, braucht sie mich, oder wollen Sie selbst nähen? Nicht, dass ich es ihnen nicht zutrauen würde, aber beim eigenen Kind?"

*# Hoffentlich hört sie auf mit den Zicken.*

Lila zuckte zusammen. Automatisch folgte sie ihm nun ohne Zögern. Mit Erleichterung stellte Martin fest, dass der Zorn auf ihn wieder kurzfristig Farbe in ihre Wangen brachte.

*# Dem Himmel sei gedankt! Ein Zusammenbruch hätte noch gefehlt.*

Sie kletterten in seinen Wagen und Martin startete. Lila saß mit verkrampften Händen neben ihm. Während der kurzen Fahrt wurde nichts gesprochen, kaum angekommen stürzte sich Lila aus dem Auto und durch die Türe in das Gebäude.

*+ Bitte, lass es nicht schlimm sein.*

Die Angst schnürte ihr die Kehle zu, als sie Sophie auf einem der Sofas liegen sah. Sie weinte leise und der blutgetränkte Verband, der um ihre Wade gewickelt war, trug nicht zu Lilas Beruhigung bei. Sie kniete sich neben ihre Tochter und strich ihr über das Gesicht. „Schätzchen, was ist passiert?" Die Anwesenheit ihrer

Mutter ließ Sophie wieder heftiger schluchzen. „Lutz hat mich gestoßen ...“ schluckte sie zwischen Weinkrämpfen heraus.
+ *Was ist das für ein Rowdy?*

„Er wollte nicht, dass du dich verletzt!“, meinte Babs besänftigend. Martin beugte sich zu Sophie und lächelte sie an. „Hallo, junge Dame! Erinnerst du dich an mich? Was machst du denn für Sachen? Darf ich mir deine Wunde anschauen?“
# *Hoffentlich hört sie auf zu weinen.*
Sophie nickte, Martins beruhigender Einfluss war sofort zu spüren.
+ *Ist er ein Chamäleon? Wie kann er grob und dann nett sein?*
Martin sprach weiterhin besänftigend auf Sophie ein, während er seine Arzttasche öffnete und den Verband von Sophies Bein zog. Er desinfizierte die Wunde, sie war nicht groß, aber tief mit gezackten Wundrändern. Mit kurzem Augenkontakt verständigte er sich mit Lila, die sofort nickte. Martin war nicht überrascht, dass sie ihn verstand.
# *Sie ist die perfekte Assistentin.*

„Sophie“, erklärte Lila leise. „Dr. Stern wird dich piksen, es wird ein wenig wehtun, aber nur so kann er dein Bein wieder zusammennähen, damit man fast nichts mehr sieht. Danach bekommst du einen schönen Verband, was glaubst du, wie Oma Grete stolz sein wird, wenn du so tapfer bist.“ Sophie drückte ihren Kopf in Lilas Schoß und nickte schließlich, Martin zog bereits die Spritze auf und setzte geschickt die Lokalanästhesie. Sophie jammerte leise, aber sie wehrte sich nicht.
+ *Das kann er gut! Du bist doch froh, dass er da ist.*

„Ein mutiges Mädchen“, lobte Martin. „Jetzt versuche deine Mama loszulassen, ich brauche sie, damit wir schnell fertig sind.“ Der Kindergärtnerin drückte Martin die mobile Lampe in die Hand mit dem Auftrag, ihm zu leuchten. Kinderlachen drang von draußen herein. Lila bettete Sophies Fuß auf eine wasserdichte Einmalunterlage und schob ein Kissen darunter. Martin nähte die Wunde routiniert mit sieben Stichen, Lila schnitt die Fäden durch und legte einen Verband an. Martin stand auf. „Sie brauchen heute nicht mehr zu arbeiten", wandte er sich an Lila. „Bringen Sie Sophie heim, sie sollte nicht herumspringen. Ab morgen darf sie wieder vorsichtig gehen."

# *Sie wirkt total erleichtert und dankbar.*

„Ihr arbeitet, als wärt ihr schon seit Jahren ein Team", stellte Babs fest.

„Unsinn", wehrte Lila ab.

\+ *Lüg nicht, du hast es auch so empfunden.*

\# *Sie hat recht, aber sag lieber nichts.*

Babs strich Sophie die Haare aus der Stirn. „Es tut mir leid, Lila. Lutz ist ein wenig wild. Er war total verstört, als er merkte, was er angerichtet hat. Darf er hereinkommen?"

Lila war froh über Dr. Sterns rasche unkomplizierte, richtiggehend aufgezwungene Hilfe. Die vorangegangene belastende Szene in der Ordination verblasste langsam.

\+ *Wenn Sophie schlimmer verletzt gewesen wäre ...*

Der kleine Lutz stand reumütig vor Sophie, Tränen im Gesicht. Mit schmutzigen Händen rieb er über seine Wangen. „Sie muss doch nicht sterben?", fragte er zitternd. „Ich wollte sie nicht so doll schubsen ..."

Lila kniete sich vor ihn hin. „Nein, morgen springt sie schon wieder herum." Der Junge nickte dankbar und lief hinaus, nachdem er Sophie kurz über die Hand gestrichen hatte.

\+ *So einen Sohn hättest du bekommen müssen, dann wärst du noch in Hamburg und glücklich ...*

Nein, nicht glücklich. Patrick wäre derselbe und irgendwann hätte sie es bemerkt. Sie hob Sophie hoch und die kleinen Ärmchen legten sich um Lilas Hals.

\+ *Frieden. Du möchtest auf keinen Fall mehr zurück.*

Sie würde heute noch in der luxuriösen Villa hocken, neben ihr ein Ehemann, der ihr im Grunde fremd war und für den sie immer nur als Gebärmutter gezählt hatte.

*+ Aber nun hat dir das Schicksal eine zweite Chance eingeräumt. Nirgends steht geschrieben, dass man an zweiten Chancen nicht arbeiten muss.*

Auch Freundschaft fiel einem nicht in den Schoß. Lila drehte sich zu Barbara und lud sie spontan zum Kaffee nach dem Dienst ein. Diese willigte ein und versprach, Anna mitzubringen, die in der anderen Gruppe war und nichts von Sophies Unglück bemerkt hatte. Vor der Türe standen sich Martin Stern und Lila gegenüber.

*+ Warum hat er gewartet?*

„Vielen Dank, Dr. Stern", meinte sie leise und sie sahen sich zum ersten Mal ohne Feindschaft in die Augen.

„Ich scheine also doch manchmal nützlich zu sein?", fragte er und verzog leicht seine Mundwinkel,

*# Was soll das? Wartest du auf ein LOB?*

„Ich habe nie an Ihrer ärztlichen Kompetenz gezweifelt ... ich meine, Sie waren immer konzentriert und gut bei allem, was sie angepackt haben. Ich habe Sie damals schon bewundert."

*+ Das musstest du jetzt sagen? Damit er noch arroganter wird?*

*# Wahnsinn.*

„Mit so einem Statement hätte ich nicht gerechnet."

*+ So schnell wird er so etwas auch nicht wieder hören.*

Sie wollte sich mit Sophie auf dem Arm auf den Heimweg machen, da meinte er.„Ich bringe Sie nach Hause."

Lila schüttelte den Kopf. „Nein, danke, nicht nötig. Es ist nicht weit.«

*+ Vielleicht solltest du annehmen, Sophie ist ganz schön schwer.*

Zu ihrer Überraschung sprach Martin weiter. »Möchten Sie am Abend mit mir essen gehen? Wir könnten den Praxisablauf durchgehen ..."

*# Du willst doch nicht wirklich mit ihr ausgehen?*

*+ Denkt er, wegen eines blöden Kompliments fährst du auf ihn ab?*

Sekundenlang war Stille. Schließlich entgegnete Lila. „Wir können alles in der Praxis besprechen, Dr. Stern. Ich möchte abends bei meinen Kindern bleiben."

*+ Bestimmt will ich keine neue Kerbe auf seinem Bettpfosten sein.*

„Und auch privat nichts mit mir zu tun haben?“

*# Denkt sie, ich falle über sie her?*

Lila drehte sich nochmals zu ihm um. „Dr. Stern, ich habe kein Talent für kurze Affären. Ich schätze Sie als Arzt, aber wir wissen, dass die Damen sich bei Ihnen die Türklinke in die Hand geben und ich möchte keine weitere ...“

*+ Adieu Job! Hättest du es nicht bei einem einfachen »Nein« belassen können?*

*# Bravo! Jetzt hat sie ausgesprochen, was sie von dir hält!*

Martin holte scharf Luft und seine Gesichtsfarbe wechselte von blass zu rot. „Sie wissen überhaupt nichts, Sie hochmoralische Klosterfrau! Ich wollte nur mit Ihnen essen gehen und habe Sie keineswegs in mein Bett eingeladen! Abgesehen davon würde es Ihnen guttun, einmal herauszukommen und sich nicht jeden Tag in eine Decke von Selbstmitleid einzurollen und sich für den Nabel der Welt zu halten.“

*# Das war der kürzeste Waffenstillstand der Geschichte.*

*+ Abgewiesene Männer sind die Hölle.*

Lila musste schlucken, senkte den Kopf und machte sich rasch auf den Heimweg.

*# So kommt sie mir nicht davon.*

Martin rief ihr nach. „Rümpfen Sie ruhig Ihr hübsches Näschen über mich Casanova und liederlichen Schurken, aber im Grunde genommen sind Sie um kein Haar besser. Sie haben reich geheiratet und dabei Ihren Vater hier total vergessen.“

*+ Warum greift er ständig an? Soll er doch denken, was er will.*

Lila setzte ihren Weg ohne erkennbare Reaktion fort.

*# Das hast du wieder prima hingekriegt!*

## 17 **Martins Verlust**

Ostern war kalt und regnerisch, doch sie ließen sich die Laune nicht verderben. Lila und Grete versteckten die Osternester im Haus, Anna bekam einen Kinderroller und Sophie ein kleines Fahrrad. Beide waren selig. Am Ostermontag kam Babs zu Besuch. Sie war bereits zum festen Bestandteil von Lilas Leben geworden. Lila telefonierte häufig mit Regine und noch öfter mit Bruder Gerold. Obwohl sie sich zuerst gewehrt hatte, Unterstützung anzunehmen, taten ihr die zwanglosen Gespräche mit Gerold wirklich gut. Sie unterhielten sich über alle möglichen Themen, Jonas erwähnte er jedoch nicht mehr. Lila nahm täglich den blauen Plastikschmetterling auf ihre Handfläche und dachte an das Kind, das nicht bei ihr hatte bleiben können.

+ *Manchmal gibt es Tage, an denen du nicht geweint hast.*

Die Mädchen fühlten sich wohl im Kindergarten und Lila hätte niemals gedacht, dass sie die Arbeit in einer Ordination so ausfüllen würde. Martin verhielt sich höflich und distanziert, Ute bemühte sich, freundlich zu sein und Paula verehrte Lila förmlich. Am zweiten Tag nach Ostern erwartete sie eine Überraschung. Ute hatte sich krankgemeldet, sie war mit vorzeitigen Wehen ins Krankenhaus eingeliefert worden. Lila versuchte kleine Änderungen im organisatorischen Ablauf vorzunehmen. Sie erstellte einen Plan für alle Therapien und differenzierte dringende und weniger wichtige Fälle voneinander. Paula war fröhlich und dankbar, dass sie unter Lilas Anleitung viele Dinge selbständig erledigen durfte.

+ *Dr. Stern hat sich noch nicht geäußert. Ein gutes oder schlechtes Zeichen?*

Ute kam nicht zurück in die Praxis, sondern musste die letzten Wochen vor der Geburt hauptsächlich liegend verbringen. Lila meisterte ihre Arbeit gut. Anfang Mai betrat eine verhärmte Frau in den Fünfzigern die Praxis. »Sie sind Lila Pressler?«, fragte sie. Lila nickte.

+ *Wer ist sie?*

„Ihre Mutter hat sich an meinen Ehemann herangemacht", giftete die Frau. „Ihr Mann hat sie vor die Türe gesetzt, nicht wahr?"

+ *Um Himmels willen!*

Lila musste schlucken, doch dann straffte sie ihre Schultern. „Was kann ich für Sie tun?"

„Ich habe von Ihnen in der Zeitung gelesen.« Die Fremde lachte höhnisch. „Ist Ihr Mann dahinter gekommen, dass Sie ihm zwei Kuckuckseier ins Nest gesetzt haben? Hatten Sie wirklich eine Fehlgeburt oder haben sie abgetrieben?«

+ *Warum sagt sie das? Marie ...*

Lila spürte, wie die Tränen über ihre Wangen liefen. In diesem Augenblick verließ Martin das Sprechzimmer, mit ihm sein letzter Patient. „Noch ein Rezept für Herrn Mayer, Lila", meinte er, dann erkannte er jedoch die missliche Situation.

# *Was will diese alte Giftnatter Kerniger hier?*

Lila holte zitternd ein Taschentuch aus ihrer Tasche. Rasch trat Martin zum Computer, ließ das Rezept selbst aus dem Drucker laufen, unterschrieb und verabschiedete den Patienten.

# *Schmeiß die Schlange hinaus.*

„Die Sprechstunde ist zu Ende", meinte er scharf. Sein Tonfall verbot jegliche Art von Widerrede. Nach einem Blick auf Martins zorniges Gesicht entschloss sich Frau Kerniger zur Flucht.

+ *Hat Mutter wirklich ihre Ehe zerstört?*

# *Kein Trost, sonst bricht sie zusammen.*

„Was soll das, Lila", fuhr der Arzt sie an. „Sie können nicht jedes Mal umkippen, wenn jemand Sie angreift. Sie müssen sich ein dickeres Fell zulegen, andernfalls habe ich für Sie keine Verwendung."

# *Was redest du für dummes Zeug! Als ob an jeder Straßenecke tüchtige Assistentinnen auf dich warten!*

Seine Worte prallten an Lila ab, teilnahmslos sah sie ihn an. „In der Zeitung steht, ich hätte abgetrieben ... ich hätte sie so gerne gehabt! Ich habe sie Marie genannt ..."

# *Nein, das willst du nicht hören! Stopp sie, sofort.*
Martin unterdrückte krampfhaft jegliche sanfte Regung. „Verdammt, glauben Sie, Sie sind die Einzige, die ein Baby verloren hat? Ich könnte Ihnen hier im Ort ein paar aufzählen, die ein Kind begraben mussten, Kinder, die älter wurden, als Ihres. Es wird nicht besser, wenn Sie hier hocken, heulen und Ihre Arbeit vernachlässigen. Wegen eines dämlichen Zeitungsartikels und ein paar zynischer Bemerkungen von einer einfältigen Frau. Wollen Sie sich wie ein Opfer herumstoßen lassen? Bestimmen Sie Ihr Leben endlich aktiv!"
+ *Dieser unsensible Hornochse!*
Lilas Apathie war vorbei. „Sie haben keine Ahnung!", schrie, nein, brüllte sie. „Sie wissen nicht, wie es ist, wenn man Ihnen sagt, dass Ihr Kind tot ist. Ein Baby, auf das Sie sich gefreut haben und das monatelang in Ihrem Bauch gelebt hat. Und plötzlich sind die Herztöne weg. Aber man hofft immer noch, obwohl man weiß, dass es nichts mehr nützt. Während der ganzen Geburt dachte ich, dass sie leben muss. Einfach tot - das ist unmöglich! Doch sie macht nicht einen einzigen Atemzug. Und dann liegt sie bei Ihnen im Arm und sieht aus, als ob sie schläft. Und man wartet und wartet, ob sie die Augen aufmacht und es passiert nicht ..." Lila sank auf ihren Stuhl und Tränen liefen ihre Wangen hinunter.
+ *Wie kann Patrick behaupten, ich hätte sie abgetrieben!*
\# *Sag ihr, dass du dich bestens auskennst!*
Martin riss sie hoch und schüttelte sie. „Ich verstehe also nichts?", fuhr er sie an. „Ich weiß, wie es ist, wenn man die Nachricht erhält, dass da ein Unfall war. Dass die beiden Patienten, die nun eingeliefert werden, meine Familie sind. Um dann die Phasen von schwer verletzt, bewusstlos, Koma, bis Reanimation und Tod durchmachen zu müssen. Vor dem Körper eines kleinen Kindes zu stehen, meiner Tochter, die nicht einmal mehr ein Gesicht hatte, blutig und zertrümmert ..."
\# *Zum Teufel, warum hast du das erzählt? Niemand hier wusste es – bis jetzt!*

Martin ließ Lila los, wandte sich um und stand vor dem Fenster.
+ *Martin Stern hat ebenfalls ein Kind verloren?*
Lila konnte vor lauter Entsetzen nichts sagen.
+ *Durch den Tod von Marie wurde er an sein Kind erinnert.*
# *Hoffentlich vergisst sie es gleich wieder.*
Martin fuhr sich durch die Haare und bemerkte leise, ohne sich umzudrehen. „Es ist lange her, dennoch bleibt es in uns." Er wandte sich nun um. „Wir haben die Chance, weiterzuleben oder eben nicht. Nur wenn wir uns fürs Leben entscheiden, dann müssen wir das tun und einen Weg finden, damit umzugehen. Sie haben es leichter. Sie haben zwei liebe kleine Mädchen. Das heißt nicht, dass Sie Marie vergessen sollen, aber Sie darf nicht Ihr Handeln und Tun für den Rest Ihres Daseins bestimmen. Das gilt auch für den Verrat Ihres baldigen Exmannes."
+ *Er hat sich den Namen von Marie gemerkt.*
Lila konnte nichts darauf erwidern, weil der dicke Kloß im Hals sie daran hinderte. Ihre Tränen waren versiegt. Martin verschränkte die Arme über der Brust und seine Miene wirkte gewohnt verschlossen und hart. „Also, was sagen Sie dazu? Für Selbstmitleid ist hier kein Platz. Reißen Sie sich künftig am Riemen oder wünschen Sie das Handtuch zu werfen?"
# *Vor allem möchtest du nie wieder über tote Kinder sprechen.*

„Ich werde es versuchen."

„Ich befürchte, das wird zu wenig sein." Die Stimme ihres Chefs klang unerbittlich hart. „Versuchen heißt, es schlecht zu machen und das reicht nicht. Sie müssen es wollen und Ihr Selbstmitleid unterdrücken, sonst scheitern Sie. Begreifen Sie, dass Sie ***nicht*** der Mittelpunkt dieses Universums sind, sondern nur ein winziges, kaum sichtbares Etwas. Die Welt nimmt keine Rücksicht auf Schwachstellen. Haben Sie das mitbekommen?"
+ *Geht es noch ein wenig schärfer?*
# *Je eher sie das versteht, umso besser.*
Lila starrte ihn aus großen Augen an. Niemals hätte sie gedacht, dass jemand dermaßen unsensibel mit ihrem Kummer umgehen

könnte und ihr fehlten die Worte. Allerdings schürte die aufsteigende Wut auch ihre Lebensgeister und befreite sie aus ihrer Lethargie.

„Also?“, bohrte er nach. „Schaffen Sie es oder nicht?“

# *Was machst du, wenn sie ‚Nein‘ sagt?*

Sie straffte die Schultern. „Das werde ich“, fuhr sie ihn an. „Schon deswegen, weil Sie es mir nicht zutrauen.“

+ *Hast du das wirklich gesagt?*

# *Gewonnen!*

„Der beste Ansatzpunkt“, nickte er befriedigt.

+ *Hat er dich manipuliert?*

Energie strömte durch ihre Glieder und sie konnte wieder frei durchatmen.

+ *Du wirst diesem aufgeblasenen Ego vor dir zeigen, dass du dich nicht kleinkriegen lässt.*

„Dr. Stern“, rief sie ihm nach und griff ein Stück Papier. „Die Liste für Ihre Hausbesuche.“

Er drehte sich um, nahm ihr das Blatt aus der Hand und überflog es kurz, während er wieder in seinem Büro verschwand.

+ *Ob er auch noch oft an seine Tochter denkt?*

Irgendwann würde sie ihn fragen. Sie hatte gewusst, dass er damals verheiratet gewesen war, jedoch nichts von einem Kind.

+ *Er hat nur unwillig darüber gesprochen.*

Martin hatte ihr mit seinen harschen Worten tatsächlich geholfen. Hatte er das geplant oder war dies als Zufallstreffer zu werten?

+ *Offenbar hat auch er noch keinen Frieden mit seiner Vergangenheit gemacht.*

Warum sollte sie sich mit Martins Lebensgeschichte beschäftigen?

+ *Analysiere das lieber nicht.*

Minuten später kam er heraus, den gepackten Arztkoffer in der Hand. „Sie haben meine Visiten straßenmäßig geordnet“, bemerkte er anerkennend. „Ich wusste gar nicht, dass Sie sich im Ort auskennen.“

„Ich bin hier aufgewachsen.“

Martin ging zur Türe, er zog sein Mobiltelefon aus der Tasche und hob es hoch. „Mein Handy ist leider kaputt, ich hoffe, es gibt keine Probleme.«

\+ *Wenn er auch eine Tochter verloren hat, haben wir viel gemeinsam. Kaum zu glauben.*

## 18 Bewährungsprobe

Nach Martins Fortgang war es still in der Ordination. Lila räumte auf und bereitete die Karteikarten für den kommenden Tag vor. Frau Öztürk, die Reinigungskraft, betrat die Praxis.

„Hallo Ayse“, begrüßte Lila sie freundlich. „Du bist früh dran.“

»Heute ist Elternabend in der Schule.«

Ayse ging nach hinten und begann bei den Toiletten, während Lila noch am Computer saß und die aktuellen Daten eingab. Es verging eine halbe Stunde, als ein Auto vorfuhr und mit quietschenden Bremsen vor der Praxis hielt. Stimmen ertönten und die Türe wurde hektisch aufgerissen. Eine laut weinende Frau trat ein und hinter ihr ein Mann mit einem kreischenden Kind auf dem Arm, Lila sprang auf.

+ *Ein Notfall! Und Dr. Stern hat kein Handy.*

„Wo ist der Doktor?“, schluchze die Frau hysterisch. „Meine Tochter stirbt, oh Gott, sie verblutet.“

+ *Zum Glück kann sie noch schreien.*

„Legen Sie sie auf die Liege dort.“ Lila bemühte sich um Ruhe, obwohl sie innerlich über den Zustand des Mädchens erschrak. Die rechte Seite des Kindes war voller Blut und der Arm hing leblos und verdreht herunter. Die Kleine wimmerte jetzt leise.

+ *Du musst Dr. Stern erreichen.*

Lila stürzte zum Computer und rief die Datei mit Dr. Sterns Hausbesuchen auf. Sein Handy war defekt, aber sie kannte seinen Weg. Sofern er ihm folgte.

+ *Oh Gott, bitte lass ihn deine Reihenfolge einhalten.*

„Ayse kannst du bitte telefonieren? Fang am besten hier an“, Lila sah auf die Uhr und deutete dann auf den fünften Namen auf der Liste. „Wenn Dr. Stern schon dort war, dann den nächsten, wenn nicht, dann probiere die vordere. Er soll sofort hierher kommen.“

+ *Hoffentlich klappt es.*

Ayse war dankbar für die Aufgabe, denn ihr Gesicht hatte eine gelbe Farbe angenommen. Lila trat zur Liege und angelte sich Plastikhandschuhe. „Was ist passiert?“, fragte sie äußerlich ruhig.

„Sie ist in die Kreissäge geraten“, erklärte der Mann stockend, „Ich habe nicht gesehen, dass sie da war ...“ Die Frau schluchzte.

+ *Stark bleiben.*

Lila handelte automatisch und rasch. Erst band sie den Arm des Kindes ab und war erleichtert, als der Blutfluss zum Stillstand kam. Sie holte Kompressen für einen Druckverband, das Weinen der Mutter verebbte.

„Er war schon da?“, hörte sie Ayse. „Wann? Gut danke.“

+ *Gut so, Ayse!*

Der Arm des Kindes sah schlimm aus, Hautfetzen hingen mit Teilen von Fleisch und Muskelsträngen herunter. Außerdem fehlte ein Finger. Lila zog ihr Handy vom Pult und drückte es dem Mann in die Hand. „Rufen Sie eine Ambulanz, 112.“ Zur Mutter sprach sie. „Haben Sie den Finger dabei?“

+ *Zu spät, sie ist umgekippt.*

Die Frau war neben der Liege zusammengebrochen. Lila begann, die klaffende Wunde mit sterilen Kompressen abzudecken. Da verstummte das Wimmern, die Kleine war bewusstlos geworden.

„Ich habe ihn“, jubelte Ayse, aber sie meinte natürlich nicht den Finger. „Doktor, Sie müssen schnell in die Praxis kommen!“

+ *Mit Lichtgeschwindigkeit bitte!*

„Der Rettungswagen kommt in ein paar Minuten!“, erklärte der Mann.

„Bis dahin ist sie tot“, schrie die Frau hysterisch. Sie hatte sich wieder aufgerappelt und mitbekommen, dass ihr Kind sich nicht mehr rührte. Lila hatte die Wunde abgedeckt und kontrollierte Puls und Blutdruck, beides war noch nicht im kritischen Bereich. Lila holte Desinfektionsmittel und Venflon um einen venösen Zugang legen zu können.

+ *Hoffentlich triffst du sofort, die Kleine braucht dringend Flüssigkeit.*

„Bleiben Sie bitte ruhig, sie schaden sonst Ihrem Kind!“, besänftigte Lila die Mutter. „Dr. Stern ist auf dem Weg.“ Dann sah sie es.

+ *Sie hat eine Wunde am Kopf, warum ist dir das nicht gleich aufgefallen.*

„Wo hat sie sich den Kopf gestoßen?“

„Sie wurde nach hinten geschleudert …“, erklärte der Mann.

Lila desinfizierte den unverletzten Arm und legte eine venöse Leitung. Freilich konnte sie ohne Arzt nur eine Ringerlösung anhängen. Geschickt hängte sie die Flasche an und regulierte die Tropfgeschwindigkeit.

+ *Wo bleibt er bloß?*

Die Minuten dehnten sich unendlich. Lila fixierte das Venflon und deckte die Kopfwunde mit Kompressen ab. „Ayse bring mir bitte die aufblasbare Schiene, sie ist im rechten Schrank unten. Und hilf mir schnell.“

„Ich kann nicht“, Ayses Stimme klang kläglich. „Mir wird übel …“

+ *Tja, das ist jetzt Pech.*

„Du musst.“ Lila blieb unerbittlich, nach einem Blick auf die völlig geschockten Eltern war Ayse ihre einzige Hilfe. „Ich hebe ihren Arm und du rollst die Schiene darunter.“

+ *Mach schon, der Arm muss geschient werden.*

Ayse brachte die zusammengerollte Schiene. Lila griff den arg zugerichteten Arm des Mädchens und hob ihn hoch, Ayse rollte die Schiene zitternd aus. Dank der Aderpresse rann kein neues Blut mehr, aber das war nur eine kurzfristige Lösung. Der Vater war hinzugetreten.

+ *Der Finger!*

„Wohnen Sie weit von hier?“, wollte Lila wissen. Sie bemühte sich, ihre Stimme ausgeglichen klingen zu lassen, obwohl ihre Nerven angespannt waren. Er schüttelte den Kopf. „Fahren Sie heim und suchen Sie ihren Finger, packen ihn in ein Plastiksäckchen mit Eiswürfeln. Es besteht eine Chance, dass man ihn annähen kann."

+ *Ist es richtig, ihn fortzuschicken? Was ist, wenn er einen Unfall hat? Wo bleibt Dr. Stern?*

Der Mann drehte sich um und stürzte hinaus. Das Kind begann zu wimmern, Lila wertete das als gutes Zeichen, der Puls blieb stabil. Die Mutter schluchzte noch immer, Lila befahl ihr, die gesunde Hand des Kindes zu nehmen. „Halten Sie sie, das beruhigt sie."

+ *Dr. Stern, jetzt wäre es Zeit für Ihren Auftritt.*

Tatsächlich kam Martin Stern keine Minute später und übernahm die Führung, ohne lang zu fragen. Lila reichte ihm Handschuhe, welche er sofort überzog. „Ringerlösung ist okay, ziehen Sie mir noch eine Ampulle Diazepam auf", meinte er mit beherrschter Stimme. Lila hatte die Spritze schon bereit und zog das Medikament auf. Martin spritzte einen Teil direkt in die Infusionsnadel, den zweiten Teil in die Infusionsflasche. Das Kind sank in einen künstlichen Schlaf.

Danach sah er sich den Arm an. „Der Finger?", fragte er.

„Ihr Vater sucht ihn", nickte Lila. „Die Rettung ist unterwegs." Sie hielt ihm die Kompressen für den Druckverband hin, er löste vorsichtig die Aderpresse. Sie konnten es nicht riskieren, den Arm zu lange abgebunden zu lassen, das würde die Chance, den Finger annähen zu können, erheblich verringern. Nachdem der Druckverband fixiert war, untersuchte Martin den Kopf. Lila reichte ihm sterile Tupfer und unterstützte den Arzt beim Anlegen eines Kopfverbandes.

# *Sie hat alles total im Griff.*

„Es ist hoffentlich nur eine oberflächliche Platzwunde, aber beim Röntgen wird man mehr sehen", wandte er sich an die weinende Mutter. „Frau Pirker, Johanna braucht Sie jetzt. Möchten Sie etwas zur Beruhigung?"

+ *Johanna heißt die Kleine.*

„Nein, es geht schon, danke.« Zum Glück hatte Frau Pirker sich gefasst, seit der Arzt gekommen war. Johannas Züge wirkten entspannt. Der Rettungswagen kam zeitgleich mit Herrn Pirker, der den Finger tatsächlich gefunden hatte. Martin verstaute den Finger in einer Kühlbox, die Sanitäter und der Notarzt arbeiteten routiniert und keine zehn Minuten später entfernte sich der Wagen.

\+ *Verdammt, warum zittert dein ganzer Körper?*

Vergeblich versuchte Lila sich in den Griff zu bekommen.

\# *Sie klappt gleich zusammen.*

„Warum haben Sie keinen Hubschrauber angefordert?", fuhr Martin sie zornig an. „Außerdem hätten Sie die Infusion nicht gerade in die Vena basilica legen sollen, das Kind kann den Arm gar nicht abbiegen!"

\+ *Was redet er da?*

Lila starrte ihn fassungslos an, die Worte drangen durch einen Bausch von Watte zu ihr.

\# *Weitermachen.*

„Außerdem ist es unverantwortlich, eine ungelernte Kraft, eine Putzfrau mithelfen zu lassen ...", Dr. Sterns Stimme hatte an Dezibel zugenommen. „Ayse hat doch keine Ahnung von nichts, was da alles hätte passieren können!«

\+ *Tickt er noch richtig? Macht er dir **tatsächlich** Vorwürfe?*

Lila spürte eine Woge unbändigen Zornes in sich aufsteigen, der sie überrollte wie ein Tsunami. Sie sprang auf und brüllte sogar noch lauter als der Arzt. „Was hätte ich tun sollen? Die Mutter ist umgekippt und der Vater war komplett hilflos, außerdem hätten die auch keine Ahnung ..." Sie schnappte nach Luft.

\# *Vorbei.*

„Okay", Dr. Sterns Stimme klang wieder in normaler Lautstärke. „Ist es besser?"

\+ *Du zitterst nicht mehr!*

Dr. Stern hatte sie absichtlich provoziert, um ein Ventil für ihr überschüssiges Adrenalin zu schaffen. Ihr war leicht schwindlig und sie ließ sich auf den Stuhl sinken.

„Gute Arbeit", lobte Dr. Stern anerkennend. „Auch von Ihnen, Ayse", rief er der Reinigungskraft zu, die ebenfalls ziemlich fertig wirkte und an den Schreibtisch gelehnt unschlüssig da stand.

„Hat sie Chancen? Ich meine der Arm? Und der Finger?", fragte Lila.

Martin nickte. „Vermutlich kann der Arm gerettet werden. Allerdings weiß man nie so genau, ob die Bewegungsmöglichkeiten eingeschränkt sein werden. Was den Finger betrifft, da bin ich eher pessimistisch." Er blickte sich um. Eine Blutspur zog sich von der Eingangstüre über den Warteraum bis ins Behandlungszimmer. Lila sah auf die Uhr, dann wandte sie sich an Ayse. „Ich muss Sophie und Anna rasch vom Kindergarten abholen, dann helfe ich dir beim Saubermachen."

Zu ihrer Überraschung warf Dr. Stern ein. „Ich werde helfen."

*+ Meint er das ernst?*

Lila sah ihn überrascht an. Sie wunderte sich, dass er dieses Angebot überhaupt machte, doch sie konnte es nicht annehmen. „Sie haben noch elf Leute auf Ihrer Besuchsliste und teilweise keine Kurzvisiten. Frau Langhuber zum Beispiel."

*+ Der Besuch des Arztes ist die einzige Freude der alten Dame.*

*# Sie hat alle Visiten im Kopf. Unglaublich.*

Unglücklich starrte Ayse auf das viele Blut. Lila fühlte Mitleid in sich aufsteigen. „Wie gesagt, ich bringe die Kinder rasch zu Grete, danach komme ich und helfe dir.«

Ayse nickte dankbar. Martin hatte sich in der Zwischenzeit umgezogen.

„Sie sollten sich auch umziehen, bevor Sie Ihre Töchter holen", schlug er vor. Lila bemerkte mit Erschrecken, dass er Recht hatte, ihre Kleidung war voll Blut.

„Geben Sie mir Bescheid, wie es der Kleinen geht?", fragte sie zögernd.

„Ich rufe Sie an", Martins Stimme klang bereits abwesend und er drehte sich nicht nochmals um. Lila hörte, wie er draußen in den Wagen stieg und die Türe zuklappte.

Lila kam ausgelaugt zu Hause an. Gleichzeitig durchdrang sie das Gefühl, eine gewaltige Leistung vollbracht zu haben.
+ *Es fühlt sich unheimlich gut an.*
Sie hatte zwei Stunden mitgeholfen, die Ordination wieder gesellschaftsfähig zu machen. Nachdem Lila die Mädchen ins Bett gebracht hatte, saß sie mit Grete im Wohnzimmer.
+ *Dr. Stern hat sich nicht gemeldet.*

„Ruf ihn an", meinte Grete. „Wahrscheinlich hat er vergessen, dass er dich anrufen sollte."
+ *Hoffentlich ist Johanna nicht gestorben ...*

„Sein Handy ist kaputt."

„Er wird zu Hause sein."
Lila wählte seine Festnetznummer. Eine Frauenstimme meldete sich und beinahe hätte Lila instinktmäßig aufgelegt.
+ Eine Geliebte. Das fehlt noch.
Sie schluckte. „Hier ist Lila Dirkenreith, die Sprechstundenhilfe. Könnte ich bitte, Dr. Stern sprechen?"
Die Frau kicherte. „Aber natürlich!" Lila hörte sie nach hinten rufen. „Schätzchen, das ist für dich."
+ *Schätzchen? Wie albern!*
Kurz darauf ertönte seine kühle Stimme. "Stern."
+ Der Anruf war eine blöde Idee!
Lila kam sich dumm und überflüssig vor. „Dr. Stern, hier ist Lila. Wissen Sie etwas von Johanna?"
+ *Sie wollten anrufen! Genügt ein Schätzchen, damit Sie Ihre Versprechungen vergessen?*

„Sie wurde nach München geflogen und wird von einem Spezialistenteam operiert. Soweit ich weiß ist sie noch im Operationssaal," gab er knapp Auskunft, seiner Stimme war leichte

Ungeduld anzuhören. Lila konnte sich bildlich vorstellen, wobei sie ihn gerade gestört hatte.

\+ *Geschieht ihm recht.*

„Wie sind ihre Chancen?"

Stern seufzte, als wäre sie ein lästiges Insekt. „Sie sind doch Krankenschwester und wissen, dass zu diesem Zeitpunkt alles offen ist."

\+ *Hast du gedacht, er würde etwas Tröstendes, Beruhigendes von sich geben?*

„Natürlich ... danke." Offenbar teilte er ihr Bedürfnis, über den Vorfall zu sprechen, nicht. „Genießen Sie Ihren Abend", ritt sie noch ein Teufelchen, ehe sie rasch den Knopf zum Ausschalten drückte. Die Verbindung war unterbrochen. Lila hielt das Handy in der Hand und starrte auf die gegenüberliegende Wand.

\+ *Was missfällt dir daran, dass er sich mit einer Frau vergnügt? Das hat er doch immer getan!*

„Und?", fragte Grete, während sie ein Glas Wein eingoss.

„Er hat Damenbesuch." Lilas Stimme klang verächtlich.

„Das stört dich?" Grete lachte. „Ich denke, du kannst ihn nicht leiden."

„Stimmt."

\+ *Dachtest du, er hätte sich geändert? Nur weil er dir vom Unfalltod seines Kindes erzählt hat?*

Vielleicht war sie ungerecht. Ihr hatte Johannas Unfall zugesetzt, aber das musste für den erfahrenen Arzt nicht genau so sein. Er hatte sicherlich schon zahlreiche Patienten in schlimmerem Zustand erlebt. Oder er brauchte das oberflächliche Vergnügen mit einem Betthäschen, um sich abzulenken.

\+ *Für diese Art des Amüsements benötigt er keinen bestimmten Grund, noch nicht einmal ein Bett.*

Trotz allem fühlte sie sich betrogen, weil er sie nicht angerufen hatte. Er hätte wissen müssen, wie sehr ihr die Angelegenheit am Herzen gelegen war. Offenbar nahm er Versprechen nicht allzu ernst.

*+ Es ist ihm egal, wie du dich fühlst!*

Er war eine Enttäuschung, als Arbeitgeber war er genauso ein Reinfall wie als ... ja, als was eigentlich? Lila war weit davon entfernt, sich einen neuen Mann an ihrer Seite zu wünschen. Schon gar keinen Lebemann wie Martin Stern. Dennoch hatte sie gedacht, dass der heutige Vorfall eine Bedeutung für ihn gehabt hätte. Die kleine Johanna war also nach München geflogen worden und nun in den besten Händen.

*+ Das ist das Einzige, was dich interessiert. Und nicht, dass Dr. Stern die Nacht in Gesellschaft verbringt.*

Komischerweise sah sie die Frau zu der kichernden Stimme leibhaftig vor sich stehen: platinblond gefärbt, Silikonbusen, Minirock, Netzstrümpfe und glänzende aufgespritzte Lippen ...

*+ Dr. Stern hat bestimmt keine schlaflose Nacht, ob Johanna ihren Arm behalten würde oder nicht.*

Lila fühlte sich aufgedreht und konnte selbst die Geschehnisse des Tages nicht so leicht verarbeiten.

*+ Du hättest ein Gespräch mit ihm gebraucht ... natürlich nur beruflich ...*

Wieder sah Lila seine Geliebte deutlich vor sich: halbbekleidet mit Negligé, Seidenunterwäsche, lange grellbunt lackierte Fingernägel, die sich nun um seinen Hals legten ...

*+ Was kümmert dich das?*

Dr. Stern wollte nicht mit ihr sprechen, aber Lila wusste, wer ein offenes Ohr für sie haben würde. In ihrem Zimmer nahm sie den Schmetterling in die Hand und wählte Gerolds Nummer.

## 19 Die andere Seite

Lila lag mit ihrer Annahme, Dr. Martin Stern hätte sein Versprechen vergessen, völlig falsch. Auch damit, dass ihn ihr kompetenter Umgang mit einer Ausnahmesituation nicht aufgefallen wäre.

# *Beeindruckend, wie sie die Situation gemeistert hat.*

Vor allem hatte sie ihn ohne Mobiltelefon ausfindig machen können. Das lag daran, dass sie eine Kopie seiner Besuchsliste im Computer gespeichert hatte. Auf diese Idee wäre Ute niemals gekommen. Als er spät nach seinen restlichen Visiten in die Ordination zurückgekommen war und festgestellt hatte, dass die Räume in tadelloser Ordnung waren, wurden Dankbarkeit und Bewunderung für Lila übermächtig.

# *Warum hast du in vollem Bewusstsein auf den Anruf verzichtet?*

Martin konnte es nicht sagen. Seit Lila in sein Leben getreten war, hatte sich die gewaltige Flut von Gefühlen zu einem richtigen Orkan entwickelt.

# *Du verhältst dich total irrational.*

Schon damals, als Lila noch ein halbes Kind gewesen war, hatte sie Martin mit ihren großen unschuldigen Augen in seinen Bann ziehen können. Ein Lamm vor dem Wolf. Ein Glück, dass der Vorfall in der Wäschekammer sie nachhaltig abgeschreckt hatte. Er hätte dieses Kind bei lebendigem Leibe gefressen. Aber jetzt war sie zurück. Definitiv kein Kind mehr, sondern eine verführerische Frau.

# *Sie ist anders.*

Lila glich in keiner Weise den selbstbewussten, gestylten Schönheiten, die in seinem Leben eine Rolle irgendeiner Art gespielt hatten. Trotzdem, oder gerade deswegen, übte diese Frau eine unwiderstehliche Faszination auf ihn aus. Sie weckte in ihm eine widerwillige Bewunderung, wie sie nach dem Verlust ihres Babys und der gescheiterten Ehe wieder auf beiden Beinen stand. Seine sonstigen Sympathien für Lila waren alles anderes als sonderlich groß zu nennen. Sie hatte ihm damals ihre Verachtung auf subtile Weise zu verstehen gegeben.

*# Sie hat dir mit einem einzigen Blick das Gefühl geben können, dass du im Charakter knapp über den Kriechtieren rangierst. Vermutlich darunter.*

Er hatte kurzfristig selbst daran geglaubt, dass sie moralisch über ihm stand. Mit ihrer reichen Heirat hatte sie bewiesen, dass auch Tugend ihren Preis hat.

*# Lila hat sich gut verkauft und für diesen Luxus muss sie jetzt bezahlen.*

Ob sie ihren Mann geliebt hatte? Das Deckmäntelchen Liebe war ein zartes durchsichtiges Gewebe und Martin hatte noch nie viel damit anfangen können. Sollte es so ein Gefühl geben, konnte es nur die Summe aus verschiedenen Empfindungen sein, ein Cocktail aus Leidenschaft, Zuneigung, Freundschaft, manchmal vielleicht auch Zärtlichkeit, Frieden, Gemeinschaft. Schließlich sah jede Liebe anders aus. Und wenn in die Mischung eine Spur Gift hinzukam, wie Eifersucht, Gewalt oder Misstrauen, dann war es ziemlich rasch vorbei mit der Symbiose. Diese angeblich, über alles erhabene, Gefühlsregung konnte wie Morgentau an einem heißen Sommertag verdampfen. Geringste Belastungen genügten.

*# Nein, Liebe ist flüchtig. Nicht real.*

Dennoch wunderte sich Martin, warum er überhaupt darüber nachdachte. Eines wusste er mit absoluter Sicherheit.

*# Du hast keine Lust auf ein belangloses, sexuelles Zwischenspiel.*

Genau das war ihm durch Lilas Anruf bewusst geworden. Jedem anderen Menschen hätte er Zuspruch geboten, eine Möglichkeit, sich auszusprechen und das Geschehene zu verarbeiten.

*# Du hast sie mit einem unbedeutenden Lob abgespeist.*

„Martin?“ Arme mit spitzlackierten Fingernägeln legten sich von hinten um ihn. „Mixt du mir etwas zu trinken?“ Er schloss ergeben die Augen. „Was möchtest du?“

„Einen Sex on The Beach, bitte.“

Die Anspielung war nicht zu überhören. Er löste ihre Hände, stand auf und ging zur Bar. Andrea kannte er aus seiner Studienzeit, sie hatte gemeinsam mit ihm angefangen, das Studium nach kurzer Zeit an den Nagel gehängt um in einer Bar zu arbeiten. Sie liebte belanglose Sexabenteuer und sie hatten auf dieser Basis schon einige Begegnungen hinter sich. Ihr Besuch, den sie am Vortag angekündigt hatte, war Martin zu diesem Zeitpunkt als gute Idee erschienen.

# *Allerdings hast du jetzt keine Ahnung mehr, warum.*

Andrea war oberflächlich und desinteressiert an niveauvollen Gesprächen.

# *Früher hat dich das nicht gestört.*

„Ich werde heiraten", eröffnete sie ihm und Martin hätte vor Überraschung fast das Glas fallen gelassen. Doch sie fuhr schon fort. „Er ist einer der Topmanager bei Sunny Home."

„Tatsächlich?" Es war typisch für Andrea, dass sie zwar seine Stellung aber nicht seinen Namen nannte. Sunny Home, das war ihm natürlich ein Begriff als eine der marktführenden Möbelketten.

„Er ist reich und vergöttert mich. Wir heiraten in zwei Monaten."

Martin reichte ihr das Glas. „Was tust du dann hier?"

Sie nippte kurz. „Ich dachte, einmal zum Abschluss könnten wir beide …? Außerdem wird Frank viel außer Haus sein. Ich denke nicht, dass er Treue erwartet."

# *Gibt es einen Mann, der seiner Frau Seitensprünge erlaubt?*

Martin nippte an seinem Glas. „Alles hat seinen Preis. Wenn er keine Treue erwartet, was bietest du ihm sonst?"

# *Liebevolle Fürsorge?*

„Fragst du mich das im Ernst?" Andrea stieß ein spitzes Lachen aus, doch als Martin nickte, fuhr sie fort. „Das Übliche eben. Ich bin jung und schön, er ist es nicht. Aber ich werde an seiner Seite sein, bei allen Geschäftsessen und sonstigen Anlässen. Ich werde seinen Gegnern den Kopf verdrehen, sodass er günstige Verträge abschließen kann. Er wird mich auf Händen tragen. Das Beste ist, dass er bereits einen Sohn aus erster Ehe hat, er wird also keine Kinder erwarten."

# *Früher hast du genauso gedacht.*

Eine Ehe war eine geschäftliche Vereinbarung, von der möglichst beide Partner profitieren sollten. Martin war der Letzte, der in romantischen Dimensionen dachte.

# *Was stört dich jetzt daran?*

„War das deine Helferin?«, wechselte Andrea das Thema. »Sie klang irgendwie ..." Das passende Wort schien ihr nicht einzufallen. „... schockiert!", ergänzte sie schließlich.

# *Das hat deinen schlechten Ruf bei Lila bestätigt.*

Ganz bestimmt würde Martin nicht mit Andrea über Lila sprechen. „Wie dem auch sei", er setzte sein Glas auf den Tisch ab, „möchte ich meine Frage von vorhin wiederholen: Was tust du hier?"

Andrea verzog ihren rotgeschminkten Mund. „Ich möchte meine baldige Eheschließung gebührend mit dir feiern." Sie stellte ihr fast leeres Cocktailglas zur Seite und trat vor ihn hin. Als sie die Arme um ihn schlingen wollte, wich er zurück. „Was soll das?" Sie wirkte weniger beleidigt als vielmehr überrascht. „Bist du in festen Händen? Das passt nicht zu dir!"

# *Das wäre ohnehin kein Hinderungsgrund für sie.*

„Nein", entgegnete er schroff. „Aber du."

„Seit wann bist du so ein Moralapostel?"

# *Es stimmt, du warst niemals ein Tugendbold.*

Sex war für Martin dasselbe wie ein Glas Wein zu trinken. Es gab guten Wein und es gab Fusel, dennoch war Alkohol in beidem enthalten.

# *Du wartest bis heute auf den ultimativen Genuss.*

Andrea drückte ihren Mund auf seinen. Einen Sekundenbruchteil wollte sich Martin einfach in ihre Arme fallen lassen.

# *Vergessen. Abschalten.*

Abrupt stieg Ekel in ihm hoch, als würde er von einem glitschigen Tintenfisch umfasst werden. Andreas Lippen waren feucht und ihr Lippenstift schmeckte ranzig.

# *Du willst das nicht. Nicht jetzt. Nicht mehr. Nie mehr.*

Er löste sich von ihr. „Es geht nicht, Andrea!" Ihren Gesichtsausdruck konnte man fast als komisch beschreiben. „Ich verstehe nicht, Martin. Du warst noch nie abgeneigt …"

„Vielleicht bin ich alt geworden!" Er gab ihr einen Kuss auf die Stirn. „Geh zu deinem Zukünftigen und mach ihn glücklich.«

Sie schüttelte den Kopf. „Du hast dich zum Spießer entwickelt!" Sie griff nach ihrer Handtasche. „Das ist der Dank dafür, dass ich extra hergekommen bin! Und tu nicht so, als ob es wegen Frank ist. Dir spukt eine andere im Kopf herum."

# *Volltreffer.*

## 20 Ein Seelsorger in Sorge

Der kleine Schmetterling fühlte sich warm auf ihrer Handfläche an.

*+ 22. Juni. Nun sind genau vier Monate vergangen. Du weißt nicht, wo die Zeit geblieben ist. Tag um Tag, Woche um Woche. Es tut immer noch weh, vor allem abends. Irgendwie hilft dir jedoch die rüde Art deines Chefs.*

Täglich gab es Meinungsverschiedenheiten, denn er schien es darauf angelegt zu haben, sie auf die Palme zu bringen.

*+ Eigenartigerweise sind die Wortgefechte genau das, was du brauchst.*

Das Übrige taten Sophie und Anna, ihre neu geknüpften Bande zu Grete, die wiedergewonnene Freundschaft zu Babs und die zahlreichen Videotelefonate mit Regine und Gerold. Nur Patrick hatte sich kein einziges Mal mehr gemeldet. Die Mädchen fragten kaum noch nach ihm. Er hatte leider auch in Hamburg keine große Rolle als Vater gespielt.

*+ Haben sie ihm überhaupt jemals etwas bedeutet?*

Über Johanna Pirker hielt Martin sie unaufgefordert am Laufenden. Bedauerlicher Weise hatte man ihren abgetrennten Finger nicht retten können, die Kleine war jedoch wieder zu Hause. Alles andere würde heilen. Der Vormittag war turbulent gewesen und beim Verlassen der Praxis stieß Martin mit einem gutaussehenden blonden Mann um die Vierzig zusammen. Er trug Jeans, ein blaukariertes Hemd und eine Mappe in der Hand.

„Die Ordinationszeit ist eigentlich zu Ende“, erklärte er dem Neuankömmling. „Ist es ein Notfall?“

„Ich bin nicht krank, ich möchte zu Lila“, war die knappe Antwort.

*# Hat Lila eine neue Beziehung? Und warum stört dich das?*

„Gerold!“, rief Lila aus und stürzte auf ihn zu. „Das ist aber eine Überraschung!«

*# Offenbar eine positive! Wer ist der Kerl?*

Gerold umarmte sie. „Du siehst gut aus, Lila!“, meinte er. „Das freut mich.“

# *Was starrst du die beiden so an?*

Martin stand unschlüssig in der Türe und konnte den Blick nicht von dem Paar wenden.

# *Wartest du, bis sie sich küssen?*

Er stürzte förmlich hinaus. Lila beachtete seinen wilden Abgang nicht, jedoch Gerold war der Unmut des Arztes aufgefallen. „Dein Chef mag dich offensichtlich.“

+ *Wie kommt er denn darauf?*

Lila lachte. „Unsinn. Wir sind wie Hund und Katze.“

„Tatsächlich?“ Gerold beschloss, seine Beobachtung für sich zu behalten. Er war aus gutem Grund hergekommen. „Können wir uns irgendwo unterhalten?“

„Bei mir zu Hause!“

Zwei Stunden später saßen sie im Wohnzimmer. Grete hatte darauf bestanden, dass Gerold ebenfalls mit zu Mittag aß und neben dem Geplapper der beiden Mädchen blieb keine Zeit für ein offenes Gespräch. Nun hielt Anna ihren Mittagsschlaf und Sophie war mit Grete zu Ruth hinübergegangen, die ihre Enkel zu Besuch hatte. Also kam Gerold gleich zur Sache.

„Ich komme gerade zurück aus Stettin oder Szczecin, wie es auf Polnisch heißt. Für Gabriel Dirkenreith war die Existenz eines Erben offenbar ein absolutes MUSS, deswegen hat er sich einen besorgt.“

+ *Gerold hat seine »Ermittlungen« wieder aufgenommen!*

„Gibt es dort ein Geschäft für Erben?“, alberte Lila.

„An der Klinik dort hat man seit 1970 illegal mit künstlicher Befruchtung experimentiert. Ich vermute, dass Gabriel Dirkenreith seinen Samen spendete und eine Leihmutter damit befruchtet wurde. Das erklärt, warum Patrick sein leiblicher Sohn ist.“

+ *Künstliche Befruchtung? Zu dieser Zeit?*

Während Lila sich noch bemühte, das Gehörte zu verarbeiten, legte Gerold zwei Schriftstücke auf den Tisch.

***Akt Urodzenia*** , las Lila laut und holprig.
***Jon Henryk Mucha, data urodzenia: 04.06.1972***
***miejce urodzenia: Szczecin***
***Matka: Izabela Mucha, Ojciec: Gabriel August Dirkenreith***
Die zweite Urkunde sagte Lila wesentlich mehr.
Als Name war ***Patryk Mucha*** angegeben und das Geburtsdatum 06.05.1978. Auch hier stand als Mutter eindeutig Izabela Mucha und als Vater Gabriel.
+ *Hochinteressant!*
Lila rieb über ihre Augen. „Es muss eine Schmach für Henriette gewesen sein, dass eine andere Frau Gabriels Erben austrug. Aber wie passt das für Jonas?"

„Jonas hat man ihm untergeschoben.« Gerold seufzte. »Für mich ist das alles noch ein undurchschaubares Puzzle und ich würde gerne Gabriel befragen. Er hat spät Verdacht geschöpft und den DNA-Test erst nach dieser Blutspende-Aktion machen lassen. 2004, das war knapp vier Jahre vor Jonas Tod. Patricks Gentest folgte erst nach dem Bergunfall.«
+ *Es lässt ihn einfach nicht los.*

„Gerold, was erhoffst du dir von dem Ganzen?"
Er trat ans Fenster, stützte sich auf die Fensterbank und sprach erst nach einigen Minuten. „Ich will meinen Frieden finden", meinte er leise. „Dass ich Jonas gefunden habe, das war ein Wunder!« Gerold wischte mit dem Hemdsärmel kurz über seine Augen. „Ich hoffte, als Krankenhausseelsorger würde durch das Leid anderer Leute meines in die richtige Perspektive rücken.«
+ *Und dann kamst du ...*
Gerold ließ sich auf den Stuhl sinken und vergrub das Gesicht in seinen Händen. „Sollte es ein Mord gewesen sein, will ich Rache", flüsterte er beschämt.
+ *Wie viele Menschen hat er als Seelsorger betreut? Dabei braucht er selbst Hilfe!*

„Würde Jonas das auch wollen?"

Er seufzte. „Ich weiß es nicht. Ich dachte, ich wäre darüber hinweg. Du hast dein Baby verloren, erst vor vier Monaten. Jonas ist schon viel länger tot. Aber ich vermisse ihn ..."
+ *... und das wird ewig so sein!*
Lila stand auf. „Ich verstehe dich. Er wird immer in dir sein, genauso wie ich Marie niemals vergessen werde. Du musst Frieden schließen, mit Jonas' Tod und vor allem mit dir selbst. Ich bin überzeugt, dass Jonas nicht wegen seiner Liebe zu dir umgebracht wurde. Es war ein Unfall!"
+ Wäre Marie ermordet worden, könntest du nicht so leicht reden!
Gerold schüttelte heftig den Kopf. „Nein. Je genauer ich nachforsche, desto mehr verhärtet sich meine Überzeugung, dass es Mord war."
+ *Um Himmels willen.*
Lila spürte, dass sie keinerlei Erfolg haben würde, den Pater von seiner Meinung abzubringen. „Mir fehlt ein Motiv", bemerkte sie lahm. Gerold strich über seine Haare. „Du hältst mich für einen verrückten Spinner, der durch den Tod seines Freundes komplett durchdreht.«
+ *Ein bisschen zumindest.*
Er klang resigniert. Lila lenkte ein. „Jonas ist tot, Gerold. Er ist dort, wo wir alle einmal hingehen. An diesem Ort spielt ein Gefühl wie Rache keine Rolle. Irgendwann siehst du ihn wieder."

„Das möchte ich mir auch gerne sagen, aber es funktioniert nicht. Ich weiß, ich bin Priester, ich sollte an das ewige Leben in Freude glauben."
+ *Er hält den Himmel für unwahrscheinlich?*

„Du hast keine Erwartungen für die Zeit nach dem Tod?", fassungslos sah Lila ihn an. Es klopfte an der Türe und Grete trat herein. „Anna ist wach, Lili. Soll ich mit den beiden auf den Spielplatz gehen?"

„Ich komme mit. Begleitest du uns Gerold?"
Er schüttelte den Kopf. „Ich fahre nach München zurück. Eigentlich sollte ich auf einem Seminar sein. Ich habe mich davongestohlen,

um mit dir zu reden. Bleiben wir in Verbindung oder willst du dich nicht mehr mit so einem Freak abgeben?"

+ *Was denkt er denn!*

Lila umarmte ihn spontan. „Ich würde unsere Gespräche vermissen! Du hast mir schon so oft beigestanden!«" Er wirkte erleichtert. „Ich wünsche dir, dass du glücklich wirst, Lila. Deiner Marie geht es gut, glaube mir, wo immer ihre Seele ist. Sie möchte, dass du weiterlebst, deine Liebe ihren Schwestern gibst und selbst auch wieder fröhlich wirst."

+ *Er will dich beruhigen, dass Marie im Himmel ist. Ein Ort, an den er nicht glaubt. Deswegen gilt es für Jonas nicht.*

## 21 Unerwünschter Besuch

Ein kühler, regnerischer Juli folgte auf den heißen Juni. Lila begann zunehmend gegen ein Problem zu kämpfen, das nichts mit ihrer Vergangenheit zu tun hatte.

+ *Du findest Martin Stern immer anziehender.*

Er arbeitete mit angenehmer Ruhe, egal ob es sich um Schnupfen oder eine schwerere Krankheit handelte. Für alle hatte er freundliche Worte und scherzte oft mit seinen Patienten.

+ *Aber eine gewisse Distanz bleibt. Er hat sich verändert seit damals.*

Der Tod seiner Familie hatte bei ihm offenbar Narben hinterlassen, die er jedoch niemandem zeigen wollte.

+ *Auch du siehst nur knapp hinter seine äußere Maske.*

Sie begann zu begreifen, dass Martin Stern aus mehreren Schichten bestand, deren unterste sie vermutlich nie erreichen würde.

+ *Auf jeden Fall hat er sich in deine Gedanken geschlichen. Und das fast ununterbrochen.*

Sie diskutierten ständig. Meist reizte er sie mit Bemerkungen oder seinem sarkastischen Tonfall.

+ *Und du bleibst ihm nichts schuldig.*

Lila genoss den täglichen Schlagabtausch mit ihm. Jede kleinste Veränderung im Tagesablauf oder geringfügige Umräumung eines Schrankes führte zu hitzigen Wortgefechten.

+ In seiner Gegenwart fühlst du dich lebendig.

Das Wartezimmer war noch zu einem Drittel gefüllt, als eine attraktive Dame um die Fünfzig, mit dem selbstsicheren Auftreten einer Geschäftsfrau, die Praxis betrat.

„Gutes Mädchen, holen Sie bitte meinen Sohn!“, ordnete sie mit schroffer Autorität an.

+ *Das ist also die berühmte Mutter?*

„Einen Moment Geduld, bitte, er ist mitten in einer Untersuchung, da darf ich nicht ins Sprechzimmer“, erklärte Lila tapfer.

+ *Warum willst du ihn vor seiner MUTTER beschützen?*

„Dann betätigen Sie den Knopf für die Sprechanlage."

+ *Prima, jetzt hält sie dich für total beschränkt.*

Zum Glück öffnete sich in diesem Moment die Türe und die Patientin verließ das Untersuchungszimmer. Dr. Stern schüttelte ihr die Hand zum Abschied und sah sich suchend nach dem nächsten Patienten um. Seine Mutter trat hoheitsvoll zu ihm. „Martin", näselte sie. „Ich hoffe, du wirst mir einen freundlicheren Empfang bereiten, als deine unfähige Helferin."

+ *Vielen Dank auch!*

# *Leider war sie nicht unfreundlich genug.*

Martin warf Lila einen Blick zu, den sie nicht deuten konnte. Dann trat ein unwilliger und gleichzeitig auf merkwürdige Art resignierter Zug in sein Gesicht. Er gab seiner Mutter theatralisch die Hand. „Mutter, das ist aber eine Überraschung.«

# *Sie weiß genau, dass du vor den Patienten höflich sein musst.*

+ *Was ist zwischen ihm und seiner Mutter?*

„Eine Mutter sollte immer willkommen sein!" Sie reckte sich und drückte ihm rechts und links ein angedeutetes Küsschen auf die Wange.

+ *Es wird interessant!*

„Ich muss weiterarbeiten." Er wandte sich an Lila. „Schicken Sie mir den Nächsten hinein." Jäh drehte er sich um.

# *Kein Schauspiel vor den Patienten.*

+ *Was war das eben?*

Lila rief rasch den nächsten Patienten, einen älteren Herrn auf und begleitete ihn zur Türe, welche sie hinter ihm schloss. Martins Mutter blickte sich unschlüssig um und murmelte vor sich hin. „Seit er hier ist, hat er die Manieren der Landbevölkerung angenommen.« Laut erklärte sie: »Ich werde mir ein Hotel suchen und am Abend mit ihm reden!"

Totenstille herrschte im Warteraum, nachdem sie die Ordination verlassen hatte.

„Lila sind die Blutwerte von Herrn Steger schon da?", ertönte Martins Stimme aus dem Sprechgerät.

„Sie müssten in der Kartei sein", gab sie überrascht zurück.

+ *Der Besuch seiner Mutter bringt ihn offenbar enorm aus dem Konzept.*

Eine Stunde später nahm Martin die Liste für die Hausbesuche in Empfang. „Sind das alle?", fragte er mit einem Bedauern in der Stimme.

# *Ausgerechnet heute sind es nur vier Termine.*

„Was ist mit Frau Knapp und Herrn Professor Heller?"

+ *Er will tatsächlich mehr Arbeit!*

„Frau Knapp hat derzeit eine Chemotherapie im Krankenhaus Ingolstadt und Professor Heller hat Besuch von seiner Tochter. Sie ist Ärztin und kann ihm heute die Schmerzinfusion anhängen."

# *So ein Pech! Du wirst mit Mutter reden müssen. Warum ist sie gekommen? Das hat sie noch nie gemacht.*

„Ihre Mutter wollte ein Hotel suchen ...", begann Lila leise.

# *Das interessiert dich nicht!*

„Ich möchte nicht über meine Mutter sprechen und schon gar nicht mit Ihnen!", fuhr er sie an. „Ich hoffe, Ihre Liste stimmt."

+ *Das ist deutlich. Was hast du erwartet?*

„Das tut sie, wie immer. Sie müssten die Runde in einer guten Stunde schaffen, es sei denn, sie verfahren sich."

+ *Er sieht so aus, als würde er gerne einmal rund um Bayern fahren.*

„Nach fast achtjähriger Tätigkeit hier kenne ich mich besser aus als die Einheimischen.«

# *Obwohl du heute freudig ein paar Umwege machen wirst.*

„Gut möglich! Sie sind sicherlich schon zahlreiche Adressen abgefahren. Und nicht nur aus dienstlichen Gründen."

+ *Was redest du denn da?*

Martin sah sie überrascht an, Lila senkte den Kopf. „Entschuldigung, ich weiß nicht, warum ich so einen Blödsinn von mir gebe", meinte sie rasch. Martin Stern schien ihre schlechteste Seite hervorzuholen. »Vermutlich wollte ich Sie auch einmal aus der Fassung bringen, so wie Sie mich.«

# *Das war ehrlich.*

Martin presste kurz die Lippen zusammen, dann nickte er. „Sie haben recht.« Damit drehte er sich um und verschwand. Es war offensichtlich, dass er sich lieber mit dem schwierigsten Patienten abgegeben hätte, als mit seiner Mutter.

+ *Und es macht dich verrückt, dass du den Grund dafür nicht kennst!*

## 22 Abendliches Picknick

Martin war nicht nach Hause gegangen. Vermutlich würde ihm dort nur seine Mutter auflauern. Stattdessen saß er auf seinem Lieblingsplatz am Rande des Baches. Seine Mutter war im Gasthof „Wendelwirt" untergekommen. Zwischen seinen Visiten war er kurz bei ihr gewesen.

# *Warum lässt sie dich nicht in Ruhe?*

Ein bitterer Geschmack stieg in ihm auf. Es ärgerte ihn, dass er in Versuchung geriet, immer noch um die Aufmerksamkeit seiner Mutter kämpfen zu wollen.

# *Und dieses Mal ist sie persönlich gekommen, um dich zu manipulieren.*

Tief sog er die warme Sommerluft mit ihren verschiedenen Düften in sich hinein und genoss die Ruhe.

# *Du willst nicht nochmals mit ihr diskutieren.*

Er musste ungefähr bis Mitternacht warten, dann würde sie aufgeben und in ihr Hotel zurückgehen, statt im Garten vor seinem Haus zu campieren.

# *Ein richtig kalter Platzregen kommt auch nie dann, wenn man es braucht!*

Er spürte die Anwesenheit einer anderen Person. Hoffentlich nicht Mutter.

# *Es ist lächerlich, dich hier zu verstecken.*

Martin würde ihr nicht den Gefallen tun, sich umzudrehen und wie ein erschrockener Schuljunge zu reagieren, den man bei einer Missetat ertappt hatte. Doch dann ließ sich jemand neben ihm nieder und stellte einen Korb vor ihn hin.

# *Gott sein Dank, es ist Lila.*

„Ich habe Ihnen etwas zu essen und trinken gebracht", meinte sie leise. „Schließlich sitzen Sie seit zweieinhalb Stunden hier."

# *Woher weiß sie das?*

+ *Hoffentlich war das keine blöde Idee.*

Sie fasste in den Korb und holte eine Flasche Rotwein heraus, dazu ein Glas. Die Flasche hatte sie schon im Haus geöffnet, sie goss gekonnt ein und reichte ihm das gefüllte Glas.

# *Genau das brauchst du jetzt!*

Er nahm es und hielt es vor sich. „Sie haben mich gesehen?"

+ *Beobachtet trifft es eher.*

„Ja, es ist mein Lieblingsplatz. Und Sie besetzen ihn schon sehr lange." In ihrer Stimme klang ein Lachen mit.

+ *Immerhin hat er dich nicht fortgeschickt.*

Er trank einen Schluck. „Danke." In diesem einen Wort schwangen *viele Emotionen mit und seine Hände zitterten leicht.*

# *Toll, jetzt merkt sie, dass du komplett von der Rolle bist.*

„Ich habe ein belegtes Putenbrötchen oder eines mit Käse. Was ist Ihnen lieber?"

+ *Offenbar kommst du nicht ganz ungelegen.*

# *Du bist wirklich total hungrig.*

Kein Wunder hatte er doch seit dem Frühstück nichts mehr gegessen. „Beides, wenn möglich", meinte er begeistert.

+ *Alles klar! Der Weg zum Herzen eines Mannes führt über den Magen ... halt, was willst du mit seinem Herz?*

Lila lachte und reichte ihm ein Sandwich, in welches er sofort herzhaft hineinbiss. „Bitte trinken Sie auch mit", bat er sie plötzlich. „Oder haben Sie nur ein Glas? Dann teile ich es gerne mit Ihnen."

+ *Für deinen Seelenfrieden ist es gar nicht gut, dass er nett ist.*

Er wollte es ihr reichen, doch sie schüttelte den Kopf. „Ich habe für alle Fälle ein zweites mitgebracht." Sie goss sich ebenfalls ein. „Obwohl ..." Als sie nicht fortfuhr, hakte er nach. »Obwohl ...?"

„Ich hatte befürchtet, dass Sie mich gleich zum Teufel jagen", gab sie zu.

„Lila, ich weiß, Sie halten nicht allzu viel von mir ..."

# *Sie hat auch keinen Grund dazu.*

+ *Ist es nicht umgekehrt?*

Sie schüttelte heftig den Kopf. „Das stimmt nicht. Sie sind ein hervorragender Arzt und menschlich einfühlsam."

# *Das meint sie ehrlich?*

„Ich war bis jetzt mit allen meinen Assistentinnen per du“, erklärte er schließlich. „Und Sie – du bist die Beste, die ich je hatte. Der Betrieb läuft schon in dieser kurzen Zeit viel besser als jemals zuvor. Stößt du mit mir auf Du an?“

+ *Echt?*

Lila starrte ihn sprachlos an. Es war das erste Lob, das über seine Lippen kam.

+ *Wahrscheinlich bist du im Vergleich zu seiner Mutter das geringere Übel!*

Martin hielt ihr erwartungsvoll das Glas hin und nach kurzem Zögern hob sie ihres und sie stießen zusammen an.

# *Ob das eine gute Idee ist? Sie ist dir viel zu nahe.*

„Wie geht es dir?“, fragte er so unvermutet, dass Lila sich beinahe verschluckt hätte. „Ich meine, es ist erst ein paar Monate her, dass du ...“

+ *Meint er Maries Tod? Seit wann denn das?*

„Ich soll tatsächlich über Marie sprechen?“

+ *Bis jetzt hat er kein Verständnis für deine Trauer gezeigt.*

„Ich war extrem ungehobelt zu dir“, erklärte er mit Schuldbewusstsein im Ton. „Aber dadurch wurdest du stark und bist über dich hinausgewachsen.«

# *Heuchler. Du hast anfangs überhaupt nicht an sie gedacht.*

+ *Wahrscheinlich hat er sogar recht.*

Lila nickte. „Ich müsste lügen, wenn ich sage, dass es mir schon richtig gut geht. Seit ich hier bin, habe ich viel Ablenkung. Und natürlich meine Töchter. Außerdem hat mir irgendjemand den Rat gegeben, nicht in Selbstmitleid zu versinken.“

Martin schluckte den letzten Bissen von seinem Brötchen hinunter. „Es tut mir leid, dass ich so rüde war.«

# *Du hast mich von Anfang an um meine Ruhe gebracht.*

+ *Zumindest hat es dich aus deinem Kokon geholt.*

„Das muss es nicht. Es hat mir überraschend geholfen. Mein Zorn auf dich hat mir mehr Kraft verliehen, als wenn du mich umarmt hättest.“

„Umarmt?“

+ *Das war klar, dass er dieses Wort herauspickt.*

„Nur symbolisch gesprochen.“

„Natürlich!“ Seine Stimme klang sarkastisch. „Du misst mich immer noch an unserer gemeinsamen Zeit an der Charité.“

+ *Tust du das? Schon lange nicht mehr.*

Lila griff nach der Weinflasche. „Damals war ich jung und …“

+ *Das muss er nicht wissen!*

„… und unschuldig“, ergänzte Martin unverfroren. „Entschuldige diesen altmodischen Ausdruck, aber ich denke, er traf auf dich zu.“

# *Als ob sie sich deswegen schämen müsste!*

+ *Dumm würde es eher treffen.*

Lila schenkte etwas Wein in beide Gläser. „Ja“, bestätigte sie. „Ich hatte nichts, außer meinen naiven Vorstellungen und Hoffnungen. Manchmal möchte ich die Zeit zurückdrehen. Mit zunehmendem Wissen und Erfahrungen wurden auch Stück für Stück meine Illusionen abgebaut.“

„Hat sich keiner deiner Wünsche erfüllt?“

„Doch. Ich habe zwei wunderbare Kinder. Mein Mann schätzt sie nicht, aber für mich sind sie alles.“

# *Kommt dir das bekannt vor?*

„Dein Mann ist ein Idiot.“ Martins Stimme klang belegt. „Du kannst froh sein, dass er bald dein Exmann ist.“

„Das bittere Gefühl gescheitert zu sein, bleibt zurück. Als Ehefrau, als Liebhaberin, als Mensch, der mit seinem Partner durch dick und dünn gehen sollte.“

+ *Es tut weh, versagt zu haben.*

„Dazu gehören immer zwei, Lila.“

„Wie war es mit deiner Ehe? Ich meine, du hattest andere Frauen während …“

Sekundenlang war es totenstill.
+ *Hättest du das nicht gefragt!*
# *Sie war ehrlich, also sei es auch.*
Schließlich antwortete er zögernd. „Darauf bin ich nicht stolz, glaube mir. Aber meine Ehe war kompliziert. Ich spreche nie darüber."
+ *Vielleicht wäre das besser?*

„Was ist mit deiner Mutter? Du musst mir nichts erzählen, Martin. Nur für ein paar Verhaltenstipps wäre ich froh ..."

„Meine Großeltern haben mich aufgezogen. Meine Mutter war erst sechzehn, als ich zur Welt kam.«
+ *Deswegen sieht sie so jung aus.*
Martin fuhr fort. „Sie hat mich gekonnt ignoriert. Meist sah ich sie nur zu Weihnachten und zu meinem Geburtstag telefonierte sie mit mir. Sofern sie es nicht vergaß.«
# *Also eigentlich immer.*
+ *Keine ›Mutter des Jahres‹!*

„Hat sie niemals etwas mit dir unternommen? Nicht einmal gemeinsame Urlaube?", fragte Lila.

Martin schüttelte den Kopf. »Ich wurde in Feriencamps gesteckt. Für sie zählte nur ihre Karriere und meine eigene Mutter blieb eine Fremde für mich. Als meine Großeltern starben, war ich Anfang zwanzig.«

*»Weshalb besucht sie dich jetzt?«*
# *Bestimmt nicht, weil sie Sehnsucht nach dir hatte.*

»Sie möchte etwas von mir«, erklärte er.
+ *Es muss seiner Mutter wichtig sein, wenn sie extra herkommt.*
Lila wartete ein paar Minuten, doch Martin wollte offenbar keine weitere Erklärung abgeben. Schließlich meinte sie: „Ich bin keine Psychologin, aber ich denke, du solltest mit deiner Mutter reden. Sag ihr, was du von ihr hältst. Konfrontiere sie damit. Und frage sie, warum sie dich so vernachlässigt hat.«
# *Willst du das überhaupt noch wissen?*

Martin nippte an seinem Glas. »Es ist zu spät für eine Annäherung. Sie erwartet, dass ich nach ihrer Pfeife tanze - trotz allem, was zwischen uns gewesen ist, besser gesagt, was eigentlich nicht gewesen ist.«
+ *Das Kind von damals ist immer noch verletzt.*
Lila nickte. »Das kann ich verstehen. Meine Mutter war auch keine Anwärterin für den Titel ›Mutter des Jahres‹. Würde sie noch leben, müsste sie mir auch einiges erklären. Leider ist sie tot. Deine Mutter lebt, du könntest also ein paar Dinge klären. Und sei es nur, damit du sie dir von der Seele redest.«
+ *War das zu dick aufgetragen?*
Martin schwieg kurz, dann zog er Lila plötzlich in eine Umarmung. „Danke“, flüsterte er. „Ich habe die Wut über meine Mutter zu lange in den Hintergrund gedrängt.“
+ *Er umarmt mich!*
Lila drückte ihn an sich, es hatte nichts Sexuelles und war lediglich als Trost gedacht. Sie stellte jedoch fest, dass sie sich in Martins Armen ausgesprochen wohl fühlte.
+ *Beschützt und geborgen.*
# *Lass sie los, bevor du es nicht mehr kannst.*
Martin ließ sie los und sie bückte sich rasch, um die Überreste der Mahlzeit in den Korb zurückzupacken. Beide tranken den Rest des Weines aus. „Das war eine nette Idee! Das können wir gerne nochmals machen“, grinste er. „Da du meine Einladung in ein Restaurant abgelehnt hast, sorge ich das nächste Mal für das Picknick.“
# *Ob das ein guter Einfall ist? Sie arbeitet für dich.*
+ *Er will es wirklich wiederholen?*
„Einverstanden!“
Sie fühlte sich merkwürdig leicht, als sie in ihr Zimmer zurückkehrte.
+ *Martin Stern hat also auch Schlimmes erlebt.*
Sie horchte in sich hinein und spürte, dass der eiserne Ring, der sich seit Maries Tod um ihr Herz gelegt hatte, wieder einen Riss

mehr bekommen hatte. Der Schmetterling lag vertraut in ihrer Hand.

+ Ist die vertrauliche Zweisamkeit mit Martin Stern ein Verrat an Marie? *Hast du ein Recht darauf, Schönes zu erleben, obwohl dein Baby gestorben ist?*

Der Schmetterling fühlte sich auf einmal warm an.

+ *Jetzt weißt du, dass Marie möchte, dass du dein Leben weiterlebst und glücklich wirst.*

## 23 Ein Antrag

Lila fühlte sich so gut, wie schon lange nicht mehr. Sie hatte tatsächlich den Mut aufgebracht, sich zu Dr. Stern zu setzen und ihm Sandwiches anzubieten.

+ *Nicht Dr. Stern – Martin – sie waren jetzt per Du. Er hatte ihr vertraut,*

Zum ersten Mal sah sie in ihm den Mann und nicht nur den Arzt mit zweifelhaftem moralischen Ruf.

+ *Du würdest ihn gerne näher kennenlernen.*

In ihr war ein Tatendrang, den sie noch nie verspürt hatte. Nicht einmal ganz am Anfang in ihrer Beziehung zu Patrick.

+ *Wäre der Sex mit Martin besser?*

Ein Gedanke reifte in ihr. Ihr Leben war schon viel zu lange auf vorgegebenen Schienen gelaufen.

+ *Es ist Zeit für ein Risiko!*

Martin Stern hatte am gestrigen Abend eine überraschend menschliche Seite gezeigt. Und Lila hatte das Gefühl, dass er sie begehrenswert fand. Das Aufblitzen in seinen Augen konnte sie nicht missverstanden haben.

+ *Eine sexuelle Affäre mit Martin Stern.*

Nicht mehr und nicht weniger. Sie spürte Aufregung wie nie zuvor. Seit sie diesen Entschluss gefasst hatte, fühlte sie sich leicht und frei. Martin konnte ihr zeigen, was es hieß, eine Frau zu sein. Ausgenommen, sie wäre wirklich nicht fähig dazu.

+ *Denk doch nicht sowas.*

Im Gegenteil sie würde Patrick – nein nicht Patrick – sich selbst beweisen können, dass sie in der Lage wäre, als Frau zu empfinden. Das Wort „frigide“ würde sie dann aus ihrem Wortschatz streichen.

Jedoch, Martins Verhalten am nächsten Tag kühlte ihren Enthusiasmus deutlich ab.

+ *Es ist, als hätte es das Picknick nicht gegeben.*

Sie verfolgte Martins geübte Finger, während er eine tiefe Schnittwunde nähte. Automatisch reichte sie ihm eine frische

Nadel und stellte sich im Geiste vor, wie die langen Finger über ihren Körper strichen. Eigenartig, dass sie diese Gedanken bei Patrick niemals gehabt hatte, geschweige denn formulieren hätte können. Nicht einmal vor sich selbst.

+ *Martin könnte dich auf eine Welle der Ekstase bringen …*

„Lila!", riss seine Stimme sie aus ihren Träumen und der Tonfall war alles andere als zärtlich-verführerisch sondern vielmehr ungeduldig-tadelnd. „Verband."

# *Sie ist genauso daneben wie du.*

+ *Konzentriere dich.*

Lila reichte ihm rasch das Gewünschte und half ihm die Wunde fachgerecht zu verkleben.

„Bandage", forderte er sie kühl auf, während er die Plastikhandschuhe abstreifte.

# *Das Picknick war ein Fehler! Warum hast du ihr so viel erzählt?*

Lila verband den Arm. Martin verschwand im zweiten Behandlungsraum, in welchem der nächste Patient bereits auf ihn wartete. Der Vormittag schien kein Ende zu nehmen. Zu guter Letzt kam noch eine hektische Mutter, deren Kind einen merkwürdigen Ausschlag entwickelt hatte. Martin diagnostizierte eine allergische Reaktion. Paula verabschiedete sich, sie hatte anschließend eine Unterrichtsstunde. Lila saß vor dem Computer und kontrollierte die Liste der Visiten, ordnete sie und druckte sie aus. Martin kam umgezogen aus seinem Büro.

+ *Jetzt oder nie.*

# *Rasch fort, in ein paar Tagen ist alles wieder normal.*

Lila hielt die Liste in die Höhe. „Könnte ich dich sprechen?", fragte sie leise.

+ *Schlechter Zeitpunkt. Doch es muss sein, sonst verlässt dich der Mut.*

# *Das wird unangenehm. Aber drücken kannst du dich wohl nicht.*

Martin runzelte die Stirne, dann meinte er kurz. „Natürlich. Sollen wir in mein Büro gehen?"

+ *Nein, es ist ohnehin keiner mehr hier.*

„Nicht nötig."
Martin stellte seine Arzttasche auf den Boden und setzte sich auf die Kante ihres Schreibtisches. „Was gibt es?"
„Ich möchte mit dir schlafen", erklärte sie unverblümt.
*+ Du hast es tatsächlich gesagt!*
*# Wie bitte?*
Martins Augen weiteten sich überrascht, offenbar fehlten ihm die Worte, denn eine geschlagene Minute blieb es totenstill im Raum.
*+ Weiter, ehe er sich erholt. Noch hat er nicht abgelehnt.*
„Ich habe es mir gut überlegt", fuhr Lila hektisch fort. „Ich spüre, dass du nicht abgeneigt wärst. Außerdem hast du reichlich Erfahrung. Also, ich will einfach wissen, wie es ist, wenn man als Frau … verdammt." Lila brach ab, denn auf Martins Gesicht stand der pure Schock.
*+ Das hast du super hingekriegt.*
*# Sie denkt, du wärst ein guter Liebhaber?*
*+ Warum sagt er nichts?*
Eine scheinbar endlos lange Zeit starrte er sie nur an. Dann glitt er vom Schreibtisch und drehte sich um, immer noch kam kein Wort von ihm. Lila fühlte eine kalte Starre in sich aufsteigen.
*# Was für eine verrückte Situation.*
*+ Hast du seine Anzeichen missdeutet? Oh Gott, ist das peinlich.*
„Sag etwas", würgte sie schließlich hervor. „Das Ganze ist für mich schwierig genug. Du hast momentan keine fixe Freundin, und ich würde keine Forderungen stellen …"
„Außer, dass ich dich im Bett befriedige!" Martin drehte sich heftig herum, seine Lippen waren aufeinandergepresst.
# Warum kränkt es dich, dass sie dich benutzen will? Du hast jahrelang Frauen benützt.
„Das ist doch kein Problem für dich …", würgte Lila hervor.
*+ Ist er wütend? Andere würden sich geschmeichelt fühlen.*
„Was glaubst du, was ich bin? Ein verdammter Hengst? Jemand bei dem du dir einen Orgasmus bestellen kannst?"
*# Gib es zu, du möchtest für Lila mehr als das sein.*

+ *Er ist wirklich zornig und beleidigt.*

Sein Gesicht war weiß, seine dunklen Augen waren zu Schlitzen verengt und Lila war froh, dass Blicke nicht töten konnten. Verzweiflung stieg in ihr auf. „Ich wollte einmal das erleben, von dem alle schwärmen." Sie hasste es, dass ihre Stimme unsicher und flehend klang.

+ *Warum reagiert er so böse?*

„Du denkst, mir macht es nichts aus, dass du mich benutzt? Weil ich ohnehin mit jeder ins Bett steige?"

+ *So gesehen hat er es auf den Punkt gebracht, auch wenn du es nicht so gemeint hast.*

# *Warum sollte sie eine andere Meinung von dir haben?*

+ *Ist es so eine Zumutung, mit dir zu schlafen? Er fühlt sich ausgenützt. Wie ein Callboy?*

Sie stand rasch auf und schob die Papiere zusammen. „Es tut mir leid. Vergessen wir das Ganze", krächzte sie. „Du musst zu deinen Visiten."

+ *Hoffentlich geht er, bevor es noch demütigender wird.*

Martin umrundete den Schreibtisch und baute sich vor ihr auf, sie wich zurück. „Du glaubst also, ich kann dir das Paradies im Bett bereiten? Das soll funktionieren? Wie stellst du dir das vor? Dass du dich hinlegst und ich brauche nur ein paar Knöpfe zu drücken? Hältst du mich für eine Maschine? Ohne Herz?"

# *Seit wann hast du ein Herz?*

+ *Du hast überhaupt nicht nachgedacht!*

Lila starrte ihn an. „Soll das heißen, dass du für alle deine Betthäschen Gefühle hattest?"

+ *Niemals.*

Martin ließ von ihr ab, trat ans Fenster und steckte seine Hände in die Hosentaschen. „Wenn du dich mit meinen „Häschen" auf eine Stufe stellst, so lass dir gesagt sein, dass sie zumindest alle scharf auf mich waren." Seine Stimme klirrte vor Kälte. „Du jedoch erwartest, dass ich dich auf Touren bringe. Denkst du, dass Sex eine Einbahnstraße ist?"

*+ Wie hast du nur annehmen können, er würde darauf eingehen?*
Lila hatte seine Signale offenbar falsch verstanden, er fand sie nicht einmal für unverbindlichen Sex anziehend genug.
*# Was will sie von dir?*

„Ich habe begriffen und es tut mir leid", brachte sie hervor. „Bitte, vergiss das Ganze. Du musst zu deinen Visiten, es sind heute viele."
*+ Er soll verschwinden, sonst weinst du vor ihm.*
Stattdessen goss Martin Öl ins Feuer. „Warum kaufst du dir nicht einen Vibrator?" Seine Stimme blieb unversöhnlich. „Einen Orgasmus kannst du dir selbst besorgen."
*+ Es ist genug.*
Sie holte tief Luft. „Bitte, Martin, es tut mir leid, sorry! Es war eine blöde Idee. Die Visiten warten." Sie drehte sich um, weil sie die Tränen nun nicht mehr zurückhalten konnte. Sie hörte jedoch keine Türe klappen, offenbar war Martin immer noch nicht fort. Die Stille dehnte sich aus und Lila versuchte verzweifelt ihre Fassung wiederzugewinnen.

„Du bist eine junge schöne Frau, Lila", vernahm sie Martin hinter sich, nahe, zu nahe. Zum Glück schien er sich beruhigt zu haben. „Du wirst dich wieder verlieben und dann ..."
*+ Genau das willst du jetzt hören.*

„Liebe! Gefühle sind absolut keine Garantie!" Ihre Stimme wurde schrill. „Ich dachte, ich wäre in Patrick verliebt und es hat trotzdem nicht funktioniert."

„Tatsächlich?" Martin stützte seine Hände auf den Schreibtisch und sah sie an. „Warum denkst du, dass es mit mir besser sein würde?"

„Du bist erfahren ..."
*# Sie verdient die Wahrheit.*

„Ich bin ein Egoist", unterbrach er sie. „Ich bin bestimmt keine Offenbarung im Bett. Ich hatte Frauen, das stimmt. Nicht so viele, wie du glaubst, doch ein paar waren es. Das heißt nicht, dass alle begeistert von mir waren.«

*+ Nein? Warum taten sie es dann?*

Lila schnappte überrascht nach Luft. „Aber ...?“ Sie sprach nicht weiter und ihre Frage hing bedeutungsschwer in der Luft.

*# Nur zu! Schreck sie ab.*

„Ich habe eine Röntgenassistentin an die Wand gedrückt, bin mit einer Operationsschwester auf der Toilette verschwunden und hatte eine Sekretärin auf einem Schreibtisch. Und natürlich die unselige Wäschekammer nicht zu vergessen. Keine der Frauen hatte den Wunsch, eines dieser denkwürdigen Ereignisse zu wiederholen. Weil ich nur genommen und mich nicht im Geringsten darum gekümmert habe, dass auch sie auf ihre Kosten kamen.“

*# Das ist die ungeschminkte Wahrheit.*

Lila ließ sich wieder auf ihren Stuhl sinken, Martin war mit wenigen Schritten bei ihr. „Also, vergiss es. Du wolltest mich benützen, um guten Sex zu erleben und ich bin so fair, dir gleich zu sagen, dass ich dir das nicht bieten kann. Deswegen behalten wir die berufliche Ebene bei. Schließlich mögen wir uns nicht einmal sonderlich!“

*# Lügner.*

*+ Das war früher.*

Natürlich hatten sie keinen guten Start gehabt, jedoch mittlerweile hatte Lila gedacht, dass sie sich näher gekommen wären. Sie zumindest hatte ihre Meinung über ihn geändert, aber offenbar hatte sie sein Geständnis vom Vorabend überbewertet. Sie wollte keine Spielchen mehr spielen.

*+ Wenn du noch eine geringe Chance haben willst, deine Beziehung wenigstens auf beruflicher Ebene zu retten, dann heraus mit der Wahrheit.*

„Das stimmt für mich nicht mehr“, entgegnete sie und freute sich, dass ihre Stimme an Festigkeit gewonnen hatte. „Ich konnte dich am Anfang nicht leiden, aber in der Zwischenzeit schätze ich dich, als Arzt und als Mensch und als ... Mann.«

*# Wie kommt sie zu dieser hohen Meinung, zu dieser Kehrtwendung?*

Ihre Geradlinigkeit verblüffte ihn dermaßen, dass er sich aufrichtete und zu seiner Tasche ging.
# *Bestärk sie nicht auch noch!*
Seine Antwort kam schroff und kurz. „Und das hätte dir genügt, um mit mir ins Bett zu steigen? Armselig." Mit drei Schritten war er bei der Türe und riss sie auf. Lila spürte Hitze in sich aufsteigen.
+ *Er hat nicht erwähnt, dass er ebenfalls Sympathien für dich entwickelt hätte.*
Die Demütigung war perfekt. Ihr Blick fiel auf die Computerliste, sie sprang auf und eilte zur Türe. Sie wäre fast in ihn hineingerannt, denn er war unmittelbar vor der Türe stehen geblieben.

„Und gestern? Was war das?" Ihre Stimme klang halb erstickt.
+ *Hatte das keinerlei Bedeutung?*
# *Nichts sagen.*
Martin nahm ihr schweigend die Liste aus der Hand, drehte sich um und ging zum Wagen.
# *Feigling.*

## 24 Die Abmachung

Lila liebte es, im Garten zu sitzen und die zunehmende Dunkelheit wie eine schützende Decke über sich willkommen zu heißen. Heute jedoch fand sie keinen Frieden. Nur schwer hatte sie sich auf Sophie und Anna konzentrieren können, der Nachmittag war endlos lange gewesen. Der saure Geschmack der Zurückweisung durchdrang sie von innen her und quoll aus ihr heraus.

+ *Wie kannst du Martin jemals wieder gegenübertreten?*

Sie bereute ihren Vorstoß inzwischen bitter.

+ *Du hast die Grenzen überschritten und es ist gewaltig schiefgegangen.*

Martin hatte sich beleidigt gefühlt. Er wollte nicht den Callboy für sie spielen. Sie hätte ihn nur benützen wollen, seine Worte waren scharf wie Messerklingen durch sie gedrungen.

+ *Und er hat Recht.*

Tatsächlich hatte sie gedacht, er würde ihr etwas schenken können, von dem sie geglaubt hatte, es erleben zu müssen.

+ *Du wolltest dir eine Portion Sex bestellen, wie eine Pizza beim Italiener an der Ecke. Wie konntest du nur ernsthaft glauben, dass das funktionieren würde?*

Sie hatte Martin unterstellt, dass er es mit jeder x-beliebigen Frau treiben würde. Dabei hätte sie es nach dem Gespräch am vergangenen Abend besser wissen müssen.

+ *Er ist fassungslos gewesen.*

Jemand setzte sich neben sie. Überrascht erkannte sie Martin. Der Kloß in ihrem Hals wurde riesengroß, während die Tränen zu fließen begannen.

„Es tut mir furchtbar leid“, brachte sie erstickt hervor.

Zu ihrer Überraschung zog er sie in seine Arme. Sie wehrte und versteifte sich, doch er blieb beharrlich und drückte sie fester. „Mir tut es leid“, betonte er, seine Stimme klang rau. „Ich wollte dir keine dermaßen rüde Abfuhr erteilen. Ich will dich überhaupt nicht abweisen. Aber das, was immer da zwischen dir und mir ist, auf eine Ebene zu stellen, die …“

*# Du drückst das klar aus, toll.*
*+ Was meint er?*
Minutenlange Stille senkte sich über sie, in der Martin sie in den Armen hielt. Lila sprach als Erste. „Ich habe nicht bedacht, dass es für dich so klingen muss, als wollte ich dich benützen. Du bist der Einzige, den ich gefragt hätte ... es war verrückt ... Ich wollte herausfinden ..." Lila brach verlegen ab und wand sich aus seiner Umarmung.
*+ Kann die Situation noch verfahrener werden?*
„Was?", hakte Martin nach.
*+ Du musst es aussprechen, du bist ohnehin heute schon genug ins Fettnäpfchen getreten.*
„Ich wollte einmal erleben, ob zwischen Mann und Frau auch mehr sein kann, als eine Art angenehmes Gefühl. Ob diese Ekstase, von der man ständig liest, wirklich existiert. Für dich klingt das lächerlich, aber ..." Sie brach ab, als sie Martins schockiertes Gesicht bemerkte, und senkte verlegen den Kopf.
*+ Das wird immer peinlicher.*
*# Will sie damit sagen, sie hat noch nie ...*
„Es liegt an mir, es gibt Frauen, für die das nicht ..." Sie stockte wieder. „Nicht alle Frauen hatten bei dir ... Vergnügen, ein paar gab aber es schon, oder nicht?"
*+ Wenn er dich verspottet, dann hast du das verdient!*
Martin atmete heftig aus und lehnte sich zurück. Auf einmal lachte er, nicht spöttisch, sondern befreit. Sie zuckte zusammen.
*# Was ist los mit dir, dass du das Problem nicht gleich erkannt hast?*
*+ Er macht sich lustig über dich.*
„Ich lache mich selbst aus, Lila, weil ich dermaßen schwer von Begriff war«, erklärte er, als sie von ihm abrückte. „Du hast noch nie ...?" Sie biss sich auf die Lippen, er berührte ihre Wange.
*# Verbock es jetzt nicht!*
So fuhr er mit der ganzen Sanftheit, zu der er fähig war, fort. „Dein Mann war ungeschickt und unsensibel." Lila schluckte, dann

zuckte sie kaum merklich die Achseln. „Ich weiß es nicht, ich hatte ja nur ihn ..."

+ *Willst du weitere Peinlichkeiten enthüllen?*

Martin erhob sich und trat ein paar Schritte weg. Bei diesem Thema war es vermutlich für beide besser, Abstand zu gewinnen. Lila stand unter Anspannung und er wollte nichts anderes als sie in den Armen zu halten und ihr sämtliche Zweifel an ihrer Weiblichkeit nehmen.

# *Du hättest sie einfach in dein Schlafzimmer zerren sollen!*

Aber solche Gedanken weiterzuspinnen, würde ihm seine letzte Selbstbeherrschung rauben.

+ *Aufspringen und ins Haus rennen ... nein, das ist kindisch.*

„Dein Mann war dein erster Liebhaber?" Lila nickte beschämt, doch Martin fuhr rasch fort. „Zwischen Vergewaltigung und heißer Leidenschaft existieren tausende Abstufungen und normalerweise finden die meisten einen Weg, der für beide passt. Es gibt kein ›Richtig‹ oder ›Falsch‹. Allerdings sollte kein Partner auf der Strecke bleiben, sonst ist einer der Beteiligten ein Egoist und das ist nach meinen Erfahrungen zu 90 Prozent der Mann."

„Aber manche Frauen können nicht", flüsterte Lila. „Das ist wissenschaftlich erwiesen."

„Tatsächlich? Wo steht das? Das haben Männer erfunden, die sich nicht die Mühe machten, sich um die Dame mehr zu bemühen. Früher wollte man doch gar nicht, dass die Frauen Genuss verspürten. Die Herren hatten Angst, die Damen könnten ihren Spaß auch woanders finden. Im Grunde genommen sind wir Männer immer noch Höhlenmenschen."

Lila zog ihre Beine auf die Bank und umschlang die Knie mit beiden Armen. „Wenn es stimmt, was du sagst, muss ich mir einen Liebhaber suchen."

# *Nein!*

+ *Führst du dieses Gespräch wirklich mit deinem CHEF?*

„Du bist nicht frigide", knurrte Martin böse und strich sich eine Haarsträhne aus der Stirn.

„Ich wette, deine Frauen hatten alle multiple Orgasmen."
+ *Was gibst du denn für einen Unsinn von dir?*
Martin musste lachen. „Wo hast du das gelesen?"

„Tut mir leid. Ich bin daneben, wie heute schon den ganzen Tag. Bitte, lass uns das Gespräch in der Praxis und das jetzt vergessen. Wir machen morgen normal weiter."
+ *Als ob das möglich wäre! Träum weiter.*
# *Das wäre das Beste. Warum gehst du nicht gleich darauf ein?*
Martin schwieg und rührte sich nicht.
+ *Offenbar hast du alles verspielt!*

„Ist es dir lieber, wenn wir nicht mehr zusammenarbeiten?" Lilas zaghafte Stimme drang wieder durch.
# *Auf keinen Fall.*
Martin drehte sich heftig herum. „Bist du wahnsinnig? Ich werde nicht die beste Assistentin, die ich je hatte, wegen so einer Lappalie verlieren! Lila darum geht es nicht!" Er musste sich räuspern. „Aber ich habe dir heute die Wahrheit gesagt. Die Meinung, die du über mich hast, als Verführer …"
# *Das bin ich nicht!*

„Ich kann dich nur wiederholt bitten, es zu vergessen!" Lila schluckte. „Es tut mir von Herzen leid. Ich werde nie wieder …"
+ *Wie kann er das verzeihen?*
Martin schüttelte den Kopf. „Nachdem du so ehrlich warst, erzähle ich dir auch ein Stück von mir.« Er holte Luft. „Du wolltest mich quasi engagieren, damit ich dir einen Orgasmus frei Haus liefere? Du siehst in mir etwas, was nie da war. Ich hatte zahlreiche Frauen nur aus dem Grund, weil sie verfügbar waren. Sie warfen sich mir an den Hals, ich habe keinen Gedanken verschwendet, wie ich ihnen größtmögliches Vergnügen bereiten könnte. Gefühle waren dabei nie im Spiel, nur das nackte Konsumieren. Dein Mann hat dich betrogen? Ich war auch nicht besser. Ich war meiner Frau niemals treu, weder vor noch nach der Hochzeit. Ich war nicht wählerisch und damals hätte ich nach deinem heutigen Antrag nicht gezögert, dich in die nächste Wäschekammer zu zerren."

# *Genau das hättest du getan.*

Lila spürte, wie die Hitze in ihre Wangen stieg, doch er sah es nicht, da er mit dem Rücken zu ihr stand und fortfuhr: „Ich nahm fast jede, die mich haben wollte. Mangel hatte ich keinen, für diese Frauen war es eine Art Sport sich einen Arzt zu schnappen. Für viele Damen war ich auch nur eine Kerbe in ihrer Bettkante und die meisten meinten nicht mich als Mann, sondern den Weißkittel. So billig habe ich mich hergegeben!"

# *Was denkt sie jetzt?*

Martin drehte sich um und bereute es sofort, denn er sah, wie Entsetzen und Enttäuschung wellenförmig über Lilas Gesicht glitten. Vielleicht hätte er doch nicht so offen sein sollen? Dabei fehlte ohnehin noch das Wichtigste.

# Deine Schuld, die du nie wieder gutmachen kannst.

Der Frau, die ihn jetzt mit großen Augen anstarrte, hatte er jedoch genug zugemutet. Es war besser, dass die schmutzigen unschönen Details für immer in seinem Gedächtnis begraben sein würden. Es waren schließlich acht Jahre vergangen.

+ *Er wartet. Hat er etwas gefragt?*

Was blieb, waren die Nächte, in denen ihn die Dämonen seiner Vergangenheit heimsuchten, um ihm den Schlaf zu rauben. Lilas Stimme durchbrach die unwillkommenen Gedanken.

„Hier im Ort hast du momentan keine ...", brachte Lila endlich heraus.

Martin schüttelte den Kopf. „Nein. Ich hatte am Anfang einige Beziehungen zu bestimmten Frauen hier, von denen ich hoffte, sie würden keinerlei Erwartungen an mich stellen. Aber schon länger nicht mehr."

+ *Er hat nichts zu geben ...*

Wenn Martin die Wahrheit sprach, dann konnte Lila von Glück sagen, dass er nicht auf ihre tollpatschigen Avancen eingegangen war, sonst wäre sie noch vom Regen in die Traufe geraten.

+ *Vermutlich wärst du auch in seinem Bett kalt geblieben.*

Eigentlich müsste sie jubilieren, dass sie dem Henker entronnen war. Tatsächlich verspürte sie jedoch eine gewaltige Traurigkeit.

+ *Du wärst Martin gerne näher gekommen.*

Ihn als Orgasmusspender zu benützen und hinterher zu entsorgen, schien ihr auf einmal eine von Anfang an zum Scheitern verurteilte Aktion gewesen zu sein.

+ *Eine verrückte, blöde Idee.*

Martin beobachtete ihr Mienenspiel mit Reue, als ihm ein spontaner Einfall kam, den er, ohne genauer nachzudenken, gleich aussprach.

„Lila, ich möchte dir etwas schenken, nein, falsch, es wäre ein Geschenk für uns beide."

# *Willst du das wirklich?*

Sie hob den Kopf und bemerkte Unsicherheit in seinen Augen. Martin war im Allgemeinen das Selbstbewusstsein in Person. „Dein Ex hat dir, so scheint es echte Zweifel eingeimpft, dass du jemals wie eine Frau würdest empfinden können."

+ *Stimmt.*

„Willst du es ausprobieren?"

„Das klingt, als ob du doch ..."

+ *Was jetzt?*

„Auf jeden Fall. Das tue ich!" Martin bekräftigte seine Aussage durch ein heftiges Nicken. „Daran bestand niemals ein Zweifel! Aber ich möchte es auf meine Art, auf eine langsame Art. Wenn du einverstanden bist."

„Was bedeutet das?"

# *Gib es zu, du hast schon lange nichts mehr so spannend gefunden.*

„Ein Höhepunkt muss erkämpft werden. Du musst auch die Wanderung davor machen", erklärte er sanft. „Kein Gipfel kann erstiegen werden, indem man ohne Mühe hinauf hüpft. Je größer die Anstrengung, desto überwältigender das Gipfelerlebnis."

+ *Vergleicht er den Akt zwischen Mann und Frau tatsächlich mit einer Bergtour?*

»Ich habe keine Ahnung, wie ...« Lila klang verzweifelt. Martin lächelte leicht, als er ihre verwirrte Miene sah. „Du musst gar nichts tun. Ich bin der Bergführer und ich bringe dich sicher zur Spitze. Du musst mir versprechen, dass du mir vertraust und keine Angst bekommst, wenn du ins Tal blickst. Denn ein Umkehren werde ich nicht zulassen. Allerdings habe ich genug Selbstvertrauen, dass ich dich dazu verleiten werde, das gar nicht zu wollen. Wir werden gemeinsam den Gipfel erreichen, vielleicht nicht gleichzeitig, aber als Kavalier werde ich dafür sorgen, dass du als Erste ankommst."

*# Wenn du dir da nicht zu viel vorgenommen hast!*

*+ Wie kann er über ein so heikles Thema so locker sprechen?*

Martin zog sie zur Bank zurück und sie ließen sich darauf sinken. „Ich erkläre es dir konkret", setzte er an. „Sex als Teil von Erotik ist das Höchste. Er wird zum Genuss in mehreren Stufen. Vieles im Leben kann erregend sein, schöne Bilder, berauschende Musik und aufregende Begebenheiten, aber auch ein delikates Essen mit einem Glas Sekt oder Wein. Langsam auf der Zunge zergehen lassen ist das Motto, nicht hinunterschlingen. Wir werden uns viel Zeit nehmen. Ich werde mir viel ausdenken, um dich auf verschiedenen Ebenen zu verführen. Bist du einverstanden?"

*# Hoffentlich sagt sie ja.*

Bei seinen Worten spürte sie ein inneres Prickeln, das sich in angenehmer Weise nach außen übertrug und ihr Gesicht zum Strahlen brachte. „Das willst du wirklich tun? Für mich?"

*+ Das klingt nach harter Arbeit für ihn.*

Martin strich mit den Fingerspitzen zart über ihre Wangen, leicht wie eine Feder. Lila fühlte Wärme tief in ihrem Bauch.

„Ich werde es versuchen, Lila", flüsterte er, dass seine Stimme wie ein Hauch über sie hinweg glitt. "Du musst wissen, dass ich genauso ein Anfänger bin wie du. Bis jetzt hatte ich noch bei keiner Frau das Bedürfnis, diese Art Erotik mit ihr zu genießen."

# *Aber mit Lila wird es spannend wie eine aufregende Achterbahnfahrt.*
+ *Das ist der nackte Wahnsinn!*
Er zog seine Finger zurück und Lila spürte sich unvermittelt verlassen und leer. „Eine Bedingung", erklärte er. „Es bleibt unter uns. Es gibt keine Beziehung zwischen uns, sieh es als körperliches Arrangement. Ich werde dich nicht zu Kindergartenfesten begleiten oder dich zum Dorfball einladen. In der Öffentlichkeit bin ich dein Chef und du meine Assistentin, nicht mehr und nicht weniger."
+ *Er hat Angst, du könntest dich verlieben.*
# *Ob sie darauf eingeht?*

„Brauchst du Bedenkzeit?" Lila schüttelte den Kopf.

# *Sie macht es tatsächlich.*
Zum ersten Mal seit langem freute sich Martin auf den nächsten Tag. Er stand auf und meinte mit Bedauern in der Stimme. „Es ist spät." Lila hob den Kopf. „Wird es funktionieren?"
+ *Eine rein körperliche Affäre ohne Gefühle?*

„Das wird von uns beiden abhängen. Im fortgeschrittenen Stadium ist deine Mitarbeit unumgänglich. Aber das hat Zeit."

Lila sah ihm nach. Zahlreiche Empfindungen überschwemmten sie, aber im Vordergrund stand prickelnde Freude. Ihr Leben startete nochmals durch.
+ *Nur ein Idiot würde das nicht tun. Und du bist keiner!*
Später lag der kleine Schmetterling auf ihrer Handfläche. „Soll ich es wagen, Marie?", flüsterte Lila leise und kam sich ein wenig albern vor, dass sie einen Plastikschmetterling um Rat fragte. Oder ihr totes Kind, das als winziges Baby gestorben war und niemals die Liebe zwischen Mann und Frau hatte erleben dürfen.
+ *Im Grunde genommen bist auch du in einem Kokon und musst fliegen lernen.*
Mit dem Schlüpfen aus einer Puppe hatte Marie Erfahrung.
+ *Das ergibt für dich Sinn.*

## 25 Der erste Schritt der Verführung

Vor dem Computer in der Ordination lag ein zartrosa-farbenes Kuvert. Es war zugeklebt und in Martins geschwungener Handschrift war ihr Name zu lesen. Sie wollte es gerade öffnen, als Martin hinzukam.

„Halt“, bremste er sie. „Das ist ein Privatbrief. Der wird nicht während der Arbeitszeit gelesen.“

+ *Das darf nicht wahr sein!*

Sie starrte ihn an, er blinzelte kurz. „Du musst deine Neugierde bezähmen, Vorfreude ist das Beste.“

„Woher weiß ich, dass es etwas Schönes ist?“

+ *Bis Mittag warten, der spinnt doch!*

# *Gut, dass alle Frauen neugierig sind.*

„Keine Kündigung, soviel verrate ich dir. Und wage es nicht, das Kuvert zu öffnen. Ich werde später überprüfen, ob es verschlossen ist.“

+ *Wie gemein!*

„Du hättest es mir auch erst nach der Sprechstunde geben können!“, beschwerte sie sich. Doch Martin lachte nur. „Wo bliebe dann der Spaß?“ Lila steckte den Umschlag in ihre Handtasche. Einen Topf mit Wasserdampf hatte sie nicht zur Verfügung. Sie würde sich tatsächlich gedulden müssen. Obwohl an diesem Vormittag einiges los war, ertappte sie sich mehrmals dabei, dass sie zur Tasche schielte. Als der letzte Patient im Ordinationszimmer verschwunden war, holte sie das rosa Kuvert nochmals heraus und ertastete es vorsichtig mit den Fingern.

+ *Ein Gegenstand ist nicht darin.*

In diesem Augenblick entließ Martin Herrn Beck mit ein paar freundlichen Worten. „Lila, da wäre noch ein Rezept.“

Lila ließ den Brief fallen, als ob sie sich verbrannt hätte. „Sofort.“ Sie beugte sich zum Computer und druckte das Rezept aus. Herr Beck verabschiedete sich und verschwand. Lila suchte im Computer nach der Liste für die Visiten, als Martin neben sie trat. „Jetzt darfst du hineinschauen.“

„Meine Zeit ist noch nicht um“, entgegnete sie. „Ihre Liste, Herr Doktor Stern.“

„Dankeschön, Schwester Lila.“

# *Sie platzt vor Neugierde.*

Betont langsam setzte sie den Brieföffner an und schlitzte das Kuvert auf. Zwei Eintrittskarten fielen heraus. Sie waren für das Musical „All you need is Love“ in Ingolstadt am Samstag. Ein kleines Billet war dabei.

***Du kannst mit Grete gehen. Aber ich würde mich freuen, wenn du mich mitnimmst. Martin***

+ *Woher hat er gewusst, dass du ein Fan der Beatles bist?*

# *Sie strahlt. Offenbar ist es das Richtige!*

„Nimmst du mich mit?“ Seine Stimme hatte einen weichen Klang bekommen.

+ *Wen denn sonst?*

„Ja“, erwiderte sie einfach. »Danke!« Dieses eine Wort erschien ihr so wenig, aber ihr begeisterter Tonfall sprach Bände.

+ *Möglicherweise wirst du dich in Martin verlieben. Stopp, für ihn bist du nur ein Experiment!*

Vielleicht auch nicht. Sie verbrachte einen Teil des Nachmittags mit ihren Töchtern auf dem Spielplatz. Danach half sie Grete beim Hausputz, während Sophie ihre Lieblingssendung im Fernsehen ansah und Anna versuchte, ein Bild mit Wasserfarben in der Küche zu malen. Grete bemerkte die Veränderung an ihr, aber sie fragte nicht nach, sondern warf Lila lediglich verschiedene Blicke zu. Schließlich bat Lila sie, ob sie am Samstag auf Sophie und Anna aufpassen könnte, und erklärte ihr warum.

„Martin und du?“ Grete schüttelte den Kopf. „Offenbar mögt ihr euch inzwischen?“

+ *Für einen Sex-Test!*

„Sieht ganz so aus.“

„Ist es nicht zu früh für dich, Lila? Du bist erst seit fünf Monaten von deinem Mann getrennt ...“

+ *Ist es jetzt Grete, die skeptisch ist? Sie war doch immer begeistert von Martin?*

„Er hat sich schon länger von mir entfernt", erwiderte sie. »Mir fehlte so viel in meiner Ehe, das wird mir immer mehr bewusst.«

+ *Eigentlich alles.*

„Bei Martin vermisst du nichts?"

+ *Du hast die Hoffnung, dass es so sein wird.*

Lila wurde traurig. „Ich möchte das Risiko eingehen. Das Schlimmste ist mir schon passiert!"

+ *Mein Kleines ist tot.*

Grete warf ihren Putzlumpen ins Wischwasser und zog ihre Gummihandschuhe aus. „Denkst du, Maries Tod macht dich immun gegen andere Schmerzen?"

+ *Das glaubst du tatsächlich.*

Lila wurde still. Grete war mit zwei Schritten bei ihr und zog sie an sich „Hör in dich hinein. Vertrau auf dich. Wie sagte doch Demokrit: ‚Mut steht am Anfang des Handelns und Glück am Ende.' Ich finde, das trifft es."

+ *Grete findet immer die richtigen Worte!*

Die Abendsonne ließ den blauen Schmetterling auf der Fensterbank aufleuchten, die rosaroten Sprenkel stachen deutlich hervor.

+ *Er sieht aus, als würde er gleich wegfliegen.*

Lila schüttelte den Kopf und lachte über sich selbst.

+ *Marie ist nicht da, aber sie hat Grete in dein Leben gebracht.*

Indirekt stimmte das sogar. Sie nahm den Schmetterling in ihre Hand. Es war nur ein Spielzeug aus Plastik.

+ *Oder doch viel mehr.*

## 26 Mit allen Sinnen

Am Mittwoch stand ein Strauß Wiesenblumen in einer roten Vase neben dem Computer.

***Riechen und schauen,*** las Lila auf dem beigelegten Kärtchen. Genau das tat sie dann mindestens jede Viertelstunde.

Am Donnerstag fand sie zwei handgemachte Schokopralinen.

***Schmecken und genießen,*** war diesmal der Text auf einem Notizzettel daneben. Als Martin zu den Visiten aufbrechen wollte, hielt sie ihm eine der Schokoladeköstlichkeiten hin. „Geteilte Freude ist doppelte Freude." Martin schnappte sich die Praline ohne Hände, dabei berührten seine Lippen ihre Finger. Sie zog rasch die Hand zurück, als hätte sie einen Stromschlag erhalten. Nur mit Anstrengung widerstand sie der Versuchung, seinen Mund mit dem Finger nachzuziehen.

+ *Was ist los mit dir?*

Patrick hatte sie nie zu solchen Frivolitäten verleitet. Martin genoss den Geschmack mit geschlossenen Augen. Lila beobachtete ihn fasziniert. Nach einer halben Minute hielt er ihren Blick sekundenlang wortlos fest.

+ *Eine Augenfarbe wie flüssige, dunkle Schokolade.*

# *Wie kann sie sich für keine sinnliche Frau halten?*

Martin griff zur zweiten Praline und hob sie mit zwei Fingern noch.

„Du bist dran", befahl er. Lila zögerte kurz, ehe sie es ihm gleichtat. Er hatte keine Hemmungen, seine Bedürfnisse auszuleben, sondern strich mit dem Daumen zart über ihre Lippen. Lila spürte ein Kribbeln, das vom Kopf aus ihren ganzen Körper erfasste.

+ *Hoffentlich berührt er dich nochmals.*

# *Zieh dich zurück, du willst es langsam angehen!*

Gehorsam schloss sie die Augen. Der Geschmack war intensiv und lustvoll. Die cremige Schokolade schmolz in ihrem Mund und das Aroma verteilte sich in jeden Mundwinkel. Als sie aufsah, war sie allein.

+ *Du bist enttäuscht. Und erregt.*

Während sie am Nachmittag mit den Kindern spielte, kreisten ihre Gedanken des Öfteren um Martins Verführungsspiel.
+ *Ist es ein Spiel? Dann solltest du mitspielen.*
Lila beschloss, aktiv zu werden. Am Freitag drückte sie Martin einen selbstgebackenen Käse-Muffin in die Hand.

„Deine Wegzehrung“, erklärte sie. Er lächelte, biss gleich hinein und verzog genießerisch das Gesicht.
# *Sie lernt schnell!*
Obwohl sie sich noch nicht richtig berührt geschweige denn geküsst hatten, loderte ein spannungsgeladenes Knistern zwischen ihnen. Lila fiel der Gedanke an ihre Abmachung immer schwerer.
+ *Es ist nur eine Art geschäftlicher Vereinbarung.*
An diesem Abend war Martin nach München gefahren und er wollte über Nacht bleiben. Er hatte ihr keinen Grund genannt, nur dass er rechtzeitig zum Musical in Ingolstadt zurück sein würde. Sie hoffte, dass er keine Geliebte besuchte.
+ *Untreue kannst du kein zweites Mal verkraften.*
War ihre Eifersucht überhaupt gerechtfertigt? Martin hatte ihr keinerlei Versprechungen gemacht.
+ *Du bist nicht seine offizielle Freundin.*
Ohne Zweifel erlebte sie mit Martin eine neue Dimension des Begehrens. Sie konnte es nicht einordnen geschweige denn beherrschen.
+ *Ist es rein körperlich oder mehr? Was tut er in München?*
Als Ablenkung dachte Lila daher zum ersten Mal wieder an Gerold und seine Verbissenheit, die Umstände um den Tod seines Freundes aufklären zu wollen. Sie rief ihn an und er erzählte ihr, dass er eventuell im Winter für ein paar Monate nach Cali fliegen würde. Er wollte dort beim Hilfsprojekt seines Klosters, welches sich um Straßenkinder kümmerte, mithelfen.
+ *Muss er gleich so weit weggehen? Er wird dir entsetzlich fehlen.*

„Was ist mit deinen Recherchen?“

„Ich habe eingesehen, dass es zu nichts führt.“ Resignation klang aus seiner Stimme. „Es wird noch dauern, bis ich loslassen kann. Aber ich versuche es.“

+ *Warum hast du jetzt auf einmal das Gefühl, dass das falsch ist?*

Der Samstag war Lila lang erschienen, obwohl sie mit den Mädchen einen ausgedehnten Waldspaziergang gemacht hatte und am Nachmittag bei Babs zum Kaffee eingeladen gewesen war. Bruder Gerold ging ihr ebenfalls nicht aus dem Kopf.

+ Weshalb will er plötzlich aufgeben?

Sie war pünktlich fertig, die Kinder wollten sie jedoch nicht loslassen. Offenbar hatte sich ihre Aufregung auf Sophie und Anna übertragen. Sie spielte Memory mit ihnen, trotzdem weinte Anna und wollte nicht, dass ihre Mama fortging. Zum Glück sprang Grete ein und lenkte die Kinder mit einem neuen Vorlesebuch ab. Dann stand Martin in der Türe.

# *Sie sieht wunderschön aus. Achtung, nicht gleich über sie herfallen. Gib deine Blumen ab.*

Er überreichte Grete den Strauß und bedankte sich dafür, dass sie auf die Kinder aufpasste. Für diesen heißen Sommerabend hatte Lila ein Top mit einem luftigen Rock gewählt. Martin wirkte attraktiv in schwarzen Jeans und einem rot-schwarz gemusterten Hemd, mit aufgekrempelten Ärmeln. Während der Aufführung flüsterten sie sich gegenseitig Bemerkungen über das Stück ins Ohr und Lila fühlte sich begehrt, wie schon lange nicht mehr.

+ *Als ob er wirklich dein Freund wäre.*

# *Die Musik gefällt ihr offenbar so gut wie dir.*

+ *Die Sänger sind echt einmalig.*

# *Wie kommt sie nur auf die Idee, dass sie keine Leidenschaft hat? Beeindruckend, wie sie sich vom Rhythmus mitreißen lässt.*

Nach dem Ende der Show führte Martin sie in ein gemütliches Lokal mit Gastgarten. Für Lila war die griechische Küche eine Premiere. Beide ließen sich die ersten Bissen langsam auf der Zunge zergehen und versuchten die Gewürze zu erraten.

# *Sie ist Sinnlichkeit pur. Ich werde sie dazu bringen, dass sie nie mehr daran zweifelt.*

Sie sprachen über vieles und merkten gar nicht, wie die Zeit verging. Lila erzählte Martin auch von ihrem Vater und er war fassungslos, dass ihre Mutter so hatte handeln können. »Schade, dass dein Vater offenbar nicht über seinen Schatten springen konnte und den Kontakt zu dir aufrechterhalten hat«, meinte er bedauernd.

+ *Wie viel Zeit hätten wir noch miteinander haben können!*

„Wer war der blonde Mann letztens?", fragte er plötzlich.

# *Wie kommst du dazu, das zu fragen?*

„Du meinst Bruder Gerold?"

„Bruder?"

„Er ist mein Seelsorger. Nach Maries Tod kam er zu mir ..." Sie runzelte die Stirn. „Das ist eine längere Geschichte."

+ *Will er das tatsächlich hören?*

Martin hielt eine Gabel Moussaka hoch. „Dann solltest du gleich anfangen", und schob sie in den Mund.

+ *Warum nicht?*

Lila erzählte von Jonas und Gerold. Er unterbrach sie kein einziges Mal. Als sie jedoch die künstliche Befruchtung in Stettin und die polnischen Geburtsurkunden erwähnte, zeigte sich deutlich Skepsis auf seinem Gesicht.

# *Unmöglich.*

Natürlich bemerkte Lila seine Skepsis. „Du glaubst es nicht?"

„Nein. Du bist Krankenschwester, du weißt, warum. Zur damaligen Zeit gab es keine künstliche Befruchtung und schon gar nicht in Polen. Überlege einmal, niemand hat jemals gehört, dass ausgerechnet das Klinikum in Stettin ein Vorreiter in Bezug auf Kinderwunsch gewesen wäre."

+ *Das wusstest du ohnehin bereits selbst!*

„Gerold hat mir die Kopien von zwei Geburtsurkunden gezeigt, die belegen, dass beide Söhne der Dirkenreiths in Polen geboren wurden. Als Vater war jedes Mal Gabriel Dirkenreith eingetragen, mit einer Izabela Mucha als Mutter."

„Papier ist willig. Hinter dem Eisernen Vorhang gab es gute Fälscher. Damals war Polen Ostblock pur. Möglicherweise hat Gabriel Dirkenreith die Babys von freiwilligen Müttern gekauft, die ihren Kindern ein besseres Leben ermöglichen wollten. Oder illegal, das ist moralisch verwerflich und peinlich, wenn es herauskommt, doch kein Grund seinen Adoptivsohn zu töten."

+ *Wie kommt er bloß darauf?*

# *Sprichst du auch schon von Mord?*

„Tatsache ist, dass der Unfall rund um Jonas ungeklärt ist«, entgegnete Lila. »Gerold hat jahrelang versucht, herauszubekommen, was da am Berg passiert ist. Jetzt will er aufgeben und nach Kolumbien gehen."

+ *Zumindest das Letztere ist verständlich.*

„Vermutlich war es wirklich nur das, was alle glauben, nämlich ein Unglück." Martin winkte nach der Rechnung, da das Lokal sich geleert hatte.

+ *Er sieht ernst aus.*

„Ich wollte uns nicht den Abend verderben."

Martin griff nach ihrer Hand, drehte sie mit der Handfläche nach oben, malte mit den Fingern einen Kreis darauf und drückte einen Kuss in die Mitte. „Es war wunderschön und ich danke dir für dein Vertrauen."

Während der vierzigminütigen Autofahrt unterhielten sie sich über den Bürgermeister und das geplante Sportzentrum im Ort, das momentan das Gesprächsthema Nummer Eins der kleinen Gemeinde Germaringen war.

# *Die Unterhaltung mit ihr ist herrlich unkompliziert.*

+ *Deine Handfläche kribbelt noch immer!*

Vor der Haustüre standen sie voreinander im dunklen Hof, die Außenbeleuchtung reichte nicht zu ihnen herüber. Spontan zog Martin sie in die Arme und drückte seine Lippen auf ihre, ohne mehr zu fordern.

# *Sanft bleiben.*

Lilas Lippen fühlten sich an, als hätte sie ein Stromstoß erschüttert.

+ *Hör nicht auf.*

# *Löse dich von ihr, solange du es noch kannst.*

Martin trat zurück. „Gute Nacht, Lila! Für mich war es ein traumhafter Abend.“

„Für mich auch“, entgegnete sie leise.

Der blaue Schmetterling lag ruhig auf ihrer Handfläche.

+ *Es ist gut, wie es ist.*

## 27 Gibt es Schuld?

Den Sonntag über hielt Lilas gute Laune an. Zwischen ihr und Martin schien sich etwas zu entwickeln. Es war nicht greifbar mit den Händen, unsichtbar für die Augen und unhörbar für ihre Ohren. Ein Gefühl füllte sie von innen heraus mit Wärme und Aufregung.

+ *Er kann zuhören und spricht nicht nur von sich.*

Obwohl es in Strömen regnete und die Temperatur um zehn Grad gesunken war, schien für Lila die Sonne. Mit Regenmänteln und Gummistiefeln spazierte sie mit den Kindern querfeldein und ihre Fröhlichkeit färbte auf die beiden ab. Am Abend rief Martin sie an. „Ich habe ein paar Nachforschungen für dich betrieben, damit du wieder ruhig schlafen kannst", erklärte er ihr. „Es gibt bis heute keine künstlichen Befruchtungen in Stettin.«

+ *Weiß Gerold das? Oder ist er ahnungslos?*

„Tatsache ist, dass Jonas nicht Gabriels Sohn war. Er hatte Blutgruppe 0 und ..."

„Aber du hast dafür nur die Aussage deines Seelsorgers", unterbrach Martin sie.

+ ***Dein** Seelsorger?*

„Stimmt", bestätigte Lila.

+ *Warum sollte Gerold lügen?*

„Das nächste Mal gehe ich nicht nach einem züchtigen Kuss nach Hause", traf Martins Bemerkung sie unvermittelt.

+ *Hoffentlich.*

„Nein?" Es klang in ihren eigenen Ohren albern, aber Martin schien nichts daran auszusetzen zu haben. „Nein", wiederholte er. „Überlege es dir gut." Damit legte er auf.

+ *Da gibt es nichts zu bedenken.*

Am Montag nach der Arbeit lud Martin sie zu einem Picknick am Bach ein. „Wir treffen uns am Mittwoch, wenn deine Kinder im Bett sind. Es wird dir gefallen!«

+ *Mit Martin gefällt dir alles!*

Als Martin am nächsten Tag zu den Visiten aufbrach, beugte er sich zu ihr und drückte einen raschen Kuss auf ihren Mund. Er verließ die Praxis mit langen Schritten. Mit dem Zeigefinger berührte sie ihre Lippen. Am Nachmittag meldete sich Gerold über das Videotelefon. Er saß in seinem Arbeitszimmer im Krankenhaus. Die Veränderung, die mit Lila vorgegangen war, blieb ihm nicht verborgen. »Dir geht es besser!«, stellte er fest.

+ *Er hat recht!*

Lila nickte. »In der Nacht ist es noch schlimm.« Dann lenkte sie ab und erzählte von Martins Bericht über die polnische Klinik.

»Das dachte ich mir bereits. Jonas und Patrick sind Adoptivkinder.«

+ *Patrick doch nicht? Wie passt er dazu?*

»Warum dann das Theater mit der künstlichen Befruchtung? Und der DNA-Test?«

Gerold nickte. »Genau das ist das Rätsel, das wir niemals mehr klären werden können. Ich vermute, Patricks DNA-Test ist gefälscht, offiziell wurden beide adoptiert.«

+ *Von wem? Und aus welchem Grund glaubte Gabriel, dass ein Adoptivsohn seine DNA hätte haben können?*

Gerold nahm einen Schluck aus seiner Kaffeetasse. „Ich sehe keinen Zusammenhang zu Jonas‘ Tod. Gabriel wusste von Jonas Herkunft schon Jahre vor seinem Tod. Jonas hingegen erfuhr es vermutlich erst an seinem Todestag.« Gerold strich durch seine Haare. »Er wollte mit mir sprechen, hat mich angerufen. Und ich war nicht erreichbar. Vielleicht ist es meine Schuld ...«

+ *Schuld ist ein furchtbar unnützes Wort.*

„Wegen der Exerzitien musste ich mein Handy ausschalten. Das kann und werde ich mir niemals verzeihen.“ Gerold hob den Kopf. „Entschuldige, es bringt nichts. Wie geht es dir mit deinem Doktor?“

„Er fasziniert mich von Tag zu Tag mehr“, gab Lila zu. „In seiner Nähe fühle ich mich lebendig. Obwohl Marie ...“

„Marie ist tot“, ergänzte Gerold. „Sie ist und bleibt tot, egal was du tust. Hör auf dich, vertrau dir selbst und lass deine Gefühle zu.“

+ *Das sagt Grete auch.*

Lila zog den Schmetterling aus ihrer Tasche und hielt ihn Gerold auf der Handfläche hin. „Ich nehme ihn jeden Tag heraus und spreche mit ihr. Tief in mir, da weiß ich ganz sicher, dass Marie nicht will, dass ich mein Leben vergesse. Aber in der Nacht kommen die Zweifel. Würdest du dich nochmals verlieben, Gerold?“

Er schüttelte den Kopf. „Keiner kann in die Zukunft schauen. Aber mein Weg schließt nicht unbedingt eine Liebe ein, ich gehöre ins Kloster. Mit Jonas bin ich kurzfristig von meinem selbst gewählten Weg abgekommen, aber nun weiß ich, wo mein Platz ist.“

+ *Er scheint sich sicher zu sein.*

Lila nickte. „Es ist schon viel wert, wenn du weißt, wo du zu Hause bist. Ich hoffe, dorthin gelange ich auch.“

+ *Heuchlerin! Du ahnst längst, wo du dich wohlfühlst.*

Der Schmetterling leuchtete kurz im Schein der Lampe, als Lila ihn wieder in ihre Tasche schob.

## 28 Romantik im Regen

Als Lila am Mittwoch in der Früh ankam, standen bereits vier Patienten vor der Türe. Paula war krank und so kamen Martin und sie nicht dazu, ein privates Wort zu wechseln. Seine Liste für Hausbesuche war lang und so trennten sie sich rasch. „Vergiss nicht, am Abend auf unserem Platz!", meinte er nur leise, strich mit seinen Fingerspitzen sanft von ihrer Wange über den Hals, ehe er zum Auto eilte. Lila genoss das Kribbeln, das seine Finger hinterlassen hatten. Schließlich riss sie sich aus ihren Träumereien, räumte auf und holte Sophie und Anna vom Kindergarten ab. Kurz darauf begann es zu regnen und in Lila kroch die Enttäuschung hoch.

+ *Kein Treffen mit Martin!*

Die Kinder waren den ganzen Nachmittag quengelig und Lila war froh, als sie endlich im Bett lagen. Um 19 Uhr prasselte der Regen in einer wahren Sintflut vom Himmel. Lila stand betrübt am Fenster, als ihr Handy klingelte.

„Ich warte schon seit zehn Minuten", unkte Martin.

+ *Er macht Witze.*

„Es schüttet!"

„Hast du keinen Regenmantel oder Gummistiefel? Und einen warmen Pullover? Regen ist Romantik pur! Du wolltest doch etwas erleben?"

+ *Er meint es ernst.*

Lilas Laune besserte sich von einer Sekunde auf die andere. Sie zog sich in Rekordgeschwindigkeit an, gab Grete kurz Bescheid und eilte mit Regenschirm die wenigen Schritte zum Bach hinüber. Zu ihrer Überraschung hatte Martin ein Zeltdach aufgebaut. Auf einem Campingtisch brannten mindestens zwanzig Teelichter. Eine kleine Platte mit Häppchen sowie eine Flasche Wein mit zwei Gläsern stand darauf.

+ *Er hat sich so viel Mühe gegeben!*

# *Dieses Mal hast du sie total überrascht.*

„Nimm Platz", meinte er formvollendet, half ihr aus dem Regenmantel und wies ihr einen Campingstuhl zu, auf dem eine Wolldecke lag. Lila ließ sich fallen. Martin wickelte sie in die Decke und goss ihr ein Glas Wein ein.

+ *Das Geräusch der Regentropfen auf dem Zeltdach ist richtig romantisch.*

„Mach die Augen zu und lass den Wein über deine Zunge gleiten."

+ Ein Sommelière bin ich nicht.

Lila zögerte. „Ich kenne mich mit Wein nicht aus ..."

„Das spielt keine Rolle. Schließ die Augen und sage mir, wonach es schmeckt."

Lila nahm einen Schluck und behielt ihn kurze Zeit im Mund, ehe sie ihn hinunterschluckte. „Es ist ... Wein."

# *Sie kann es besser!*

„Konzentriere dich. Schmeckst du eine Frucht heraus?"

+ *Ist das eine Prüfung?*

Lila probierte nochmals.

+ *Sag irgendetwas.*

„Beeren?«

„Gut", lobte er. Martin nippte am Wein und ließ ihn genießerisch auf der Zunge zergehen. „Fruchtig. Leichte Vanille."

# *Sie genießt zum ersten Mal.*

„Du hast recht", gab Lila überrascht zu.

+ *So hast du Wein noch nie getrunken.*

„Er schmeckt dir?" Martin lächelte und nahm ihr das Glas aus der Hand. Der Regen prasselte auf das Zeltdach. Sie sah sich um. „Es sieht toll aus!"

# *Offenbar gefällt es ihr. Nächster Sinn.*

„Schließ die Augen und höre. Was hörst du, Lila?"

„Regentropfen."

# *So leicht lässt du sie nicht davonkommen!*

„Sämtliche Geräusche, die du wahrnimmst. Zähl sie der Reihe nach auf!", forderte er sie auf.

„Alles?“

„Machen wir ein Spiel daraus: Pro Geräusch gibt es einen Punkt. Jeder Ton gilt, auch das, was du nur in der Ferne hörst.“

Lila schloss wiederum die Augen und konzentrierte sich. „Das Gluckern des Baches ... ein Hund bellt ... unser Fernsehapparat im Haus läuft ... ein Auto auf der Straße ... die Kirchenglocke ... eine Frau ruft ...“

# *Sie ist eine gelehrige Schülerin.*

+ *Das macht richtig Spaß!*

Plötzlich spürte Lila Martins Mund auf ihrem. „Du bist ein Talent“, meinte er, zog sie hoch und küsste sie.

+ *Ist das mein Preis?*

Seine Lippen waren weich und forderten nichts, was sie nicht zu geben bereit war. Martin umarmte sie nicht, sondern hielt nur ihre Hände. Lediglich seine Lippen und seine Zunge eroberten sanft ihren Mund. Lila wurde von einem Kribbeln erfasst, das den gesamten Körper mit einer Gänsehaut überzog. Sie war es, die sich fester an Martin schmiegte und die Arme um seine Hüften schlang. Sie sehnte sich nach seiner Umarmung, und als er endlich die Arme um sie legte, hatte sie das Gefühl, heimzukommen. Der Kuss dauerte lange und war doch viel zu kurz.

# *Stopp, bevor du es nicht mehr kannst.*

+ *Zu wenig.*

Martin löste sich von ihr und holte ein Häppchen vom Tisch. „Der Geschmack fehlt noch. Augen zu, Lila.“

Sie zögerte. „Vertraust du mir nicht?“, fragte er. „Hast du Angst, ich stecke dir eine Fliege in den Mund?“

+ *Hoffentlich nicht.*

Sie schüttelte sich. „Nein.“ Er schob ihr einen Bissen hinein. „Und? Was ist es?“

„Das ist leicht“, erklärte sie. „Edamer Käse.“

„Gut“, lobte er. „Noch ein Versuch.“

Auch das zweite bereitete Lila keine Schwierigkeiten. „Lachs.“ Dann drehte sie sich zum Tisch um.

„Jetzt bist du dran! Du hast es ohnehin einfacher, weil du schon weißt, was auf der Platte ist.“

Martin gehorchte willig. „Salami.“ Sie probierten es abwechselnd mit allen Häppchen.

„Das nächste“, meinte Martin, Lila schloss die Augen und spürte Martins Atem auf ihrer Haut. Seine Zunge fuhr mit behutsamer Zärtlichkeit über ihre Lippen, die sie bereitwillig öffnete.

+ *Das schmeckt am besten!*

# *Halte dich zurück es, ist noch zu früh.*

Hitze stieg in ihr auf und sie konnte gar nicht anders, als sich an ihn zu schmiegen. Endlich erwiderte auch Martin ihre Umarmung.

+ *Es ist doch nur ein Kuss!*

Was sie verspürte, war eine Gewalt in sich, die sie zu überrollen schien. Sie wollte förmlich in Martin hineinkriechen, ihn streicheln, berühren und ihm so nahe sein, wie irgend möglich. Zu ihrer Enttäuschung löste er sich von ihr. „Lila, jetzt wünsche ich mir, wir wären nicht im Freien.“

# *Oder es wäre wenigstens trocken!*

Sie biss sich auf die Lippen und spürte Scham in sich aufsteigen. Sie hatte komplett vergessen, wo sie waren. Martin schien ihre Gefühle zu erahnen. „Es ist okay, Lila!“ Seine Stimme klang besänftigend. „Das ist normal. Es ist in uns. In jedem von uns.“

+ *Diese Seite von dir war dir bis heute unbekannt.*

„Ich habe so etwas noch nie empfunden. Patrick …“

# *Geschichten von ihrem Ex brauchst du gewiss nicht!*

Er unterbrach sie schroff. „Jeder kann, bei manchen dauert es länger. Es zu leugnen oder zu vertuschen macht krank. Du wolltest es entdecken, Lila, jetzt bekomm‹ keine Angst. Du musst die Reise zu Ende machen. Dreh dich nicht um. Der Gipfel rückt näher.“

# *Auch wenn der Weg beschwerlich wird.*

+ *Du willst weitergehen, gib es zu. Aber nicht heute.*

„Es ist spät“, meinte sie leise. „Was kann ich dir helfen?“ sie begann, die Gläser auf die Platte zu stellen.
Martin legte seine Hand über ihre. „Ich habe dich eingeladen, aufräumen gehört dazu. Geh schlafen und träum von mir.“
*+ Ganz bestimmt.*
*# Nur keine Albträume.*
Lila zog sich zurück und sah ihn an. Sekundenlang blickten sie sich in die Augen, dann senkte Martin nochmals den Kopf und küsste sie.
*# Was tust du da?*
*+ Und du bist wieder dort, wo du eigentlich sein willst.*
Dieses Mal war sie es, die sich zurückzog, denn sie hörte Kinderweinen aus dem Haus.

„Sophie“, meinte sie. „sie träumt manchmal schlecht, wenn sie mit neuen Eindrücken nicht fertig wird.“ Sie wollte sich umdrehen und zum Haus laufen, da zog Martin sie nochmals an sich und drückte ihr noch einen Kuss auf den Mund. Er sah ihr nach, bis sie im Haus verschwunden war. Dann begann er, Gläser und Flaschen in den Picknickkorb zu packen.
*# Was um Himmels willen tust du da?*
Hatte er diesen Abend mit Lila tatsächlich genossen? Er hatte kein Recht darauf. Es sollte alles für Lila sein!
*# Lügner. Schon lange hast du dich nicht mehr so wohl gefühlt.*
Aber das durfte er nicht. Seine Schuld war zu groß.
*# Und du kannst es niemals wieder gutmachen.*

## 29 Verwirrung der Gefühle

Martin fühlte sich unwohl.

# *Warum hast du den gestrigen Abend inszeniert?*

Aus einem Wolkengebilde war er wiederum auf dem harten Boden der Tatsachen gelandet.

# *Willst du noch eine Frau unglücklich machen?*

Als Ehemann hatte er total versagt.

# *Du hattest mit Beate Spaß, hast aber kaum Gefühle investiert.*

Im Inneren war er unberührt geblieben. Beim Sex war er immer vorsichtig gewesen. Dennoch war sie kurz vor ihrem Abschlussexamen in seine Wohnung gestürmt.

„Du Idiot", hatte sie geschrien. „Ich bin schwanger! Hast du ein altes Kondom benützt?"

# *Du warst starr vor Schock.*

Dann hatte sie geweint, oder vielmehr hysterisch geschluchzt. Sie würde nie als Ärztin arbeiten können, er hätte ihr alles kaputtgemacht. Sie verlangte eine Ehe, sonst würde sie das Baby loswerden.

# *Eine Abtreibung war dir zuwider.*

Das war etwas, das er im tiefsten Inneren verabscheute. Sie hatten geheiratet. Er war nicht reif gewesen für eine Ehe und schon gar *nicht für ein Kind, doch er wollte sich der Verantwortung stellen.*

# *Aber dann ist alles furchtbar schief gegangen.*

Am Grab seiner Familie hatte er es sich geschworen.

# *Nie mehr!*

Und jetzt war Lila wieder aufgetaucht.

# *Lila hat dich schon damals fasziniert.*

Ihre erfrischende Fröhlichkeit hatte ihn beeindruckt.

# *Du wärst beinahe in Versuchung geraten.*

Nach der „Wäschekammerepisode" hatte ihn ihre Verachtung getroffen. Danach hatte er erst bemerkt, wie sehr Lila sich bereits in sein Herz geschlichen hatte.

# *Aber er wäre ohnehin nicht frei gewesen.*

„Guten Morgen!“
Mit einem Ruck riss sich Martin aus der Vergangenheit, denn Lila wirkte heute nervös.
# *Sie schaut verlegen aus.*
War es nur wegen des gestrigen Regenpicknicks?
# *Es ist mehr, das weißt du!*
Bis jetzt hatte er sich niemals die Mühe gegeben, die Gefühle einer Frau lesen zu wollen. Bevor er noch wusste, was er tat, zog er Lila in sein Zimmer.
+ *Was tut er?*
# *Was tust du?*
„Und?“, fragte er herausfordernd. Sie sah ihn sprachlos an, also fuhr er fort. „Was beschäftigt dich?“ Er zog sie an sich und gab ihr einen sanften Kuss auf die Nasenspitze. „Ich küss es aus dir heraus“, meinte er und drückte seine Lippen auf ihren Mund.
# *Bist du verrückt?*
Sie musste lachen. „Meinst du, dass wir so viel Zeit haben?“
+ *Er benimmt sich seltsam.*
Martin freute sich, dass der sorgenvolle Zug um ihre Mundwinkel verschwunden war. „Wir nehmen sie uns einfach!“, entgegnete er ernsthaft. „Wenn du möchtest, gehe ich hinaus und schließe für heute.«
# *Halt! Willst du, dass sie glaubt, es stecken Gefühle dahinter?*
„Oh Gott, wir wären DAS Gesprächsthema von Germaringen! Also gut.“ Sie löste sich von ihm. „Grete weiß von uns.“
# *Anzunehmen.*
„Sie hat uns gestern gesehen. Ich habe ihr erzählt, dass wir uns von der Charité kennen.“
# *Hoffentlich nicht alles!*
Martin überlegte. „Ich frage mich, wie viel du ihr verraten hast?“ Auf einmal stand die Wäschekammer unheilvoll zwischen ihnen. Lila fühlte zu ihrer Überraschung Ärger in sich aufsteigen.
+ *Traut Martin dir das wirklich zu?*

„Ich habe ihr erzählt, dass ich damals Schwesternschülerin war und wie alle für dich geschwärmt habe …"

„Echt? Das wusste ich gar nicht!", grinste er.

+ *Warum gibst du ihm Munition?*

„Ich habe in dir einen Heiligen gesehen, weil ich es wollte. Einen Gott in Weiß, sozusagen. Bis …" Sie schwieg verwirrt.

+ *Du redest dich um Kopf und Kragen!*

# *Jetzt wird es interessant.*

Martin hielt sie fest und wartete geduldig. Lila versuchte, sich freizumachen. „Ich muss hinaus, ich höre die ersten Patienten."

# *Bestimmt nicht.*

Martin schüttelte den Kopf. „So leicht kommst du nicht davon. Bis ...? Sprich es aus, sonst wird es immer an dir nagen. Es ist die Wäschekammer, nicht wahr?«

+ *Wenn es das nur wäre!*

Sie nagte an ihrer Unterlippe. »Ja, ich war enttäuscht. Und …«

+ *Willst du das wirklich sagen?*

Martin wartete geduldig. Vor der Türe hörte man Stimmen. Lila holte Luft. »Vielleicht hat sich ein winziger Teil von mir gewünscht, dass ich die Frau wäre.«

# *Das kann doch nicht wahr sein!*

+ *Er wirkt total schockiert! Lenk ihn ab.*

Lila fuhr rasch fort. „Heute weiß ich, dass du vielschichtig bist, wie eine Zwiebel. Und dass ich dich gerne Schicht für Schicht erkunden würde."

# *Sie war tatsächlich eifersüchtig! Unglaublich!*

„Angenommen es kommt etwas zum Vorschein, das dir nicht gefällt?"

# *Genau das wird der Fall sein.*

„Das entscheide ich, wenn es so weit ist", erklärte sie diplomatisch. „Darf ich jetzt meine Arbeit machen? Eine Kündigung würde ich gerne vermeiden."

+ *Hoffentlich ignoriert er den Quatsch von vorhin.*

„Da dein Chef so widerlich streng ist, lass ich dich besser gehen!“, schmunzelte er. An der Türe drehte sie sich um. „Es war wunderschön gestern Abend“, meinte sie leise. „Dankeschön.“

# *Auch für mich.*

Der Lärm vom Wartezimmer zeugte von einer stetigen Füllung desselben. Lila öffnete die Türe. Martin ging zum Waschbecken und wusch sich die Hände. „Fangen wir an.“

# *Bevor du sie gleich hier auf deinem Schreibtisch vernaschst!*

Am Ende des Tages ertappte sich Lila dabei, dass sie kein einziges Mal an Marie gedacht hatte. Wie jeden Abend holte sie den blau-rosa Schmetterling hervor und legte ihn auf ihre Handfläche.

+ *Der Schmerz verliert an Kraft.*

Aber er war noch vorhanden.

## 30 Unerwartete Neuigkeiten

Es war bereits nach 18 Uhr, als der Anruf von Henriette kam. „Patrick hat einen Sohn bekommen“, kam sie gleich zum Punkt.

+ *Natürlich freut sie sich, dir das mitteilen zu können.*

„Es wird Zeit, die Scheidung einzureichen, damit Elias seinen Platz als Erbe einnehmen kann.“

+ *Elias. Ein schöner Name, trotz allem.*

„An mir soll es nicht liegen“, bemerkte Lila spitz.

Kurz darauf meldete sich Pater Gerold. „Hallo, Lila“, begrüßte er und strich sich durch das verstrubbelte Haar. „Weißt du schon, dass dein Exmann wieder Vater geworden ist?“

+ *Offenbar hat Gerold verlässliche Quellen.*

„Meine Schwiegermutter hat es mir gerade mitgeteilt. Wenn ich bedenke, dass ich genau heute vor einem Jahr ein Grillfest für Freunde in unserem Garten veranstaltet habe ... Ich wusste noch nichts von Marie ...“

+ *Nein, daran willst du nicht mehr denken.*

„Wo ist dein Schmetterling?“

Lila hob ihn hoch. „Er begleitet mich überall hin.«

Gerold nickte. „Das ist gut!“

+ *Erzähle es ihm!*

„Es ist etwas passiert, ich habe ... ich bin ...“ Lila wusste nicht, wie sie es ausdrücken sollte.

„Du bist ein Stückchen weiter mit deinem Chef?“

+ *Woher kann er das wissen?*

Sie nickte. „Noch kein Liebhaber ... aber es könnte sein ...“

+ *Himmel, du sprichst mit einem Klosterbruder! Immerhin hat er auch geliebt.*

„Welche Bedenken hast du?“

+ *Martin will keine richtige Beziehung.*

„Manchmal gar keine, meist zu viele“, gab sie zu. „Er lenkt mich ab und bringt mich zum Lachen. Aber er hat selbst Probleme und ...“ sie stockte kurz, „... er ist kein Heiliger.“

+ *Blödes Argument. Als ob du das wolltest!*

Gerold lachte. „Das ist anzunehmen. Gerade das Nicht-Perfekt-Sein macht das Menschsein aus."

+ *Du möchtest auch von Martins Erfahrung profitieren.*

„Vor einem Jahr dachte ich, ich würde eine glückliche Ehe führen. Aber wenn ich zurückdenke, dann gab es vieles, was mich gestört hat."

+ *Du hast es hingenommen und schöngeredet!*

Gerold lehnte sich zurück. „Zum damaligen Zeitpunkt war es für dich gut und richtig. Jetzt führt dein Weg dich weiter und es nicht mehr derselbe, den dein Exmann geht. Du hast Verantwortung für zwei Kinder. Deine Mädchen wollen eine glückliche Mutter und deswegen darfst du dich selbst nicht vergessen. Wenn dieser Mann gut für dich ist, dann nütz es aus. Lass es auf dich zukommen."

+ *Du hast Angst, dass das zu wenig ist.*

„Ich fürchte mich vor einer Enttäuschung. Ich kann nicht noch einen Tiefschlag verkraften. Martin hat ebenfalls viel aufzuarbeiten und ich bin bestimmt die Falsche, ihm beistehen zu können."

+ *Das lässt er auch gar nicht zu.*

„Vielleicht braucht er gerade dich!" Gerold räusperte sich. „Jeder muss sich selbst helfen. Andere vermögen Brücken zu bauen, darüber gehen muss man alleine. Übergänge können sich als zu brüchig erweisen, doch wenn du es gar nicht erst versuchst, bereust du es vermutlich noch viel mehr!"

„Bedauerst du, dass du und Jonas nicht schon früher ..."

+ *Traust du dich das wirklich zu fragen?*

Gerold schüttelte den Kopf. „Ich weiß, dass ich im herkömmlichen Sinn gesündigt habe. Als Klosterbruder legt man ein Keuschheitsgelübde ab, freiwillig. Trotzdem glaube ich daran, dass Gefühle heilig sind. Eine dermaßen tiefgehende Empfindung, die Jonas und mich verband, war unmöglich eine Sünde. Es wäre schön gewesen, die wenigen Jahre mit Jonas öfters zusammen verbringen zu können. Trotzdem zählt Qualität, nicht Quantität.

Greif nach deinem Leben, Lila. Es kommt die Zeit, da du den Schmetterling loslassen kannst, aber den Weg dorthin musst du dir selbst freischlagen, wie in einem Urwald mit einer Machete."

+ *Er findet immer anschauliche Bilder!*

Lila lachte bei dem Gedanken. Kinderrufe vor dem Haus zeigten ihr an, dass Grete zurückgekommen war. Kurz darauf hörte sie auch Martins Stimme. Da war jedoch noch eine Sache, die sie mit Gerold abklären wollte. „Glaubst du, dass meine Schwiegereltern an eine künstliche Befruchtung geglaubt haben? Dass Gabriel seinen Samen abgegeben hat, in der Meinung, er würde einer Leihmutter eingespritzt?«

+ *Es klingt ziemlich naiv.*

„Sie könnten es niemals zugeben."

+ *Auch wieder wahr. Wir werden es nie erfahren.*

Martin betrat den Raum und beugte sich zum Laptop. „Hallo Bruder Gerold", begrüßte er den Pater.

„Hallo, Doktor Stern. Ich muss mich verabschieden, das Abendgebet ruft. Halt die Ohren steif." Damit unterbrach Gerold die Verbindung, es wirkte fast wie eine Flucht.

+ *Er fühlt sich unwohl in Martins Gegenwart.*

Martin setzte sich neben Lila und zog sie an sich. „Welche Verschwörungstheorien verfolgt dein Klosterbruder?"

+ *Und Martin mag ihn auch nicht.*

„Du hast selbst gesagt, dass es zur damaligen Zeit noch keine künstliche Befruchtung gab. Kann es sein, dass man es den Leuten vorgemacht hat?"

»Es braucht schon eine Riesenportion Naivität, um darauf hereinzufallen.«

+ *Oder Verzweiflung.*

»Sie haben einfach irgendein Baby verkauft ...«

»Anzunehmen!« Martins Gesicht näherte sich dem ihrem und seine Lippen berührten die ihren zart. Lila konnte sich plötzlich nicht mehr konzentrieren, was sie hatte sagen wollen.

+ *Darauf hast du den ganzen Tag gewartet.*

# *Endlich angekommen.*

## 31 Überraschender Besuch

Zum ersten Mal griff Lila am nächsten Morgen nicht nach dem kleinen Schmetterling. Ihre Gedanken waren bei Martin und dem gestrigen Abend. Sie hatten gemeinsam mit Grete und den Kindern zu Abend gegessen, danach hatte Grete die Kinder ins Bett gebracht und sich früh zurückgezogen. Lila und Martin hatten im Wohnzimmer noch ein Glas Wein getrunken und viel geredet. Er hatte sie oft berührt und zum Abschied nochmals geküsst.

+ *Du bist enttäuscht, dass es nicht weiter gegangen ist.*

Aber das Timing für ihr erstes Mal mit ihm wäre ungünstig gewesen. Im Haus mit Grete und den schlafenden Kindern hätte sie sich nicht entspannen können.

+ *Und auch heute ist ein Treffen nicht möglich.*

Martin musste an einer Sitzung der Gemeinde teilnehmen, die gerade über das neue Sportzentrum verhandelte. Grete war zu ihrer Schwester nach Stuttgart gefahren, die nach einem Schlaganfall im Rollstuhl saß. Sie würde einige Tage bleiben. Den Abend war Lila mit den Kindern bei Babs eingeladen. Es war schon fast dunkel, als sie zum Haus zurückkehrten. Die Nacht war für August recht kühl, der Herbst würde wohl nicht mehr lange auf sich warten lassen. Anna, die ein ausgesprochen sonniges Gemüt hatte, war überraschend quengelig und klagte über Bauchschmerzen. Lila befürchtete, dass sie krank werden würde. Mit ihr auf dem Arm und Sophie an der Hand erreichte sie das Haus, ließ Sophie kurz los um den Schlüssel aus den Untiefen ihrer Handtasche fischen zu können. Da stellte sie mit leichtem Schreck fest, dass jemand auf den Stufen saß. Schockiert wich sie zurück.

+ *Es ist Patrick! Was tut er denn hier?*

„Kann ich dir helfen?" Seine Stimme war fremd geworden. Starr ließ sie sich den Schlüssel aus der Hand nehmen, ohne mehr tun zu können, als schweigend zu verfolgen, wie er die Türe aufschloss.

*+ Nach über sechs Monaten Schweigen genügt sein Auftauchen, um dich wieder in das hilflose Wrack zu verwandeln, zu dem er dich nach Maries Tod reduziert hat? Das kann doch nicht sein!*

Verändert hatte er sich nicht. Im Designeranzug, mit perfekt geföhntem Haar in modischem Schnitt und einer kleinen Lederreisetasche in der Hand wirkte er wie ein Geschäftsmann, der eben mal zwischen zwei wichtigen Konferenzen vorbeischaut.

*+ Will er etwa länger hierbleiben?*

Seine Anwesenheit war ihr unangenehm. Noch vor ein paar Monaten hatte sich ihre Welt um ihn gedreht. Seither war viel passiert. Aus den Trümmern ihres zerbrochenen Lebens hatte sie sich als starke Frau erheben können.

*+ Patrick ist kein Teil mehr davon.*

Im Licht der Diele erkannte Sophie ihn schließlich. „Papa?", fragte sie zögernd.

„Mein Schätzchen!" Patrick hob sie auf, was seine Tochter geschehen ließ, aber sonst keinerlei zusätzliches Entgegenkommen zeigte. Anna jammerte auf Lilas Arm, als Patrick sie ebenfalls zu sich ziehen wollte, begann sie heftig zu weinen.

„Hey, du kannst mich doch nicht vergessen haben!", protestierte er und versuchte wieder nach ihr zu greifen, jedoch trug Lila ihre Jüngste an ihm vorbei die Treppe hinauf.

*+ Hat er gedacht, dass die Kinder das vergangene halbe Jahr Vernachlässigung so schnell wegstecken?*

„Sie ist müde, ich lege sie hin." Sie hoffte insgeheim auf eine kurze Atempause, denn ihre Gedanken tanzten im Kreis.

*+ Was will er hier? Sechs Monate hat er nicht einmal telefoniert und jetzt steht er einfach da.*

Patrick dachte gar nicht daran, seinen aus der Überraschung gezogenen Vorteil aufzugeben. Rasch setzte er Sophie wieder ab, hob seine Tasche hoch und eilte ihr nach, ohne sich weiter um das Kind zu kümmern. „Wo kann ich schlafen?", fragte er.

+ *Im Hotel. Oder im Zelt. Im Freien.*

„Du willst hier übernachten?“

„Das Haus scheint mir riesig“, erklärte er. „Außerdem gibt es im Ort keine annehmbare Unterkunft und wir beide haben einiges zu bereden.“

+ *Was denn bloß?*

„Tatsächlich? Die Scheidung ist doch nur eine Formsache. Bringst du mir die Papiere persönlich? Mit der Post habe ich nichts bekommen! Und mir wäre es lieber, du würdest nicht über Nacht hier bleiben.“

+ *Du möchtest Martin stattdessen.*

„Wir lassen uns nicht scheiden! Und das Hotel gefällt mir nicht.“

+ *Keine Scheidung? Was soll das heißen?*

Lila zuckte zusammen, blieb stehen und drehte sich ruckartig um. Anna hatte vor lauter Müdigkeit den Kopf auf ihre Schulter gelegt und wimmerte leise. „Was meinst du damit?“

+ *Du musst dich verhört haben!*

»Es ist eine Bauernunterkunft.«

+ *Nicht das!*

»Davor! Das mit der Scheidung!«

+ *Bist du in einem geschmacklosen Traum?*

„Das ist die gute Nachricht des Tages“, lachte er unbeirrt. „Wir reden, wenn die Kinder schlafen. Also, mein Herz, wo ist mein Zimmer? Vielleicht ist dein Bett breit genug?“ Er grinste anzüglich und spielte seinen ganzen Charme aus.

+ *Früher wärst du dafür freiwillig von der Brücke gesprungen.*

Aber das war vor langer Zeit in einem anderen Leben gewesen.

+ *Du hast dich geändert!*

Erwartete Patrick allen Ernstes, dass sie erneut in seine Arme fallen würde? Dieser Platz stand nicht mehr auf ihrer Wunschliste. Doch er blieb der Vater ihrer Kinder.

+ *Die Mädchen sind anwesend und leider nicht taub.*

„Sophie, zeig Papa das Elefantenzimmer", meinte sie schließlich. Annas Jammern tat in ihren Ohren weh und sie trug sie ins Kinderzimmer. Hinter ihrem Rücken hörte sie, wie Sophie ihrem Vater erklärte, dass im Elefantenzimmer ein großes Bild von afrikanischen Elefanten die Wand zierte.

+ *Kinder sind unkompliziert.*

Es dauerte eine Stunde, bis Lila ihre Töchter ins Bett gebracht hatte. Die Mädchen spürten mit ihrer angeborenen inneren Antenne, dass ihre Mutter nicht bei der Sache war. Sie versuchten jeden Trick, um das Ritual des Ins-Bett-Gehens zu verzögern. Lila überließ es Patrick, eine Geschichte vorzulesen und verschwand in ihrem Zimmer um Martin eine Nachricht auf seine Mobilbox zu sprechen. Er hatte nach seiner Sitzung im Gemeindeausschuss vorbeikommen wollen und sie hatte sich schon darauf gefreut.

+ *Wie wird er die Anwesenheit deines Noch-Ehemannes aufnehmen?*

Sie duschte ausgiebig. Schließlich hatte Patrick sich monatelang nicht um die Mädchen gekümmert, da konnte er ruhig ein paar Märchen vorlesen. Sie fand Patrick am Küchentisch sitzend, die Beine auf einen Stuhl gelegt. Krawatte und Jackett hatte er abgelegt, sein mattblaues Hemd war zur Hälfte aufgeknöpft. Er wirkte erschöpft, seinem guten Aussehen tat dies jedoch keinen Abbruch.

+ *Ein athletischer Körper und ein attraktives Gesicht sind zu wenig.*

Ein halbvolles Glas Rotwein stand vor ihm, außerdem zeugte ein leerer Suppenteller davon, dass er einen Rest Suppe im Kühlschrank gefunden hatte. „Hast du noch etwas zum Essen für mich da?", fragte er. „Ein paar Brote reichen."

+ *Nur heute!*

„Wie lange wolltest du denn bleiben?" Lila öffnete die Kühlschranktüre und holte Wurst, Käse und Aufstriche heraus. Patrick stand auf, trat hinter sie und legte ihr die Hände auf die

Schultern. „Das mit unserer Trennung war ein totaler Fehlschlag, Lila-Schatz! Ich kann nicht ohne dich leben."

+ *Patrick will dich ernsthaft zurückhaben?*

Lila entzog sich ihm und begann automatisch Brote zu streichen und zu belegen, sie verstand überhaupt nichts mehr und in ihrem Kopf herrschte ein komplettes Vakuum. Nach und nach schienen sich ihre Gehirnzellen wieder zu einem großen Ganzen zusammenzufügen und Lila formulierte präzise Worte, um Patrick in seine Schranken zu weisen. „Patrick, ich dachte, die Scheidung wäre bald durch. Ich habe hier ein selbständiges Leben aufgebaut.«

„Welches Leben?", bemerkte Patrick spöttisch. „Das Haus ist gewiss recht groß, aber in einem verwahrlosten Zustand. Renovierungen kannst du dir noch länger nicht leisten und du musst arbeiten. Wer kümmert sich um meine Kinder?"

+ *Auf einmal sind es seine Kinder?*

„Das hat dich die letzten Monate auch nicht interessiert!"

„Nun ja, es sind Mädchen, dafür ist eine Mutter besser geeignet. Aber ich weiß jetzt, wie wir einen Sohn bekommen können." Er griff über sie hinweg und angelte sich eines der Brote, biss herzhaft hinein, während Lila wie erstarrt innehielt.

+ *Bin ich im falschen Film gelandet?*

„Du hast doch bereits einen Sohn?" Immer noch fragte sie sich, ob Patrick plötzlich in einer Fremdsprache redete, denn sie begriff die Zusammenhänge keineswegs. Ihre Schwiegermutter hatte extra telefoniert, dass Patricks Sohn schon auf der Welt wäre.

+ *War das nicht erst vor einem Monat gewesen?*

Patrick drehte sich um und seine Stimme bekam einen zornigen Unterton. „Trisomie 21!", presste er heraus. „Weißt du, was das ist? Er ist mongoloid, ein Kretin, ein Volltrottel, ein Monster!" Wütend schnappten seine Zähne zu und er verschlang das halbe Brot auf einmal.

+ *Elias ist nicht gesund?*

Seine harten Worte durchzogen Lila mit Eiseskälte, sie erkannte Patrick nicht wieder. „Er ist behindert?“

„Ich kann ihn nicht anschauen! Er sieht aus wie ein ... wie ein ... Äffchen!“ Patrick nahm einen großen Bissen und kaute heftig. „Vicky wusste es bereits bei den Vorsorgeuntersuchungen, sie wollte ihn mir unterschieben. Zum Glück habe ich sie nicht geheiratet. Wir beide sind noch ein Ehepaar und dieser Kretin wird niemals den Namen Dirkenreith tragen dürfen. Hätte ich es vorher gewusst, hätte ich Vicky verboten, ihn auf die Welt zu bringen.“

+ *War Patrick immer schon so ... herzlos?*

Lila schwieg schockiert, während Patrick das zweite Brot verspeiste. Ihr war der Appetit gründlich vergangen und sie fragte sich, was aus dem Mann geworden war, den sie geheiratet hatte.

+ *Du hast ihn geliebt!*

Patrick trank sein Glas aus und holte sich noch ein drittes Sandwich. „Das ist eine Chance für uns beide, Lila. Wir beginnen von vorne und ich werde mit dir einen Sohn machen. Unsere Kinder sind hübsch und gesund, das mit Marie war einfach Pech.«

+ *Einen Sohn machen? Was für eine ekelerregende Formulierung!*

Lila war nach hysterischem Gelächter zumute.

+ *Vor dir steht ein Fremder.*

Patrick deutete ihre Sprachlosigkeit jedoch anders. „Du bist fassungslos vor Glück, nicht wahr? Ich weiß, was ich dir mit der Trennung angetan habe, es tut mir leid, ehrlich. Aber das wird nicht mehr passieren, ich benötige dringend einen Sohn und jetzt besitze ich den Schlüssel, wie wir das anstellen. Diesmal gehen wir auf Nummer sicher.“

+ *Er glaubt wirklich, was er sagt!*

Lila ließ sich auf einen Küchenstuhl sinken, Patrick fuhr bereits fort. „Wir werden ihn künstlich zeugen, ich habe einen Arzt gefunden, der aus meinem Sperma die passenden Chromosomen herausfiltern kann und dich dann damit befruchtet. Eine hundertprozentig verlässliche Methode. Vielleicht braucht es ein paar Versuche, bis du schwanger bist, aber wir werden es einfach bei jedem Zyklus probieren. Es wäre doch gelacht, wenn du nicht in kurzer Zeit das richtige Geschlecht im Bauch hättest."

*+ Sag etwas, bevor du platzt.*

Lila sprang auf. „Du bist verrückt, Patrick", fuhr sie ihn heftig an. „Du kommst hierher, nachdem ich viele Monate nichts von dir gehört habe und dann noch mit so einer hirnrissigen Idee. Bist du total gestört, dass du dir so einen Unsinn ausdenkst? Ich lebe nun hier, habe einen guten Job ..."

*... und du bist glücklicher, als du es jemals mit ihm warst.*

„Bei einem Dorfarzt", höhnte Patrick. „Was tust du denn hier? Ein paar Pillen und Zäpfchen verabreichen und kühle Lappen auflegen. Wenn etwas Schlimmes ist, wartest du, bis der Krankenwagen kommt? Vermutlich ist dein Finger schon wund vom Wählen des Notrufes."

Lila wollte sich nicht provozieren lassen. „Meine ...", sie legte besondere Betonung auf dieses Wort, „... Töchter und ich haben hier ein Zuhause gefunden."

*+ Töchter, die er niemals wollte.*

Patrick stand auf. „Wir sind beide müde", nickte er. „Wir reden morgen weiter und ich bin überzeugt, dass du einsiehst, wie gerne du in die Großstadt und in deine Welt zurückkommst. In das bessere Leben."

„Du weißt nicht, was für mich das bessere Leben ist."

Patrick lachte laut auf. „Luxus gegen das hier? Da fällt mir doch die Wahl schwer!" Er angelte sich ein weiteres Käsebrot. „Deine Kochkünste haben mir auch gefehlt. Sogar deine belegten Brote haben Klasse. Vicky kann nicht einmal ein Spiegelei braten. Zum Glück habe ich dich jetzt wieder, wir starten nochmals durch."

*+ Er denkt wirklich, er macht dir eine Riesenfreude!*

Er kaute und schluckte, während Lila ihn fassungslos anstarrte. „Meine Eltern haben auch eingesehen, dass das die beste Lösung ist. Dich sind sie wenigstens schon gewöhnt."

*+ Ein unheimlich großzügiges Kompliment!*

Patrick stopfte sich den letzten Rest des Brotes in den Mund und dehnte sich. „Ich leg mich hin, wenn du möchtest, können wir morgen schon zurückfahren …"

+ *Er spinnt komplett.*

„Ich habe einen Job!"

Patrick zuckte mit den Achseln. „Der wird nicht so wichtig sein, aber wenn es dir was bedeutet, können wir ein paar Tage warten, bis dieser Quacksalber eine Nachfolgerin gefunden hat. Ich wette, irgendein Mädel wird sich schon finden, das Pflaster aufklebt und Hustensaft einlöffelt.«

+ *Besser er geht ins Bett und fährt morgen heim. Allein.*

Patrick stand nun direkt vor Lila und wollte sie an sich ziehen, sie lehnte sich jedoch mit aller Kraft steif zurück. „Du kannst nicht wieder da anfangen, wo wir aufgehört haben."

Er ließ sie sofort los und nickte. „Das verstehe ich, mein Herz. Du konntest dem Sex nie viel abgewinnen, aber vielleicht gelingt es mir irgendwann, dass du es schätzen lernst. Da war Vicky schon anders …". Er unterbrach sich jäh in einer Aufwallung von Erkenntnis, dass seine Bemerkung wohl nicht nur taktlos, sondern auch mehr als unglücklich gewählt war. Er wollte schließlich seine Frau zurückgewinnen. Dass er dies schaffen würde, stand für ihn außer Zweifel nur das ‚Wann' bereitete ihm Kopfzerbrechen. Geduld war nicht seine Stärke. Hoffentlich begann Lila jetzt nicht zu weinen, andererseits gab ihm das die Chance, sie zu trösten…

Lilas Antwort überraschte ihn jedoch. „Bestimmt hat sie dir etwas vorgespielt", entgegnete sie kühl. Seine Bemerkung konnte sie nicht mehr beleidigen. Sie wusste nun, dass sie als Frau durchaus zu gewissen Empfindungen fähig war.

+ *Patrick ist ein selbstverwöhnender Egoist.*

Patrick war kurz sprachlos, dann grinste er. „So viel Humor hätte ich dir gar nicht zugetraut! Respekt.«

+ *Er denkt, du machst Witze!*

Sie verzichtete darauf, ihn aufzuklären. In ihrem Kopf fuhren die Gedanken immer noch Achterbahnen und sie hatte keine Ahnung, wie sie Ordnung in dieses Chaos bringen sollte.

„Überlege, was ich dir alles bieten kann. Dann wirst du leichter eine Entscheidung treffen können."

+ *Du hast dich bereits entschieden!*

„Du hast mich öffentlich durch den Schmutz gezogen. Ich wäre dir untreu gewesen, dabei hast du ..."

„Aber, Schätzchen", unterbrach er sie jovial, „Du warst lange genug meine Frau, um zu wissen, dass man den Medien immer beschönigte Versionen erzählen muss ..."

+ *So kann man das natürlich auch bezeichnen!*

„Du hast mir die alleinige Schuld in die Schuhe geschoben, ich hatte den schwarzen Peter. Glaubst du wirklich, ich habe Lust darauf, im Büßerhemd zurückzukommen?"

+ *Unglaublich, wie er sich alles zurecht schminkt.*

Patrick schüttelte den Kopf. „Spiel kein Drama! Das sind unbedeutende Klatschgeschichten, zwei Tage später ist das Thema wieder vom Tisch. Dass der Oberbürgermeister eine Affäre mit seiner Stieftochter hat, gibt momentan mehr her."

+ *Er ist selbst von diesem Blödsinn überzeugt!*

„Der Oberbürgermeister interessiert mich nicht. Du hast mich betrogen.«

+ *Er bereut es nicht einmal.*

Patrick verzog das Gesicht und trank seinen letzten Schluck Wein aus. „Das bringt heute nichts mehr, wir sind müde. Ich habe eine elendslange Autofahrt in dieses Kaff am Ende der Welt hinter mir."
Patrick holte sein Handy aus der Tasche und wählte eine Nummer. Während er die Treppe hinaufstieg, hörte Lila, wie er mit seiner Mutter telefonierte und ihr seine Rückkehr in spätestens zwei Tagen ankündigte.

+ *Du kennst diesen Menschen nicht mehr.*

Lila legte den kleinen Schmetterling vor sich auf den Küchentisch. Minutenlang war ihr Kopf wie leergefegt, doch dann strich sie mit den Fingern über die Plastikfigur.

+ *Patrick liebt uns alle nicht. Und wahrscheinlich nicht einmal sich selbst, sonst könnte er sich nicht von seinem Vater manipulieren lassen.*

## 32 Kein Zurück

Lila befand sich wie in Trance. Sie ging zum Bach hinunter und hockte sich mit angezogenen Knien auf die Gartenbank. Sie fühlte sich alles andere als müde, ihr Adrenalinspiegel war in schwindelerregende Höhen geklettert. Aus Erfahrung wusste sie, dass Patrick in kürzester Zeit tief schlafen würde.

+ *Du verstehst ihn nicht.*

In erschreckend klarer Deutlichkeit wurden Lila die Abgründe von Patricks Charakter vor Augen geführt. Offenbar verfolgte er ein Ziel und es war ihm gleichgültig, wie viel er auf dem Weg dorthin zerstörte.

+ *Du bist für ihn nur Mittel zum Zweck.*

Seine beiden Töchter bedeuteten Patrick weniger als nichts, der Tod von Marie hatte ihn kaum ein Achselzucken gekostet. Und jetzt das!

+ *Er hat mit extremem Hass über seinen behinderten Sohn gesprochen.*

Und nun hatte er die Absicht, gezielt einen weiteren Sohn mit ihr zu produzieren.

+ *Wie eine Bestellung in einem Wirtshaus.*

Lila war sich nicht sicher, ob sie jemals wieder ein Kind zur Welt bringen wollte.

+ *Marie ist unersetzlich.*

Zudem erschien es ihr als ein Gipfel an Frevel, ein Kind auf diese nüchterne kalte Art zu zeugen.

+ *Hast du überhaupt das Recht, nein zu sagen?*

Lila verfluchte die Stimme in ihrem Kopf, die ihr sagte, dass Patrick ihr und ihren Töchtern zumindest den äußeren Schein einer Familie bieten könnte.

+ *Aber ansonsten hat er dir nichts zu geben.*

Gleichgültigkeit würde den Alltag prägen und Höhepunkte würde sie aus der Entwicklung der Kinder ziehen müssen. Sophie und Anna würde es an nichts fehlen. Materielle Dinge erhielten sie von

Patrick, Zuneigung und Geborgenheit würden die beiden – später drei? – von ihr erhalten. Genügte das?

+ *Wo bleibst du? An welcher Stelle kannst du selbst die nötige Kraft, Energie und Liebe tanken? Denkst du ernsthaft darüber nach?*

Und dann war da noch Martin. Dieser hatte allerdings von Anfang an klargestellt, dass er ihr nur helfen würde, einen eigenen Weg zu finden. Eine gemeinsame Zukunft hatte er ausgeschlossen.

+ *Du fühlst dich wohl in seiner Gegenwart!*

Lila wusste nicht, wie lange Zeit sie in verkrampfter Haltung gesessen hatte, als sich plötzlich zwei Hände von hinten auf die Schultern legten. Sie zuckte zusammen, ehe Vertrautheit sie durchfloss und Wärme in ihre Glieder brachte.

+ *Du brauchst ihn jetzt schon mehr, als gut ist.*

„Schlafen die Zwerge?", fragte Martin sanft.

Sie nickte und zog kurz in Erwägung, Patricks Ankunft zu verschweigen. Martin spürte jedoch ihre Erregung sofort. Der Jäger hatte seine Beute gewittert.

„Sag es", flüsterte er. „Was ist passiert? Deine Nachricht war zu allgemein."

+ *Es nützt nichts.*

„Patrick ist gekommen."

# *Ausgerechnet!*

Martin zuckte zurück. „Dein Exmann? Er ist hier? Bei dir im Haus?"

„Er schläft."

„Will er dir die Kinder wegnehmen?"

+ *Wenn, dann nur, um dir zu schaden.*

Lila lachte kurz auf. „Bestimmt nicht. Das sind für ihn Kinder zweiter Klasse, musst du wissen, Mädchen." Lila drehte sich zu ihm um. „Er möchte mich zurück."

+ *Naja, nicht wirklich dich, sondern nur deine Gebärmutter.*

# *Sie will wieder zu ihrem Mann?*

Martin atmete hörbar ein. „Ich verstehe nicht. Du hast mir erzählt, er hätte dich wegen einer anderen verlassen."

# *Eigentlich im Stich gelassen!*

„So ungefähr." Lila verschränkte die Hände und begann nervös auf und ab zu wippen. „Aber es war nicht die Frau, die er wollte. Sie war schwanger mit seinem Kind, laut Ultraschall sollte es ein Sohn werden."

+ *Diese Geschichte glaubt dir niemand!*

Martin hatte Mühe den roten Faden zu finden. „Und das war falsch?"

# *Dir fehlt gewaltig der Durchblick!*

„Nein, aber er ist nicht gesund. Elias ist mongoloid und Patrick lehnt ihn ab. Jetzt will er ..." Lila musste schlucken, der Gedanke an Patricks Forderung ließ ihr einen Schauer über den Rücken laufen. Martin setzte sich hinter sie und schlang die Arme um sie. Die intime Geste war zwar relativ neu, fühlte sich trotzdem unheimlich richtig an, sodass sie fast in Tränen ausgebrochen wäre.

+ *Es fällt dir schwer, weiterzusprechen.*

„Lila!" Martin vergrub sein Gesicht in ihren Haaren. „Rede mit mir. Er möchte dich also wieder haben? Nach allem, was geschehen ist? Schließlich hast du ihn nicht mehr gesehen, seit du hierhergekommen bist."

# *Will sie wirklich zu ihm zurück?*

Sie nickte, Martins Arme spannten sich fester um sie. Sie schwiegen minutenlang, ehe Martin vorsichtig weiterfragte. „Du denkst daran, ihm noch eine Chance zu geben?"

+ *Bestimmt nicht für dich. Aber Sophie und Anna hätten ihren Vater.*

Sie schüttelte den Kopf. „Er wünscht sich nach wie vor einen Sohn.«

„Er hat die Absicht, so lange Kinder zu zeugen, bis das passende Geschlecht herauskommt?" Martins Stimme klang befremdet.

# *Gesund muss er auch sein!*

„Nein. Er hat einen Spezialisten gefunden, der mich mit Y-Chromosomen von ihm künstlich befruchten wird …“ Martin zuckte kurz zusammen.

+ *Du redest, als ob es schon beschlossen wäre!*

# *Ist das hier ein Science-Fiction-Gruselfilm?*

„Geht das überhaupt?“, fuhr Lila fort.

# *Fragt sie das, weil das wirklich eine Option für sie ist?*

„Theoretisch ja, ich habe dennoch von keinem Arzt gehört, der das offiziell macht. Es ist pietätlos und natürlich illegal.“

+ *Das hat die Familie Dirkenreith noch niemals von etwas abgehalten.*

„Patrick hat genug finanzielle Mittel um irgendeinen Doktor zu finden, der keine Skrupel hat. Sein Vater setzt ihn unter Druck und winkt mit einem höheren Posten. Aber das entschuldigt in meinen Augen gar nichts.“

+ *Es ist abstoßend. Warum denkst du überhaupt darüber nach?*

„Die meisten Dinge lassen sich auf Geld und Macht reduzieren“, mutmaßte Martin. „Hast du die Absicht, auf das überaus verlockende Angebot einzugehen?“

+ *Sophie und Anna würden in einer Familie aufwachsen.*

Lila schwieg. Martin ließ sie entsetzt los und drehte sie zu sich herum. „Sag das noch einmal!“

„Ich habe nichts gesagt.“

# *Genau das ist es.*

„Das weiß ich, verdammt. Das heißt, dass du es dir ernsthaft überlegst? Und was erwartet er als Nächstes? Dass sein Sohn eine Intelligenzbestie wird und ein Einser-Abi macht? Dass er ein Supersportler oder Musiker wird?“

+ *Er muss die Firma später leiten und hat keine Zeit, seine Talente zu erproben!*

Martin atmete hörbar ein, ehe er fortfuhr: „Du glaubst doch nicht, dass das richtige Geschlecht genügt? Einen Sohn hat er bereits abgelehnt, weil er nicht perfekt ist. Der Mann spinnt komplett, die ganze Familie ist verrückt!“

*# Sie kann das nicht wirklich in Erwägung ziehen!*
Lila nickte gequält, „Das weiß ich."

„Was überlegst du dann überhaupt?"

„Sophie und Anna hätten zumindest ihren Vater ..."

„... der sich rührend um sie kümmern wird. So wie in den letzten Monaten? Lebst du auf dem Mond? Falls er sich um ein Kind kümmert, wird es der Sohn sein, den er so unbedingt haben will. Aber ich glaube, nicht einmal das."

*+ Da könnte er recht haben.*
Lila schwieg wieder und verdaute ihre Verwunderung darüber, dass sie Martin ungewöhnlich erregt erlebte. Martin behielt meistens seine Fassung. In diesem Augenblick schien er jedoch aus dem Gleichgewicht gebracht, ballte seine Fäuste und bemühte sich darum, nicht zu schreien. Sekunden wurden zu Minuten, ohne dass einer der beiden die Stille brach.

*+ Erkläre ihm, was du meinst.*

„Auch wenn es keine perfekte Familie wäre, wäre es eine Familie. Du hast schließlich von Anfang an klargestellt ..."

*+ ... dass du nicht zu haben bist.*

„Verdammt!" Martin packte ihre Schultern. „Deine Entscheidung, ob du zu ihm zurückgehst, kann und soll absolut nichts mit mir zu tun haben. Es geht um dich! Um dich allein, verstehst du? Du bist eine unabhängige, selbständige Persönlichkeit und brauchst niemanden hinter dir. Eine Beziehung ist eine Partnerschaft, nicht etwas, das dir dein Gatte gnädig gibt. Das musst du begreifen, sonst wirst du niemals glücklich werden."

*# Sie wird sich doch nicht so billig hergeben!*
*+ Er hat keine Ahnung!*
Lila schüttelte seine Hände ab. „Du hast leicht reden. Du konntest nach dem Tod deiner Familie nochmals von vorne anfangen, dein Leben komplett umkrempeln. Aber ich habe ..."

*# Wenn sie nur wüsste!*
*+ Wirfst du ihm vor, dass er keine Kinder hat?*

„Ja? Was hast du? Zwei entzückende Mädchen, denen du verpflichtet bist, die bestmögliche Jugend zu bereiten. Du hast die Verantwortung. Auch von dieser Warte aus gesehen, musst du deinen Weg finden, für dich und für die beiden."

+ *Was ist besser für die Mädchen? Eine Familie oder nur ihre Mutter?*

„Welches ist der richtige Weg? Eine Zukunft, die sie komplett von ihrem Vater entfernt und entfremdet?"

„Es ist seine Entscheidung, die Mädchen nicht sehen zu wollen. Das hat er in den letzten Monaten bewiesen."

„Du hast keine Ahnung, Martin. Ich habe meinen Vater mit zwölf Jahren verloren, doch bis dahin hatte ich einen. Ich möchte die Beziehung nicht missen, auch wenn es schmerzlich war, ihn zu verlieren."

+ *Diese Zeit kann mir niemand nehmen.*

„Dein Mann wäre den Kindern aber kein guter Vater! Und das weißt du. Du bist ihm nichts schuldig, nur weil er einmal dein Mann war."

„Ist", verbesserte sie. „Patrick hat klargestellt, dass die Scheidung noch nicht durch ist."

# *Es zieht sie unabänderlich zurück zu ihm!*

Entsetzen zeigte sich auf Martins Gesicht und wechselte rasch zu Resignation. „Dann ist ja alles klar", seufzte er. „Zurückgehen ist einfach. Er bietet dir ein Luxusleben als verheiratete Frau. Der Schein vor der Öffentlichkeit ist gewahrt. Nach den Geschichten, die er über dich in den Medien verbreitet hat, wird er sich zwar glaubhaft ausdenken müssen, warum er dich großherzig zurücknimmt. Ich denke jedoch, da fällt ihm und seinen Eltern eine passende Story ein. Die reumütige Ehefrau, die nach einer entsprechenden Buße in Gnaden wieder aufgenommen wird."

+ *Martin spricht nur aus, was du ohnehin weißt!*

„Du wirst als Zuchtstute missbraucht, aber alles in Ehren und legal. Was dagegen wartet denn schon hier auf dich? Eine Stiefmutter, die für deine Kinder in kurzer Zeit mehr getan hat, als die leiblichen Großeltern?“ Er beugte sich dicht zu ihr und flüsterte: „Oder einen Mann, bei dem du dich zum ersten Mal öffnen kannst, jeden Tag ein Stückchen mehr?“

*+ Ein Mann, der sich selbst unter Verschluss hält?*

„Du wünschst dir keine neue Frau in deinem Leben, Martin. Du hast von Anfang an klargestellt, dass es nicht von Dauer sein kann. Du willst meine Mädchen genauso wenig, wie Patrick. Du weichst ihnen aus, wo es geht.“

*# Zum Teufel, sie hat recht! Aber aus anderen Gründen ...*

*+ Meint er, das hast du nicht bemerkt?*

„Du hast nicht einmal von einer winzigen Chance gesprochen, dass du deine Meinung ändern könntest.“

*+ Hoffentlich sagt er, dass du falsch liegst.*

„Möchtest du das überhaupt? Du verlangst nach diesen wenigen Wochen, die wir nun zusammen sind, eine Garantie fürs Leben? Ein Versprechen für die Ewigkeit? Glaube mir, so beginnt man keine dauerhafte Beziehung, das habe ich hinter mir. Das Einzige, was mir davon geblieben ist, war die Gewissheit, nie mehr überstürzt handeln zu wollen. In dem Fall ist es gut, dass wir den letzten Schritt noch nicht gemacht haben!“

*# Was erwartet sie von dir?*

*+ Du willst doch nur die Aussicht auf eine Partnerschaft.*

Lila funkelte ihn zornig an. „Du denkst, ich wollte von dir einen Ring und eine Zusage für ein gemeinsames Leben? Für immer bis zum Tod? Nein, so etwas erwarte ich bestimmt von keinem Mann mehr!“

*+ Lügst du ihn oder dich an?*

„Was wünschst du dir dann?“

„Kein Versteckspiel mehr, ich möchte auch in der Öffentlichkeit an deiner Seite sein. Wenigstens solange es dauert, erhoffe ich mir, dass du an meinem, an unserem Leben, Anteil nimmst.“

*+ Das wäre ein Anfang! Aber wovon?*

*# Sie weiß nicht, was das nach alles sich ziehen würde.*

„Du stellst dir vor, dass ich mit dir zum Kindergartenabschluss gehe? Ins Kasperletheater? Zum Dorffest?“

„Warum nicht? Auch wenn du den Umgang mit kleinen Mädchen nicht gewohnt bist, die beiden mögen dich.“

# *Wundert dich das? Du warst immer nett zu ihnen, obwohl du den Kontakt möglichst vermieden hast.*

„So siehst du das?“ Martin stand auf und verschränkte die Arme über der Brust. In der Dunkelheit konnte Lila sein Gesicht nicht sehen, aber er strahlte keine Wut, sondern lediglich Resignation aus. „Ich mag Sophie und Anna, sie sind tolle Mädchen. Aber ich bin … ich wäre ein absoluter Fehlgriff als Vater. Auch als vorübergehende Bezugsperson.“

+ *Warum glaubt er das?*

# *Sie weiß nichts von dir …*

„Wieso? Weil deine Tochter gestorben ist? Ich weiß, dass dir das immer noch weh tut, aber Sophie und Anna können dir ein wenig darüber hinweghelfen!“

# *Was redet sie da?*

„Kein Kind kann ein anderes ersetzen. Oder kann ein Sohn Maries Platz in deinem Herz einnehmen? Reizt dich das?“

+ *Das ist unfair.*

Lila zuckte zusammen. „So meinte ich es nicht …“

„Wie dann?“

„Du darfst Spaß mit Kindern haben, ohne ein schlechtes Gewissen Jasmin gegenüber haben zu müssen.«

+ *Du lernst das langsam ebenfalls.*

„So einfach ist das nicht“, Martin presste seine Lippen aufeinander, sodass nur mehr ein weißer Strich zu sehen war. Lila schwieg kurz, dann jedoch versuchte sie, seinen Blick zu fangen. „Warum, Martin? Du glaubst doch nicht, dass dir das irgendjemand übelnehmen würde? Ich habe auch ein Kind verloren …“

„Das ist ein gewaltiger Unterschied“, unterbrach Martin sie in heftigem Tonfall. Lila zuckte zusammen.

# *Eine gute Mutter hier, ein schlechter Vater da.*

+ *Denkt er, sein Kummer ist tiefgehender als deiner?*

Stille breitete sich aus und wurde nur durch die Geräusche der Sommernacht durchbrochen. Minutenlang blieb Lila wie erstarrt neben ihm sitzen, ehe sie sich zwang zu sprechen. „Ich weiß, du konntest deine Tochter lebend kennenlernen, aber glaube mir“, sie musste schlucken, »... ich hätte auch gerne wenigstens ein paar Monate mit Marie gehabt.“ Ihre Hand tastete zu dem kleinen Schmetterling in ihrer Tasche.

+ *Das wäre ein Geschenk gewesen.*

Martin setzte sich neben sie und legte ihr seine Handfläche auf die Wange. „Du hast mich missverstanden! Dein Schmerz war und ist bestimmt riesengroß.“

+ *Was meint er dann?*

# *Sie hat die Wahrheit verdient, auch wenn sie anschließend wegrennt.*

Martin ließ seine Hand wieder sinken. „Du hast keine Schuld am Tod deines Kindes, das ist der Unterschied!“

# *Du hast es gesagt.*

+ *Er fühlt sich schuldig?*

Der Schock machte Lila wiederum sekundenlang sprachlos. „Aber warum? Es war doch ein Unfall?“

# *Hoffentlich dringt sie nicht weiter!*

„Es ist keine schöne Geschichte.“ Er senkte den Kopf und schluckte.

„Du warst nicht dabei. Was gibt es da noch mehr?“

# *Alles.*

„Ich kann nicht darüber reden. Und du willst es auch gar nicht wissen.“

# *Feigling.*

Lila schüttelte den Kopf. „Du irrst dich, Martin. Ich muss es wissen, damit ich begreife, warum wir beide keine Chance haben sollen.

Ich möchte dich verstehen lernen, dir näher kommen bevor wir ...“ Sie hob nun ihrerseits die Hand und strich ihm zart über die Wange.
*# Sie hat Mitleid mit dir. Wie lange wohl noch?*
*+ Hoffentlich erzählt er es dir.*
Martin drehte seinen Kopf weg. „Ich habe bis jetzt mit niemandem darüber gesprochen. Du bist eine gute Mutter, du wirst mich verachten.“
*# Steh auf und geh. Sofort.*
*+ Was meint er damit?*
Die Stille wurde nur durch das Zirpen der Grillen unterbrochen. Lila überlegte, was sie darauf antworten könnte und ihr fiel nichts ein. Das Schweigen dehnte sich aus.
*+ Was kann er Schreckliches verbrochen haben?*
Lilas Blick fiel auf Martins Hände, die sich in seinem Schoß verkrampft hatten. Das gab den Ausschlag. „Überlass mir die Entscheidung, Martin. Wenn du es nicht erzählst, wird es immer zwischen uns stehen. Sonst stelle ich mir Horrorgeschichten vor, die erschreckender sind, als die Wirklichkeit.“
*# Bestimmt nicht.*
Es verging noch eine Minute, ehe Martin hervorstieß. „Ich habe mein Baby umgebracht!“ Seine Stimme zitterte.
*# Hast du es endlich zugegeben? Laut und deutlich?*
*+ Das glaubst du nicht - niemals!*

„Martin, ich weiß, dass du nicht mit im Wagen gesessen hast!“

„Nein, ich war nicht in diesem verdammten Unfallwagen, trotzdem sind meine Fehler riesengroß.“
Lila legte ihre Finger auf seinen Arm. „Wenn es so wäre, dann würdest du im Gefängnis sitzen!“

„Kein Gericht der Welt würde mich schuldig sprechen, da hast du recht. Aber es gibt eine moralische Schuld. Es verfolgt mich. Ich träume heute noch von ihnen.“

Lila schwieg und wartete, wobei sie seine Hand aufmunternd drückte.

*# Sie wird entsetzt und angewidert sein.*

„Ich weiß nicht, was ich hören werde“, flüsterte Lila. „Aber ich möchte mir mein eigenes Urteil bilden. Andernfalls können wir beide niemals …“ Sie brach ab.

*+ Du hoffst, dass er zu hart über sich selbst urteilt.*

„Es gibt kein ‚uns beide‘, Lila. Und wenn ich dir alles erzählt habe, wirst du mir Recht geben.“

*+ Willst du es wirklich hören? Manchmal ist Unwissenheit eine Gnade.*

Das zarte Band, das sie von Anfang an mit Martin verbunden hatte, war stärker geworden.

*+ Aber es kann immer noch leicht reißen.*

*# Zu spät für einen Schritt zurück.*

*+ Du hast es gewollt. Hoffentlich wirst du damit fertig.*

„Du weißt, dass ich meiner Frau nie treu war. Leider ist das nicht alles.“ Martins Stimme war leise, da im Garten jedoch nur Grillengezirp zu hören war, vernahm sie seine Worte in aller Deutlichkeit. „Tatsächlich habe ich mich überhaupt nicht um meine Familie gekümmert. Ich war unreif und charakterlich ein verdammt mieser Kerl. Wenn ich heute auf mich zurückschaue, dann kann ich mein Handeln nicht mehr begreifen. Beate konnte ihren Beruf nie ausüben, weil Jasmin zur Welt kam. Sie haderte mit ihrem Schicksal, verfiel in eine Wochenbettdepression. Ihre Mutter war uns damals eine große Stütze. Sie kam, versorgte das Baby und half aus, während ich mich hinter meiner Arbeit im Krankenhaus versteckte. Meine ständig vorwurfsvoll weinende Frau ging mir auf die Nerven. Daher verfolgte ich meine Karriere und war mir nicht zu schade, dem Chef überallhin nachzufolgen. Mein Arbeitseifer wurde geschätzt und machte mich beliebt. Ich eroberte schließlich die heißbegehrte Assistentenstelle bei Professor Steger in der Thoraxchirurgie. Ich war mächtig stolz darauf, denn Steger nahm

nicht jeden. Ich verbrachte achtzig Prozent meiner gesamten Zeit im Krankenhaus. Meine Tochter Jasmin sah ich oft nur schlafend."
# *Du bist mitunter nicht einmal zu ihrem Bettchen gegangen!*
„Beate hing im Bademantel herum, nörgelte und jammerte, die meisten Anschuldigungen waren allerdings mehr als berechtigt. Wir schliefen nicht mehr miteinander. Ihre Mutter bemitleidete mich und wusste nicht, dass ich freiwillig so viel Zeit im Spital verbrachte oder eben ... woanders. Dann wurde meine Schwiegermutter krank, eine Erkältung mit hohem Fieber, sie konnte nicht aushelfen und Beate blieb allein. An diesem Tag stieg sie mit Jasmin ins Auto und fuhr gegen einen Baum. Sie war schwer depressiv und ich habe die Dinge schleifen lassen, ich hätte sie schon längst in Behandlung schicken müssen. Als ich Jasmin identifizieren sollte, war sie elf Monate alt und ich dachte immer nur ‚Wann ist sie so groß geworden'? Ich erkannte sie nicht mehr - verdammt, ihr Kopf war zertrümmert! Aber sie wäre mir auch fremd gewesen, wären ihre Gesichtszüge nicht zerstört gewesen.« Martin vergrub das Gesicht in den Händen.
+ *Oh Gott, oh Gott, oh Gott! Martin hat seine Tochter überhaupt nicht zu schätzen gewusst.*

„Wolltest du lieber einen Sohn?", rutschte es ihr heraus.
+ *Was redest du denn da?*
# *Das ist alles, woran sie denkt?*
Martin hob seinen Kopf und sein Gesichtsausdruck drückte Erschütterung und Enttäuschung gleichzeitig aus, ehe sich seine Miene komplett verschloss. Er sprang auf, als wäre ihm die Bank plötzlich zu heiß geworden. Energisch drehte er sich um und verließ mit langen Schritten den Garten.
+ *Bleib, es tut mir leid.*
Lila spürte den Knoten im Hals und Tränen aufsteigen.
+ *Dumm, dumm, dumm!*
Martin hatte ihr sein Herz geöffnet. Womöglich hatte er zum ersten Mal einen Menschen in die Abgründe seines Innenlebens schauen lassen. Und sie hatte nichts anderes zu tun, als ihr eigenes

Problem auf ihn abzuwälzen. Lila schleppte sich die Treppen hinauf. Hinter Patricks Tür erklang Schnarchen, zum Glück war er wirklich gleich eingeschlafen. Der Gedanke, dass er etwas von dem Gespräch hätte mitbekommen können, versetzte ihr noch nachträglich Gänsehaut.

+ *Warum nur hast du diese unselige Frage gestellt?*

Schließlich konnte es außer Patrick keinen anderen Mann geben, der dermaßen auf einen männlichen Nachkommen fixiert war.

+ *Wie soll Martin dir das jemals verzeihen?*

Der Schmetterling auf ihrer Handfläche schien sie ebenfalls böse anzuschauen. Unsinn, sie hatte schon Halluzinationen.

+ *Weshalb hat Martin seine Tochter nicht geliebt?*

## *33* Klare Worte

Der nächste Tag brachte Sonnenschein und Wärme. Die Kinder waren fröhlich und aufgeregt. Lila war dankbar, dass sie die beiden nicht aufmuntern musste. Bleischwer drückten sich die Tatsachen auf ihr Gemüt. Patrick schlief oben, und sie wusste nicht, wie sie ihn am schnellsten wieder aus ihrem Leben hinausbefördern konnte, ohne dass die Kinder etwas davon mitbekamen. Patrick würde nicht freiwillig und leise das Feld räumen, soviel hatte sie nach der gestrigen dominanten Vorführung von ihm begriffen. Sie lieferte die Mädchen im Kindergarten ab und hastete danach zur Ordination. Dunkelheit empfing sie, Enttäuschung kroch in ihr hoch. Martin kam sonst immer früher als sie und arbeitete seine Korrespondenz auf.

*+ Er möchte einem Gespräch mit dir ausweichen.*

Der Brief lag direkt auf ihrem Schreibtisch. Angst stieg in ihr auf, sie wagte kaum danach zu greifen. Martins Handschrift war ihr vertraut, im Gegensatz zu den meisten Ärzten hatte er eine gut leserliche Schrift. Zögernd griff sie danach und öffnete ihn.

***Liebe Lila!***

***Leider musste ich dringend nach Berlin. Ich weiß nicht, wie lange ich wegbleibe, Dr. Klausmann wird mich vertreten. Bitte verschiebe vorläufig alle meine Termine auf nächste Woche.***

***Bei deinem Problem mit deinem Mann kann und will ich dir nicht helfen. Strample dich frei oder gehe den Weg zurück, wenn du glaubst, dass das die beste Lösung ist.***

***Gruß, Martin***

Lila hatte keinen Liebesbrief erwartet, aber die sachliche Nüchternheit kränkte sie.

*+ Mit Zorn hättest du besser umgehen können.*

Letzte Nacht hatte Martin ihr Einblick in sein Innerstes gegeben. Lila musste zugeben, dass er mit seiner Prophezeiung recht gehabt hatte: es belastete sie unheimlich.

*+ Ein Teil von dir wünscht sich, es nie gehört zu haben.*

Nun musste sie sich mit Dingen auseinandersetzen, die ihr ein paar Schuhnummern zu groß erschienen.
+ *Du verstehst sein damaliges Handeln nicht.*
Auch sie hatte in einem Krankenhaus gearbeitet und die Moralvorstellungen von einigen Angestellten waren ihr nicht fremd. Der Stress der gemeinsamen Arbeit, die Verfügbarkeit und die Möglichkeiten hatten oft Leidenschaften ausbrechen lassen, die für den Adrenalinabbau willkommen gewesen waren.
+ *Du hast es entschieden verurteilt.*
Mit der Arbeitsmoral war es in ihren Augen nicht vereinbar. Außerdem gab es vielfach Partner, die zu Hause warteten. Martins Ehefrau war depressiv gewesen und hatte nicht nur ihrem eigenen, sondern auch dem Leben ihres Kindes ein Ende gesetzt. Hätte Martin sich jemals geändert, würde seine Familie noch existieren?
+ *Würde Martin immer noch jeden verfügbaren Rock heben?*
An einer Wochenbettdepression hatte Martin freilich keine Schuld.
+ *Aber er hat seiner Frau nicht beigestanden.*
Und dass er sich überhaupt nicht um sein Kind gekümmert hatte, war unverzeihlich.
+ *Hat er das Recht um seine Tochter zu trauern?*
Hatte Martin ihr alles erzählt, oder gab es eine Geschichte hinter der Geschichte?
+ *Bist du Kläger und Richter in einem?*
In ihrem Haus schlief Patrick. Solange dieses Kapitel ihres Lebens nicht abgeschlossen war, konnte sie keinen Neuanfang machen.
*Du hast geglaubt, es wäre schon lange zu Ende!*
Sie hatte an diesem Tag alle Hände voll zu tun, die Patienten zu vertrösten und die dringenderen Fälle an Dr. Klausmann weiter zu leiten. Blutabnahmen und einige Therapien konnten sie und Paula selbständig durchführen. Sie fanden danach noch Zeit, ein paar Regale zu putzen, ehe Lila die Kinder abholte.
+ *Kurzfristig hast du deine Probleme vergessen können.*

Leider war eines davon nicht abgereist, sondern saß in der Küche und beschäftigte sich mit seinem Laptop. Grete hatte zum Glück vorgekocht und Lila wärmte den Eintopf auf. Patrick zeigte sich von der freundlichsten Seite, plauderte mit Sophie und brachte Anna zu ihrem Mittagsschlaf ins Bett hinauf. Sophie ließ sich von ihm für ein Spiel an seinem Computer begeistern, daher konnte Lila einem Gespräch mit ihm nicht mehr ausweichen.

„Ich werde nicht mehr zurückgehen, Patrick“, erklärte sie unumwunden. „In der Zwischenzeit habe ich mich komplett neu orientiert.“

+ *Dein Leben ist hier.*

„Findest du nicht, dass du egoistisch bist?“ Patrick strich sich durch seine Haare. „Denk doch an Sophie und Anna.“

+ *Wie er sich im letzten halben Jahr um sie gekümmert hat?*

Lila bemühte sich, ruhig zu bleiben. „Du hast keinen Gedanken an sie verschwendet, während du mit Vicky zusammen warst. Nicht ein einziges Telefonat!“

„Das kannst du nicht beurteilen! Für mich war es zu schmerzlich nur so wenig Kontakt haben zu können! Da war es besser, gar nicht anzurufen.“

+ *Was für eine billige Ausrede.*

Er sah sie mit traurigem Blick an, den sie ihm fast abgekauft hätte. Aber der Augenblick währte nur kurz. „Ich weiß, dass es schwer ist, aber irgendwann wirst du mir verzeihen“, fuhr er selbstbewusst fort. „Wir sind verheiratet und du gehörst zu mir. Ich habe eingesehen, dass ich nur mit dir einen Sohn möchte. Das ist auch zu deinem Besten! Du wolltest doch eine große Kinderschar.“

+ *Nicht um diesen Preis.*

Lila hätte einiges darauf sagen können. Das ganze „Angebot“ war eine einzige Beleidigung. Aber sie war es müde, zu diskutieren, denn sie musste niemanden überzeugen. „Ich werde keine Kinder mehr von dir bekommen, weder durch künstliche Befruchtung noch auf normalem Weg.“

+ *Du hast es deutlich gesagt. Bravo.*

Patrick starrte sie schockiert an. In so einem Tonfall hatte sie noch nie zuvor mit ihm gesprochen. „Schlaf eine zweite Nacht darüber! Ich muss erst morgen wieder heimfahren."

+ *Deswegen ändert sich nichts.*

„In Ordnung, wenn du bleiben willst, um dich Sophie und Anna zu widmen. Da Grete nicht hier ist, kannst du auf sie aufpassen, während ich einkaufen gehe. Aber es bleibt dabei: Unsere Ehe ist für mich beendet.«

+ *Wie gut dir das tut, ihm die Meinung zu sagen.*

„Glaubst du, dass du mit deinem Problem der Frigidität einen anderen findest?"

+ *Jetzt fährt er beleidigende Geschütze auf!*

„Ich habe eine Neuigkeit für dich: ich bin völlig normal. Du bist es, der als Liebhaber eine Katastrophe ..."

+ *Ups, das hättest du besser nicht gesagt!*

Er sprang abrupt auf und trat vor sie, sein Gesicht war rot angelaufen. „Soll das heißen, dass du mich betrogen hast?"

+ *Schön wär's, aber fast.*

Ihre Beziehung zu Martin würde sie Patrick nicht auf die Nase binden. „Hör auf mit dem Theater, Patrick. Du warst es, der hinter meinem Rücken Affären hatte. Vicky war nicht die Erste, wie mir heute bewusst ist. Egal, ob du sexuell auf deine Kosten gekommen bist, du hattest kein Recht mich zu hintergehen. Hast du mich absichtlich im Bett unwissend gehalten, damit ich nicht auf die Idee komme, dass ich fremd gehen könnte?"

+ *Entweder das oder Patrick ist einfach ein Loser im Bett.*

Patrick sah sie noch kurz an, dann drehte er sich um. „Ich denke, ich reise heute ab. Als Babysitter lasse ich mich nicht missbrauchen."

+ *Babysitter für die eigenen Kinder?*

In Lila starb das letzte bisschen Gefühl für ihren baldigen Exmann.

## *34* Ein Notfall

Lila war erleichtert, als Patrick innerhalb einer Stunde abgefahren war. Leider blieb noch das Dilemma mit Martin. Sie hatte versucht, ihn auf seinem Handy zu erreichen, er hob jedoch nicht ab und sie wurde auch nicht auf seine Mobilbox weitergeleitet.

+ *Es ist mehr als deutlich. Er will nicht mit dir sprechen.*

Sie verbrachte den Nachmittag in Unruhe, obwohl sie sich vor den Kindern nichts anmerken ließ. Gemeinsam halfen sie Barbara beim Abernten ihrer Himbeersträucher. Barbara zog die Mädchen damit auf, dass mehr Früchte in deren Mund als im Korb landen würden.

+ *Zum Glück vermissen Sophie und Anna ihren Vater überhaupt nicht.*

Nachts erwachte Anna mit Bauchschmerzen und hohem Fieber. Zuerst dachte Lila, sie hätte sich an den süßen Beeren überessen und gab ihr ein fiebersenkendes Zäpfchen. Der Erfolg blieb aus, auch die kalten Wickel brachten keine nennenswerte Temperatursenkung. Annas schluchzendes Weinen ging in Wimmern über, schließlich übergab sie sich und ihr kleiner Körper glühte erneut vor Fieber. Mit dem erfahrenen Blick einer Krankenschwester erkannte Lila, dass Anna etwas Schlimmeres als einen einfachen Infekt haben musste. Sie versuchte den diensthabenden Arzt zu erreichen, aber der war gerade zu einem Patienten unterwegs.

+ *Lieber Gott, lass nicht auch noch Anna sterben.*

Zitternd wählte sie Martins Handynummer, ohne Hoffnung, dass er um zwei Uhr nachts abnehmen würde.

+ *Hoffentlich ist er nicht mehr sauer und hebt ab. Sofort.*

Zu ihrer Überraschung meldete er sich bereits nach dem zweiten Klingeln. „Lila?“ Er schien sofort in Alarmbereitschaft zu sein und klang hellwach.

+ *Dem Himmel sei Dank!*

„Martin, Anna hat hohes Fieber und Bauchschmerzen …“

»Schildere mir die Symptome“, forderte er sie auf, seine beherrschte Stimme legte sich wie Balsam auf sie. Sie bemühte sich, seine präzisen Fragen zu beantworten, obwohl mittlerweile beide Kinder weinten. Martin teilte ihren Verdacht auf Blinddarmentzündung. „Wickle sie in eine Decke, Lila. Ich rufe einen Krankenwagen und im Klinikum in Augsburg an. Kann dein Mann auf Sophie aufpassen?“

+ *Jetzt könntest du Patrick tatsächlich dringend brauchen!*

„Nein, er ist bereits nach Hamburg zurückgefahren.“

„Dann nimm Sophie mit, sie kann dort auf einer Liege schlafen. Lila, alles wird gut! Auch wenn es wirklich eine Appendizitis sein sollte, ist das kein Problem.“

+ *Hoffentlich.*

Lila zog sich rasch an, während sie versuchte, beide Mädchen zu trösten, die in eine Decke gewickelt auf dem Sofa lagen. Die Zeit, bis der Rettungswagen kam, erschien Lila ewig lang, obwohl es nur knapp zehn Minuten waren. Dann ging alles schnell. Ein Notarzt, der Anna eine Infusion legte, beruhigende Worte, Griff zur Handtasche, Sophie auf den Arm genommen und rasch in den Wagen. Die Fahrt bekam Lila nur wie in Trance mit, Sophie auf dem Schoß, Annas kleine Hand in der ihren haltend.

+ *Nicht auch noch Anna!*

„Sie wird doch nicht sterben, Mama?“, fragte Sophie ein paar Mal.

+ *Oh Gott, bitte, nein.*

Sie konnte nicht antworten, der Arzt tat das für sie.

+ *Warum dauert die Fahrt so lange?*

Endlich, angekommen. Lila ließ Anna nur ungern los. Aber hier konnte sie sicher sein, dass Anna eine fachgerechte Versorgung erhalten würde.

+ *Vertrau den Ärzten. Bei Marie hatten sie keine Chance.*

Lila fand sich im Wartezimmer wieder. Auf einem Plastikstuhl ließ sie sich nieder und drückte Sophie an sich. Sie spürte, dass ihr Gesicht nass war. Sophie kuschelte sich an sie und schloss die

Augen. Keine Sekunde lang war Lila bis jetzt auf die Idee gekommen, Patrick zu benachrichtigen. Nun wählte sie seine Nummer. Er hatte sein Handy zwar eingeschaltet, aber es läutete durch. Ob er den Anruf absichtlich ignorierte oder den Ton ausgeschaltet hatte, wusste sie nicht. Sie schickte ihm schließlich eine SMS. Kurz dachte sie an Grete, doch es war mitten in der Nacht und sie wollte die ältere Frau nicht unnötig aufregen.

+ *Momentan kann ohnehin niemand helfen.*

Sophie schlief zum Glück bald darauf ein. Eine Krankenschwester schob eine Patientenliege zu ihr und half ihr, die Kleine hinauf zu legen. Sie brachte auch noch ein Kissen und eine zusätzliche Decke.

+ *Wenigstens muss sich Sophie nicht mehr ängstigen.*

„Machen Sie sich keine Sorgen", erklärte sie Lila. „Ihre Tochter ist in besten Händen. Möchten Sie eine Tasse Kaffee?"

„Gerne." Die Fürsorge tat Lila wohl, dennoch fühlte sie sich entsetzlich allein.

+ *Anna hat so klein ausgesehen auf dieser Krankenhausliege.*

Lila stand immer wieder auf und trat zum Fenster, trank mehrere Becher Kaffee, bis sie merkte, dass sie komplett aufgeputscht war und die innere Erregtheit ihre äußeren Hüllen fast durchbrach.

+ *Warum dauert es so lange?*

Mit ihrer Faust umschloss sie den blauen Plastikschmetterling. Um vier Uhr morgens kam endlich ein Arzt zu ihr. Er trug noch Operationskleidung und wirkte müde. „Die Operation ist gut verlaufen, Frau Dirkenreith. Ihre Tochter wird erst in ein paar Stunden aufwachen. Sie sollten jetzt nach Hause fahren." Er warf einen bezeichnenden Blick auf die schlafende Sophie. „Haben Sie jemanden, der Sie abholen könnte?"

+ *Anna geht es gut.*

Sie schüttelte den Kopf. „Darf ich Anna sehen?", bat sie leise.

„Sie liegt im Aufwachraum", erklärte der Arzt. Im selben Augenblick piepste es in seinem Mantel. „Entschuldigen Sie mich,

ich habe noch eine Operation.“ Er nahm bereits den Anruf entgegen und eilte mit Riesenschritten davon.

+ *Warum lässt er dich nicht zu Anna?*

„Herr Doktor, ich muss Anna sehen“, rief Lila ihm nach, er hörte es nicht mehr. Die Schwester trat auf sie zu.

„Soll ich Ihnen ein Taxi bestellen?“, meinte sie freundlich.

„Nein“, wehrte Lila ab. „Ich warte so lange, bis ich meine Tochter wenigstens kurz gesehen habe.“

„Anna braucht Sie später“, versuchte die Schwester sie zu beruhigen. „Ruhen Sie sich ein wenig aus.«

+ *Geht es Anna wirklich gut? Warum darfst du sie nicht sehen?*

Lila warf einen Blick auf Sophie. „Sophie schläft, ich möchte sie ungern aufwecken. Sie verstehen das nicht, ich muss mich einfach vergewissern, dass Anna atmet, dass sie lebt …“ Ihre Stimme erstickte.

+ *Sie hält dich für hysterisch.*

Die Schwester versuchte, sie zu beruhigen. „Aber natürlich geht es ihr gut, den Umständen entsprechend. Sie hat eine Blinddarmoperation hinter sich und braucht Ruhe. Kommen Sie gegen Mittag wieder, dann ist sie bestimmt wach.“

Lila spürte Tränen in sich aufsteigen, irgendetwas zerbrach in ihr.

+ *Warum will man dich Anna nicht eine Sekunde sehen lassen?*

„Bitte erlauben Sie mir einen Blick auf sie“, bat sie und ihre Stimme hatte einen flehenden Unterton. „Ich bin selbst Krankenschwester …“

+ *Fang jetzt nicht an zu weinen, dann halten dich alle für verrückt.*

Über zwei Zimmern blinkte ein rotes Lämpchen, die Patienten wurden wach und die Morgenarbeit begann. Die Schwester hatte schlichtweg keine Zeit, sich mit einer durchgedrehten Mutter abzumühen. „Ich sehe, was ich tun kann“, meinte sie lapidar und entfernte sich.

+ *Du darfst dein Kind nicht allein hier lassen.*

Lila ließ sich wieder auf den Stuhl sinken. Tatsächlich kam die Schwester nicht mehr dazu, sich um Lila zu kümmern, denn sie hastete von einem Zimmer ins andere. Lila lehnte den Kopf an die Wand, es verging eine weitere Stunde. Ihr Zustand war eigenartig. Innerlich war sie so erregt, dass sie Berge hätte erklimmen können, äußerlich wurden ihre Glieder bleischwer und sie schwamm hilflos in einem Meer dahin. Sie hatte Angst, sich zu bewegen. Sobald sie aufstand, würde man ihr womöglich sagen, dass Anna gestorben war.

+ *Auch Marie hat niemand helfen können. Hat der Arzt gelogen? Warum verbietet man dir, Anna kurz zu sehen? Für einen Augenblick zumindest!*

Sie nickte ein.

„Um Gottes willen, Lila, was tust du denn hier?“

Lila schreckte auf und blickte in das erschöpfte Gesicht von Martin Stern. „Die Operation von Anna ist drei Stunden her.“

„Mama“, Sophie hob verschlafen den Kopf.

Lila spürte, wie Tränen über ihre Wangen liefen. Sie stand auf und schwankte.

+ *Lebt Anna noch? Und wo kommt Martin her? Er wirkt nicht mehr böse.*

„Langsam“, Martin half ihr auf. „Du bist eingeschlafen, die Schwester sagte mir, du hättest dich geweigert, nach Hause zu *gehen.“*

*# Sie sieht aus, als käme sie aus der Hölle.*

+ *Martin ist hier. Alles wird gut.*

„Ich wollte sie sehen“, flüsterte Lila. „Geht es ihr gut? Bitte sag, dass sie gesund wird.“

+ *Es muss so sein!*

Martin zog sie an sich. „Anna ist okay! Ich sorge dafür, dass du einen Blick auf sie werfen kannst, dann bringe ich dich heim.“ Er nahm Sophie auf den Arm und führte Lila zielsicher durch die Gänge. Sie folgte ihm und hatte dabei das Gefühl, durch Nebel zu wandern. Schließlich erreichten sie die Aufwachstation. Martin

kannte die diensthabende Oberschwester und diese erlaubte, dass sie kurz in Annas Zimmer durften. Das kleine Mädchen schlief in einem Gitterbett, das Gesicht blass, eine Infusionsflasche tropfte.
*+ Sie wirkt so winzig.*
Willig ließ sich Lila von Martin hinausführen und sie gingen zu seinem Wagen. Da Martin keinen Kindersitz hatte, stieg Lila mit Sophie am Schoß hinten ein. Während der Fahrt sprachen sie wenig. Zu Hause war Sophie hellwach und wollte in den Kindergarten. Lila kochte ihr Kakao, schmierte ein Haselnusscremebrot und setzte einen Kaffee auf.
*+ Martin ist da.*

„Danke, dass du extra gekommen bist", meinte sie und wusste, dass ihre Beziehung auf eine neue Stufe gestiegen war. „Du musst die Nacht durchgefahren sein …"
*# Mit zahlreichen Geschwindigkeitsübertretungen …*
Martin strich sich durch das verstrubbelte Haar, das offenbar schon längere Zeit keinen Kamm mehr gesehen hatte. „Es tut mir leid, dass ich nicht da war", entgegnete er leise.
*+ ER entschuldigt sich?*

„Du konntest doch nicht vorausahnen, dass Anna krank werden würde. Außerdem …". Ihre Hände zitterten, während sie Kaffee in die Tassen goss. „Ich muss mich für meine unpassende Äußerung entschuldigen. Da ist mir Patrick im Kopf herum gespukt, du bist jedoch völlig anders und viel mehr wert als er."
*# Das ist die Frage.*
Martin stand auf und nahm ihr die Kaffeetassen ab. „Anders ja, ob besser, sei dahingestellt."
*+ Für dich auf jeden Fall.*
Sie wusste bereits, dass er seinen Kaffee schwarz und süß trank, daher stellte sie den Zuckerstreuer auf den Tisch. Während sie sich Milch in ihre Tasse goss, holte sie noch einmal Luft. »Deine Geschichte hat mich berührt, Martin. Und wenn ich ehrlich bin, auch schockiert. Aber niemand ist fehlerfrei und du quälst dich schon lange mit deiner Vergangenheit.«

*+ Finde die richtigen Worte.*

„Du musst dir selbst verzeihen. Fehler gehören ins Gestern. Du bist unreif in eine Ehe gegangen, die du nicht wolltest, und warst überfordert mit einer Frau, die du nie geliebt hast.“ Sie warf einen schrägen Blick auf Sophie, die jedoch mit ihrem Frühstück beschäftigt war.

*# Das ist keine Entschuldigung!*

„Liebe wird überbewertet. Es ist ein romantisches flüchtiges Gefühl, das ...“

„... das du offenbar noch nie gefühlt hast?“

Martin schüttelte den Kopf. „Die meisten Frauen wollten etwas von mir. Sie sahen in mir den potenten Mann, den fähigen Arzt, den charmanten Begleiter für eine Veranstaltung. Du bist die Erste, die mich als Mensch wahrnimmt.“

*# Das klingt ein wenig mitleidheischend.*

*+ Echt? Das gibt es doch gar nicht.*

„Trotzdem hätte ich meine Frau mit Respekt behandeln müssen. Sie hat mein Kind geboren und konnte ihren Beruf als Ärztin nie ausüben. Wenn ich meine Schwiegermutter nicht gehabt hätte ... Meine eigene Mutter hat Jasmin kaum zwei Mal gesehen.“

*+ Welche Überraschung!*

„Du warst ein Arzt im Aufbau deines Berufslebens. Was hättest du anders machen können? Dich mehr um deine Frau bemühen? Ja, vermutlich. Aber du bist nur ein Mensch, ein Mensch mit einer anstrengenden Arbeit. Normalerweise wärst du gerne heimgekommen in ein Heim. Du kamst jedoch an einen Ort, wo du wiederum Arzt hättest sein müssen. Da wäre ein Heiliger überfordert gewesen!“

*# Meint sie das wirklich so?*

Martin konnte ihr nicht zustimmen. „Du siehst das einfach!“

„Du selbst hast zu mir gesagt, ich dürfe mich nicht zu Marie ins Grab legen. Das gilt auch für dich. Deine Frau und deine Tochter sind gestorben. Du hast ein Recht zu leben! Macht dir deine Schwiegermutter Vorwürfe?“

„Ich habe sie seit der Beerdigung nicht gesehen.“

+ *Das ist ja furchtbar!*

„Sprich mit ihr. Sie ist die einzige Person außer dir, die hautnah dabei war. Bestimmt hat auch sie Narben davon getragen.“

# *Das ist anzunehmen. Aber sie hat sich nie mehr bei dir gemeldet, das sagt doch alles. Oder nicht?*

„Sie war die Letzte, die zu diesem Zeitpunkt Beate noch nahe gewesen ist!“

# *Vielleicht hat Lila recht und du solltest herausfinden, was Edith von dir hält.*

Die Kirchturmuhr schlug 9 Uhr und Lila nahm noch einen Schluck Kaffee. „Ich bringe Sophie in den Kindergarten. Und du musst dich hinlegen. Schließlich bist du Stunden durchgefahren.“

# *Es ist nicht die erste Nacht ohne Schlaf.*

Er rieb über seine Augen. „Weißt du, warum ich in Berlin war?“

+ *Um vor dir zu flüchten?*

Lila sah zu Sophie. „Sophie hol deine Tasche und wasch dir die Hände, wir gehen gleich.“ Sophie stand auf und lief hinaus, Martin sah ihr nach und fuhr fort. „Ich habe mich mit meiner Mutter getroffen.“

+ *Er hat es wirklich getan.*

Martin spielte mit dem Kaffeelöffel. „Ich habe sie gefragt, was sie jetzt von mir erwartet, da sie mich als Kind so gekonnt ignoriert hatte.«

+ *Applaus!*

Lila schwieg und wartete. Schließlich fuhr er fort. „Sie wünscht sich, dass ich in Ihrer Schönheitsklinik anfange, und wundert sich, dass ich ihr abgesagt habe.«

+ *Hat diese Frau nur ihren Beruf im Kopf?*

»Ich könnte ein Vielfaches von dem verdienen, was mir die Landarztpraxis einbringt.«

+ *Und ans Geld!*

*# Mutter denkt sogar, sie würde mir damit etwas Gutes tun!*
Martin legte den Löffel hin. »Vielleicht ist es wirklich ihre Art, mir zu sagen, dass sie eine Beziehung zu mir aufbauen will.«
*+ Diese Idee kommt spät.*
Die Tür schwang auf und Sophie trottete herein, sie hatte bereits Schuhe an.
*# Möchtest du selbst mehr Kontakt zu deiner Mutter?*
Lila trat zu ihm. »Wir reden am Abend weiter«, versprach sie.

„Ich gehe nach Hause“, meinte Martin. »Viel Spaß im Kindergarten, Maus.« Er hob die quiekende Sophie hoch und gab ihr einen Kuss auf die Nasenspitze. Rasch setzte er sie wieder ab und drehte sich zu Lila um. »Ich fürchte, das muss ich alleine lösen.« Damit eilte er hinaus.
*+ Er hat meine Tochter geküsst!*
Lila sah ihm überrascht nach. Sophie hatte jedoch keine Probleme mit Martins liebevoller Geste und zerrte ungeduldig an Lilas Hand. Lila ließ den Schmetterling in die Tasche gleiten.
*+ Vielleicht gewöhnt er sich an kleine Mädchen.*

## *35* Noch ein unerwünschter Besuch

Die Tage nahmen wieder ihren gewohnten Gang. Anna hatte sich erstaunlich rasch erholt, durfte am dritten Tag nach Hause und eine Woche später bereits in den Kindergarten gehen. Sophie hatte ihren 5. Geburtstag und sie feierten mit Babs und einigen Kindern vom Kindergarten. Martin und Lila hatten sich nicht mehr privat getroffen, obwohl Lila fast täglich zum Bach spaziert war. Sie befand sich in unruhiger Erwartungshaltung.

+ *Wartet er darauf, dass du auf ihn zukommst?*

Doch sie wagte es nicht. Martin und sie wechselten nur dienstliche Worte. Lediglich wenn er zu den Hausbesuchen aufbrach, strich er leicht über ihre Wange.

+ Er hält definitiv Abstand.

Gretes Schwester ging es schlechter und Grete verbrachte viel Zeit bei ihr in Augsburg. Mit Gerold telefonierte Lila fast jeden zweiten Tag, er erwähnte jedoch Jonas nicht mehr. Nach zwei Wochen fasste Lila den Mut, Martin zu fragen.

+ *Will er dich gar nicht mehr? Gib zu, er fehlt dir.*

Sophie war bei einer Freundin eingeladen. Lila brachte sie gleich nach dem Mittagessen hin. Grete hatte sich nicht wohlgefühlt, und da Anna auch viel Schlaf brauchte, hatte sie sich zusammen mit dem Kind hingelegt. Lila wollte gerade zu Martins Haus spazieren, als es klingelte. Vor der Haustüre stand ihre Schwiegermutter.

+ *Was tut denn Henriette hier?*

Sie hatte sich nicht verändert. In einem steifen Designerkostüm, perfekt geschminkt und mit ihrer gewohnten Hochsteckfrisur wirkte sie wie aus dem Ei gepellt. Henriettes Gesichtsausdruck ließ auf keinerlei Gefühlsregung schließen. Lila hätte gerne Nachhilfestunden bei ihr genommen, wie sie es schaffte, immer und überall einen ungerührten, ja geradezu unterkühlten Eindruck zu hinterlassen.

+ *Sie ist immer noch die Alte.*

Nun stand Henriette mitten in der altmodischen Einrichtung des Wohnzimmers und ihre Adleraugen fixierten mit Schärfe jedes Detail.

„Möchtest du eine Tasse Kaffee oder Tee, Henriette?" Es verstand sich von selbst, dass diese Frau nie mit einer Abkürzung wie ‚Henny' oder ‚Rita' angesprochen werden wollte.

+ *Das wäre der Gipfel an Respektlosigkeit gewesen.*

„Eine Tasse Kaffee bitte."

Lila war erleichtert, für kurze Zeit in der Küche verschwinden zu können. Leider folgte ihr Henriette und ließ sich auf einem der abgenützten Küchenstühle nieder.

„Hast du hier deine Kindheit verbracht?" Aus dem Tonfall konnte niemand heraushören, ob sie die Umgebung besser oder schlechter als erwartet befand.

+ *Vermutlich rümpft sie innerlich die Nase über das Haus.*

„Ja. Seit ich weg bin, wurde nur der obere Stock umgestaltet." Lila stellte kleine Untertassen auf den Tisch und ließ zwei Tassen Kaffee aus der Maschine. Grete hatte frischen Apfelkuchen gebacken, den sie ebenfalls hervorholte. Ihre Schwiegermutter lehnte ab. „Nein, danke. Ich hoffe, deinen Kindern geht es gut?", fragte sie, während sie Milch in ihre Tasse schüttete. Aus ihrem Tonfall war deutlich herauszuhören, dass die Antwort sie nicht im mindestens interessierte. Dass Lilas Kinder gleichzeitig ihre Enkel waren, würde ein Fremder nach dieser gleichgültig hingeworfenen Frage niemals vermuten.

+ *Es könnten auch irgendwelche Waisenkinder sein.*

„Anna schläft, sie erholt sich von einer Blinddarmoperation. Hat dir Patrick erzählt, dass sie operiert werden musste?" Freilich hatte Patrick nur ein einziges Mal angerufen und wusste nur, dass die Operation gut verlaufen war.

+ *Das ist zehn Tage her.*

Henriette schüttelte den Kopf und nippte an ihrer Tasse. „Zum Glück sind solche Eingriffe heutzutage Routineeingriffe. Ich nehme an, sie ist auf dem Weg der Besserung."

+ *Wiederum ist es keine richtige Frage.*
*Lila antwortete trotzdem.* „Ja, sie hat sich schnell erholt. Und Sophie ist bei einer Freundin, ich hole sie um fünf Uhr. Dann kannst du sie gerne sehen."

„Bis dahin werde ich wieder weg sein." Henriette schien nicht unglücklich zu sein, bei dem Gedanken, die Mädchen zu verpassen.

+ *Warum ist sie gekommen?*
Offenbar hatte sie die Reise nicht unternommen, um ihre Enkelinnen zu besuchen.

+ *Das käme wohl keinem in den Sinn, dass eine Großmutter ihre Enkelkinder nicht wenigstens kurz sehen will? Und das nach Monaten?*
Lila nippte am Kaffee, um sich abzulenken. Henriette ließ ihre Tasse elegant auf den Unterteller gleiten, fast ohne Geräusch, ehe sie weitersprach. „Ich habe den weiten Weg auf mich genommen, weil ich ein Gespräch von Frau zu Frau mit dir führen möchte."

+ *Das klingt beunruhigend.*
Lila konnte sich an keinerlei angenehme vertrauliche Unterhaltung mit ihrer Schwiegermutter erinnern. Diese fuhr bereits fort. „Kinder haben noch so viele Entwicklungsstadien vor sich, es ist mühsam, alle verfolgen zu müssen. Darum beneide ich dich nicht."

+ *Deswegen hat sie auch die eigenen – oder adoptierten – Söhne mit sechs ins Internat gegeben.*

„Patrick hat dir einen Neuanfang angeboten", begann Henriette unverblümt. „Ich glaube, es ist dir nicht klar, wie große Chancen sich daraus für dich und die Kinder ergeben."

+ *Was glaubt sie eigentlich? Dass du auf die gönnerhafte Zuwendung der Dirkenreiths angewiesen bist?*

„Ich habe Patrick klar gemacht, dass ich nun hier mein Leben aufgebaut habe, in welchem er keinen Platz mehr hat. Nach allem, was passiert ist, könnt ihr doch nicht im Ernst glauben, dass ich zurückkommen will?"

+ *Ist die komplette Familie verrückt geworden?*

Henriette seufzte kurz und verdrehte die Augen, ehe sie in jenem Tonfall weitersprach, mit dem man beabsichtigt, ein störrisches Kind zurück auf den rechten Weg zu bringen. „Das klingt ausgesprochen dramatisch. Wenn die Welt nur auf Empfindungen aufgebaut wäre, würde sie nicht mehr existieren. Geschäfte lassen sich berechnen und schaffen einen stabilen Unterbau. Gefühle sind ein wenig Zuckerguss, schnell weggeschleckt und höchst verderblich. Schalte sämtliche Emotionen weg und versuche ausschließlich mit den wenigen Gehirnzellen zu denken, die du für nüchterne Überlegungen zur Verfügung hast. Was ist denn schon passiert? Patrick hatte kurz eine andere. Glaubst du im Ernst, es gibt mehr als zehn Männer auf eine Million, die niemals untreu werden? Eine Ehe besteht nicht nur aus Treue. Abgesehen davon hast auch du – nun, wie soll ich es nennen – im außerehelichen Teich gefischt?"

+ *Das darf nicht wahr sein!*

Lila musste sich beherrschen, damit sie Henriette nicht ins Gesicht sprang. Die Küsse und Berührungen mit Martin erschienen ihr minimal im Vergleich zu Patricks Betrug.

+ *Patrick hat in der Zwischenzeit ein Kind mit einer anderen.*

„Ich lebe von meinem Mann getrennt, seit über einem halben Jahr", bemerkte Lila und versuchte den kühlen, unbeteiligten Tonfall Henriettes zu imitieren. „Dass ich neue Wege gehen möchte, ist unvermeidlich. Und weißt du eigentlich, was dein Sohn genau von mir verlangt? Ich soll künstlich …" Lila brach ab, denn dieses Thema erschien ihr doch zu delikat um es ausgerechnet mit ihrer Schwiegermutter zu bereden.

+ *Du könntest sie fragen, wie das mit ihren Kindern war?*

Die ältere Dame lehnte sich ungerührt zurück, hob ihre Tasse an den Mund und sah Lila schräg an. „Ja, das weiß ich", bekannte sie. „Aber du hast die Chance den Dirkenreith-Erben selbst auf die Welt zu bringen."

+ *Hat sie tatsächlich bestätigt, dass sie nicht Patricks Mutter ist?*

Lila war kurz sprachlos. Henriette nahm einen Schluck und stellte ihre Tasse wieder mit übertriebener Sorgfalt zurück. „Patrick konnte nicht ahnen, dass Vicky ihm ein behindertes Kind unterschieben wollte. Zum Glück trägt dieses ...“, sie räusperte sich gekünstelt, „... Kretin nicht den Namen Dirkenreith. Auf jeden Fall werden wir einen Vaterschaftstest beantragen. Es besteht absolut die Möglichkeit, dass Patrick gar nicht der Vater ist. Aber das soll dich nicht behelligen, deine Mädchen bleiben Dirkenreiths und wenn dann ein Sohn kommt ...“

+ *Niemals.*

„Ich werde auf diesen Handel nicht eingehen", unterbrach Lila sie scharf. „Der Gedanke ist entwürdigend und menschenverachtend! Demütigend!“

Henriette lehnte sich zurück und verschränkte die Hände über der Brust. „Du weißt nicht, was Demütigung ist, Lila. Wir alle müssen Opfer bringen, damit der Name Dirkenreith weitergeführt wird.“

+ *War da kurz Trauer auf ihrem Gesicht? Nein, du musst dich geirrt haben.*

Diesmal gelang es Henriette nicht, ihrer Stimme den üblichen gefriergetrockneten Ton zu geben. Für ihre Verhältnisse war sogar eine ansehnliche Portion Erregung darin. „Ich konnte keine Kinder bekommen. Aber Gabriel wollte einen Stammhalter, schließlich war das der Hauptgrund für unsere Hochzeit. Wir haben es lange versucht und dann hatte ich die Wahl, in die Scheidung einzuwilligen oder einen anderen Weg zu akzeptieren. Das kostbare Erbe der Dirkenreiths sollte nicht in fremde Hände fallen.“

+ *Gerold hat recht. Alles ist wahr.*

„Jonas und Patrick sind adoptiert“, brachte Lila nach Sekunden stockend heraus.

„Adoptierte Kinder sind nicht blutsverwandt. Das war Gabriel jedoch wichtig. Er hat Jonas bestellt und gekauft. Es gab eine Klinik in Polen, die angeblich künstliche Befruchtungen mit Leihmüttern durchgeführt hat. Gabriel wollte einen leiblichen Sohn um jeden Preis. Es wurde eine Frau ausgesucht, die mir ein wenig ähnlich sah, zumindest meine Haar- und Augenfarbe, und die mit Gabriels Samen befruchtet werden sollte."

*+ Deswegen hast sie ihre Söhne nie geliebt. Weil sie nicht wirklich ihre sind.*

Jonas und Patrick mussten Henriette ständig erinnert haben, dass ihr Mann mit einer anderen Frau das hervorgebracht hatte, zu dem sie nicht fähig gewesen war. Ob Henriette jemals erfahren hatte, dass es niemals künstliche Befruchtungen gegeben hatte?

*+ Henriette ist nie dumm gewesen. Sie muss es gewusst haben.*

Und dann bekam sie die Bestätigung. „Das hat Gabriel mir weismachen wollen." Wieder nahm Henriette einen Schluck Kaffee, das heiße Getränk schien sie jedoch nicht zu wärmen, denn ihre Hände zitterten. „Ich kannte die Wahrheit von Anfang an. Tatsächlich ist Jonas auf normale Art gezeugt worden. Gabriel verbrachte mehrere Wochenenden in Szczecin, ehe diese Frau schwanger war. Er besuchte sie regelmäßig während der Schwangerschaft, angeblich um sich zu überzeugen, dass es ihr gut ging. Ich habe es geduldet, denn ich wusste, dass ich versagt hatte. Als Jonas endlich geboren wurde und wir ihn unserem Kindermädchen übergeben konnten, dachte ich, es wäre vorbei. Heute weiß ich, dass sie sich weiterhin in gewissen Abständen mit Gabriel getroffen hat. An Jonas' erstem Geburtstag stand sie auf einmal vor der Türe und wollte ihr Kind besuchen. Sie bot uns an, als Kindermädchen für uns zu arbeiten. Gabriel willigte ein."

*+ Nicht auszudenken …*

Henriette rührte unnötigerweise in ihrer Tasse.

*+ Du hast plötzlich Mitleid. Diese Demütigung, mit Gabriels Geliebter und der leiblichen Mutter seines Sohnes leben zu müssen!*

„Mein Mann und diese Frau hatten ihr Verhältnis nun vor meinen Augen. Als Jonas sechs Jahre alt wurde, bestand ich darauf, dass er ins Internat geht. Aber Izabela hatte schon vorgesorgt, sie erwartete das zweite Kind von Gabriel."

*+ Patrick.*

Lila holte tief Luft, Henriettes Stimme hatte zum üblichen kalten Klang zurückgefunden. „Ganz ohne Macht war ich jedoch auch nicht. Ihre Schwangerschaft gab mir das Recht, sie aus dem Haus zu weisen. Ich schickte sie nach Szczecin zurück. Gabriel war auf sexueller Ebene vernarrt in diese Frau. Aber er wusste, dass er sich niemals von mir hätte trennen können. Seiner Firma ging es zu dieser Zeit nicht gut und eine Scheidung hätte seinem Ansehen sehr geschadet. Man darf nicht vergessen, dass die Zeiten damals noch anders waren. Es wurde toleriert, dass Männer fremdgingen, eine Scheidung galt jedoch als Fauxpas. Ich schloss mit Gabriel einen Handel, er dürfte das zweite Kind zu uns holen, wenn er sich endgültig von Izabela löste.“ Henriette knetete ihre Finger und hielt den Blick gesenkt. Ihrer Stimme war keinerlei Gefühlsregung anzumerken, doch spürte Lila Betroffenheit von überstandenem Leid.

*+ War Henriette früher fähig gewesen, zu fühlen?*

„Zu meinem Bedauern habe ich unterschätzt, dass mit dem Gebären von Kindern offenbar auch eine emotionale Brücke geschaffen wird. Ich war es, die ihm so manchen Geschäftserfolg geebnet hatte, aber sein Herz blieb bei dieser Frau. Das, Leben ist alles andere als fair. Izabela hatte Stück für Stück immer mehr von ihm erobert.“ Henriettes Stimme hatte einen kaum wahrnehmbaren, leichten erregten Ton angenommen.

*+ Wenn du sie nicht so gut kennen würdest, wäre es dir nicht aufgefallen!*

Lilas Hand zitterte, als sie ihre Tasse zum Mund führte und mit einem Schluck leerte. „Was ist mit ihr passiert?“

„Sie starb gleich nach Patricks Geburt an einer Embolie.“ Henriette stand auf und trat ans Fenster. Lila wusste, dass der

Chauffeur im Auto wartete. „Eine Infektion. Gabriel erholte sich kaum von ihrem Tod, dabei war sie in meinen Augen eine ungebildete Schlampe. Natürlich mussten wir Patrick zu uns nehmen. In dieser Zeit war ich oft in Versuchung, einfach zu gehen. Aber bei mir hat immer das Pflichtgefühl gesiegt." Sie drehte sich ruckartig herum und ihre Stimme wurde messerscharf. „Und das sollte es bei dir auch."

+ *Henriette hätte niemals ihren Status in der High Society aufgegeben.*

Lila verspürte plötzlich Mitleid mit dieser Frau, die eisern daran festgehalten hatte, das tun zu müssen, was Gesellschaft und Anstand von ihr verlangten.

+ *Vermutlich hat sie sich zu keiner Zeit gefragt, was ihre eigenen Bedürfnisse waren.*

„Was hat es dir eingebracht?", wagte Lila schließlich zu fragen. „Hast du damit dein Glück gefunden?

„Glück!", schnaubte Henriette. „Glaubst du, wir sind auf der Welt, um glücklich zu sein? Wir müssen uns alle einem genauen Plan unterwerfen, dabei haben wir nichts mitzureden."

+ *Kein schöner Gedanke! Ein Masterplan fürs Leben, unveränderlich? Nein, danke.*

„Was ist mit unserem eigenen Willen? Wir treffen Entscheidungen und müssen die Verantwortung dafür übernehmen."

Henriette begann laut zu lachen. „Glaubst du, dass Patrick dich ausgewählt hat, weil er sich in dich verliebt hatte? Nach dem Unfall der beiden Brüder verlangte mein Mann von Patrick, dass er sich endlich eine passende Frau suchen sollte. Er fand dich sympathisch, erfuhr irgendwie, dass du noch Jungfrau warst, und hat zugegriffen. Und du Schäfchen konntest dem reichen Playboy nicht widerstehen."

*+ Sie hat recht, du warst naiv zum Quadrat!*
„Mach nicht so ein Gesicht, Mädchen!“ Henriettes scharfe Stimme riss sie wieder aus ihren Gedanken. „Überlege lieber, ob du Patrick einen zweiten Blick gegönnt hättest, wäre er arm und hässlich gewesen! Schau in dich und erkenne, dass auch du nicht aus deiner Haut kannst. Wir alle lassen uns steuern, ob von unseren inneren Zwängen oder anderen Personen, spielt keine Rolle.“
*+ Du musst zugeben, ein Körnchen Wahrheit ist dabei.*
Patrick war für sie Abenteuer, Neubeginn und Aufregung gewesen.
+ Hast du nur deswegen so empfunden, weil er aus einer reichen Familie stammte?
Martin stand für Geborgenheit, Frieden und Stabilität. Aber auch für Erregung und das Gefühl heimgekommen zu sein.
*+ Du bist endlich komplett.*
Ihre Beziehung zu Patrick hatte Kraft und Substanz gekostet und sie am Ende ausgelaugt und geschlagen zurückgelassen. Die beginnende Affäre mit Martin, so flüchtig sie auch sein mochte, schenkte ihr Kraft und Zuversicht. Außerdem die Gewissheit, dass sie es nicht nötig hatte, von einem anderen abhängig zu sein.
*+ Du bist reif und selbstbewusst geworden.*
Ihre Schwiegermutter hatte dieses spezielle Glück in ihrem gesamten Leben nicht erfahren dürfen. Ihr war es niemals gelungen, sich aus einer entwürdigenden Beziehung zu lösen, was auch immer die Gründe dafür sein mochten.
*+ Diesen Weg willst du nicht gehen.*

„Wie lautet deine Antwort?“, klirrte Henriettes Stimme in Lilas Gedanken.

„Nein!“ Lila stand auf und Stärke durchdrang sie. Wie gut es tat, dieses Wort auszusprechen. „Es kommt für mich nicht in Frage. Vielleicht spielte Manipulation in meinem bisherigen Leben eine große Rolle, aber ich habe mich weiterentwickelt. Ich habe mir hier eine eigene Existenz aufgebaut und ich werde nicht einen einzigen Schritt zurückgehen. Es geht immer vorwärts, zurückzugehen ergibt keinen Sinn. Und ihr habt auch kein Recht dazu, Patrick dazu zu zwingen, einen Sohn zu zeugen. Er ist gut in seinem Job und er sollte den Führungsposten auch ohne diese Bedingung bekommen."

+ *Du hast deinen Standpunkt klar gemacht.*

Henriette erhob sich in einer für ihr Alter erstaunlichen Geschmeidigkeit. „Du hast keine Ahnung, was Patrick uns schuldig ist."

+ *Schuldig? Warum sprechen auf einmal alle von Schuld?*

„Weswegen sagst du das? Patrick muss sein eigenes Leben leben."

„Nein!" Henriette klang scharf. „Patrick hat seinen Bruder umgebracht."

+ *Woher weiß Henriette das?*

„Es war ein Unfall."

Henriette fuhr bereits fort. „Gabriel hat die beiden an jenem Tag beobachtet. Sie kämpften heftig miteinander vor dem Abgrund. Patrick war es, der auf Jonas losgegangen ist, darüber hatte Gabriel nie Zweifel. Er hat es mit eigenen Augen gesehen. Nebel oder nicht, er kennt schließlich seine Söhne. Sie stürzten dann gemeinsam ab, aber vermutlich war es von Patrick nicht gewollt, dass er ebenfalls das Gleichgewicht verliert."

+ *Kann das stimmen? Dass Patrick mit Absicht ...*

„Es ist Patricks Pflicht und Schuldigkeit einen Erben zu produzieren, nachdem Jonas es nun nicht mehr kann. Durch Patricks Schuld. Und du bist als seine Frau verpflichtet, zu ihm zu halten."

+ *Was für eine eigenartige Logik.*

Lila hob die Hand. „Mag deine Geschichte stimmen, oder nicht, ich habe damit nichts zu tun!"

+ *Jetzt erst recht nicht.*

Henriette presste ihre Lippen aufeinander, dass sie fast weiß wurden, und drehte sich nach einem abschätzenden Blick zur Türe. „Du bist unvernünftig."

*+ Wie schafft sie das, dass ihre Stimme eiskalt klingt?*

„Patrick würde dir Sicherheit auf Lebenszeit bieten, ein Leben in angenehmer luxuriöser Umgebung und gewissen Freiheiten. Dafür müsstest du lediglich nochmals eine Geburt über dich ergehen lassen. Unbestreitbar eine unangenehme Sache, aber immerhin hättest du dann doch noch drei Kinder ..."

*+ Sie mag viel mitgemacht haben, aber sie ist eine giftige herzlose Person.*

Lila verlor die Geduld. „Du hast keine Ahnung, was es bedeutet ein Kind zu bekommen, nicht wahr?" Henriette zuckte zusammen, schwieg jedoch. Nicht, dass Lila ihr Gelegenheit gelassen hätte, etwas zu erwidern, denn sie fuhr mit erregter Stimme fort. „Du weißt nicht, wie es ist, ein Wesen in sich heranwachsen zu spüren, Monat für Monat das Strampeln zu fühlen und sich Tag für Tag auf seine Ankunft vorzubereiten. Die Angst, wenn auf einmal die Bewegungen ausbleiben, die Hoffnung, dass es vielleicht nur schläft und die kalte Panik und Furcht, dass es bereits zu spät ist. Und dann der Schock der Gewissheit, dass das Baby in dir gestorben ist, bevor es seinen ersten Atemzug machen durfte. Der Schmerz, es aus seinem Körper herausstoßen zu müssen, obwohl ich es am liebsten behalten hätte. Der bittere Schluss, das tote Kind im Arm zu halten. Der vergebliche Wunsch, dass das leblose Herz es sich vielleicht doch anders überlegt und zu schlagen beginnt. Die schreckliche Erkenntnis, dass das nicht passieren wird."

*+ Minutenlanges Schweigen erfüllte die Küche.*

„Du bist zu weich, mein Kind", erklang schließlich die Stimme ihrer Schwiegermutter, aber die übliche Kälte war einer ungewohnten Resignation gewichen. Lila fuhr erstickt fort. „Es tut mir leid. Jetzt weiß ich erst, warum du das nicht empfinden kannst, weshalb du dermaßen ungerührt jeglichen mütterlichen Gefühls gegenüber bist. Du hast es selbst niemals erleben dürfen. Du hast nie ein Kind in dir getragen."

*+ Eigentlich ist sie trotz ihres Geldes ein bettelarmer Mensch.*

„Und du glaubst, deine schmerzlich rührende Schilderung ließe mich eine winzige Art von Bedauern verspüren? Du musst verrückt sein, wenn du das auch nur im Entferntesten annimmst. Besser ich habe nie ein Kind geboren, als es ins Grab zu bringen."

+ *Sie ist wieder ganz die Alte.*

Lila straffte sich. „Nein", widersprach sie. „Ich habe Marie erleben dürfen. Wir hatten nur ein paar Monate zusammen, aber, ich möchte keinen Tag mit ihr missen. Und Anna und Sophie zeigen mir jeden Tag, wie wertvoll das Leben ist.«

+ *Das ist die reine Wahrheit*!

Lila hätte auf Marie nicht verzichten mögen, auch wenn die Zeit mit ihr sich lediglich auf ihre Schwangerschaft beschränkt hatte. Mit ihrer Hand tastete sie nach dem kleinen Schmetterling.

+ *Marie ist in dir drin!*

„Wir kommen vom Thema ab", wie üblich schnitt Henriettes Stimme schonungslos in ihre Ohren. „Überlege es dir. Du hattest deinen ehelichen Ausrutscher, genau wie Patrick. Auf dieser Basis könntet ihr aufbauen."

+ *Jeder geht fremd und danach wieder von vorne? Nein, danke.*

„Dieser Arzt, der von der Charité geflogen ist, kann dir nichts bieten." Damit stand sie auf und verließ die Küche.

+ *Woher weiß sie das? Und Martin ist doch nicht ...*

Dennoch krochen Zweifel in Lila hoch, wie giftige Insekten, die sich durch die Haut in ihr Inneres bohren wollten. War Martin freiwillig gegangen, wie er es ihr erzählt hatte?

+*Warum sollte er lügen? Das Schlimmste hat er bereits erzählt. Oder gibt es noch mehr?*

Henriette war kaltherzig, energisch, manipulativ und mitleidlos. Aber sie hatte sich selten gescheut, jemandem unangenehme Wahrheiten ins Gesicht zu schleudern.

+ *Sie hat dich niemals angelogen.*

Ihre Schwiegermutter konnte nichts davon wissen, dass Martin sich am Tod seiner Familie schuldig fühlte. Über seinen Weggang

von der Charité hatten sie gar nicht gesprochen. Warum hätte man ihm kündigen sollen?
+ *Spielt es eine Rolle?*
Lila wusste es nicht. Aber sie wollte mit ihm reden, am liebsten sofort. Allerdings blieb ihr diese Möglichkeit verwehrt, denn Grete und Anna würden gleich herunterkommen. Martin musste am Abend zu einer Besprechung mit den Schuldirektoren, weil eine Neuordnung der Schuluntersuchungen anstand.
+ *Du musst auch mit Gerold reden. Ist Patrick ein Mörder?*

## *36* Neue Erkenntnisse

Martin war extrem müde. Die Hausbesuche waren anstrengend gewesen. Zwei Patienten lagen im Sterben und er hatte längere Zeit dort verbracht. Allerdings waren seine Gedanken immer wieder zu Lila gewandert.

*# Du willst sie. Und du hast Angst, es zu vermasseln.*

Er hatte sich in der letzten Woche zurückgehalten und versucht, sich auf Berührungen zu beschränken. Seine Rechnung schien aufzugehen, denn wenn er ihre enttäuschte Miene richtig deutete, wartete sie dringend auf den nächsten Schritt.

*# Heute Abend.*

Doch als er heimkam, saß Lila auf der Gartenbank, die Laptoptasche unter den Arm geklemmt.

*# Planänderung.*

„Ich muss mit dir reden“, erklärte sie.

*# Hoffentlich nicht nur …*

„Wie geht es Anna?“, fragte er, während er die Haustüre aufsperrte.

„Grete verwöhnt sie nach Strich und Faden.“ Sie sah auf die Uhr. „Ich habe mit Gerold ausgemacht, ihn sofort über Skype zu erreichen, wenn du bereit bist.“

*# Was will denn dieser Klosterbruder schon wieder?*

Martin hielt nichts von dessen krampfhaften Bemühungen, den Unfalltod seines Freundes zu einer Mordgeschichte aufzubauschen.

*# Lila zuliebe musst du es dir wohl anhören.*

„Darf ich noch duschen?“ Es war eine harmlose Frage. Trotzdem klang es selbst in seinen Ohren etwas zweideutig. Lila war sekundenlang aus der Fassung gebracht, das wollte er ausnützen. Er beugte sich zu ihr und flüsterte leise. „Hattest du schon mal Sex unter fließendem Wasser?“

*# Erwischt.*

*+ Meint er es ernst?*

Da musste er laut lachen. Empört trat sie zurück. „Du bist unmöglich!", wehrte sie ab.
Er hob die Hände hoch. „Alles klar, wir warten noch. Gib mir fünf Minuten, du kannst in der Zwischenzeit das Skypeprogramm einstellen." Er hörte, wie sie den Laptop auf seinem Wohnzimmertisch aufstellte. Während er sich auszog, verfolgten ihn erotische Vorstellungen von ihm und Lila. Deswegen entschied er sich für eine kühle Wassertemperatur. Rasch schlüpfte er in ein frisches T-Shirt und Jeans. Als er zurückkam, hatte Lila bereits Bruder Gerold auf dem Bildschirm.

„Hallo Lila!", meldete er sich mit munterer Stimme.
In diesem Moment trat Martin hinter sie. „Hallo Gerold! Was gibt es Neues?"

„Lila hat mich um dieses Gespräch gebeten."
*# Tatsächlich?*
*+ Martin ist nicht begeistert.*

„Meine Schwiegermutter hat mich besucht«, erklärte Lila rasch. »Sie ist extra mit ihrem Chauffeur hergefahren und anschließend gleich wieder weg. Vermutlich schläft sie in München, mein Schwiegervater hat dort eine Zweitwohnung."
*+ Ist doch unwichtig.*

„Möchte sie die Kinder …?", erkundigte sich Gerold.
*# Ein Sorgerechtskampf um die Mädchen hat Lila gerade noch gefehlt!*

„Sophie und Anna sind ihr total egal, sie hat sie nicht einmal sehen wollen. Sie wollte mich überreden, auf Patricks Angebot einzugehen. Eine künstliche Befruchtung mit Y-Chromosomen, damit ich den heißersehnten Dirkenreith-Erben in die Welt setze."
*# Die alte Hexe.*

„Was ist mit dem Sohn, den dein Mann mit einer anderen hat?", wunderte sich Gerold.
*+ Richtig, das weiß er noch nicht.*

„Er ist behindert, mongoloid. Nun wird die Vaterschaft angezweifelt und von Scheidung von mir bzw. Heirat mit Vicky ist keine Rede mehr.“ In möglichst knappen Sätzen schilderte Lila Henriettes Forderung. Beide Männer sahen sich fassungslos an. Gerold fand zuerst Worte: „Ich muss sagen, ich finde das Ganze moralisch unvertretbar. Auch wenn ich durchaus Mitgefühl für das trostlose Leben deiner Schwiegermutter habe, so kann sie doch nicht ernsthaft verlangen, dieses Schicksal auch einer anderen Frau aufzubürden.“

„Dieses Weib spinnt komplett“, war Martins einziger Kommentar.

+ *Zum Glück sind sie mit dir einer Meinung!*

„Henriette hat nichts davon erwähnt, dass Jonas nicht Gabriels leiblicher Sohn war. Ich vermute, sie weiß es nicht.« Martin hatte sich neben Lila gesetzt und fuhr sich durch die vom Duschen feuchten Haare. „Das spielt für sie wahrscheinlich keine Rolle. Es sind nicht ihre Kinder, damit ist der Fall für sie erledigt.“ Gerold nickte. „Auch ist das Geheimnis gelüftet, warum Patrick Gabriels Sohn ist und Jonas nicht. Beim ersten Mal war Izabela schon schwanger. Entweder hat sie freiwillig ihr Kind hergegeben, oder sie wurde dazu gezwungen.«

+ *Sie muss Sehnsucht nach ihrem Kind gehabt haben, sonst wäre sie nicht ein Jahr später bei den Dirkenreiths aufgetaucht.*

„Und, Gerold, sie hat behauptet, Patrick hätte Jonas umgebracht. Mit Absicht!“

# *Das kann doch nicht wahr sein!*

Gerold blieb überraschend ruhig. „Was hat sie erzählt?“

„Laut Henriette hat Gabriel beobachtet, dass Patrick auf Jonas losgegangen wäre, bevor sie kämpften und abstürzten. Der Polizei hat er diese Version verschwiegen. Patrick kann sich nicht erinnern, aber Gabriel hat es dennoch als Druckmittel benützt, um ihn zur Hochzeit und Produktion eines Sohnes zu nötigen.“

# *Das klingt wie ein schlechter Schauerroman.*

„Ich weiß nicht, ob ich ihr glauben kann. Ich wünschte, Patrick hätte seine Amnesie überwinden können."
+ *Du willst nicht, dass er ein Mörder ist.*

„Vielleicht solltest du Patrick fragen, ob es stimmt. Wenn sein Vater ihn mit dieser Geschichte unter Druck setzt, muss er sie zumindest kennen", meinte Martin.
+ *Logisch gedacht. Warum hast du Angst davor?*

„Ich habe so meine Zweifel." Gerold schüttelte den Kopf. „Patrick hatte keinen Grund, Jonas zu töten. Die beiden verstanden sich gut."
+ *Patrick hat Jonas schmerzlich vermisst.*

„Ich glaube es nicht«, beharrte Bruder Gerold fest. »Leider muss ich zur Messe Lila. Wir reden ein andermal weiter. Und denk an den Schmetterling!"
+ *Immer.*

Lila umfasste die kleine Figur in ihrer Tasche mit der linken Hand. Gerold nickte, als er die Geste sah. „Die Zeit wird kommen, Lila, nur Geduld!"
+ *Vielleicht in hundert Jahren!*

## *37* Zwei Schmetterlinge für Martin

„Schmetterling?“ Martin sah sie fragend an, Lila holte schweigend die blaue Plastikfigur aus der Tasche.

„Es ist ein Symbol, Gerold hat ihn mir geschenkt. Beim Tod löst sich die Seele aus dem Körper wie der Schmetterling aus der Puppe. Wenn ich so weit bin, soll ich ihn an einer passenden Stelle hinlegen oder werfen. Der Tag wird kommen, dann weiß ich ganz genau, wo der richtige Ort ist, sie loszulassen.“

+ *Bitte lach nicht darüber!*

Martin berührte sanft ihre Wange. „Ein schöner Gedanke“, flüsterte er. Sie schlang abrupt die Arme um ihn. Es war die natürlichste Sache der Welt, ihn zu küssen. Martins Hände schoben ihr T-Shirt hoch, seine Fingerspitzen strichen zart über die empfindliche Haut ihres Rückens. Das Kribbeln erfasste ihren gesamten Körper, während sie den Kuss vertieften. Martin fuhr am Gummiband ihrer Hose entlang, eher er seine Finger hineinschob. Lila kam sich herrlich sündig vor, als seine warmen Handflächen schließlich auf ihrem nackten Po unter ihrem Slip lagen.

+ *Es fühlt sich einfach richtig an.*

# *Ist es zu früh?*

Sie löste sich kurz von seinen Lippen. „Ich möchte es gern erleben, Martin. Mit dir.“

+ *So schnell wie möglich.*

# *Du bist im Himmel gelandet.*

Martins Augen brannten sich förmlich in sie hinein. „Ohne Reue?“, musste er wissen.

# *Es wäre furchtbar, würde sie sich morgen Vorwürfe machen.*

„Das weiß ich nicht“, flüsterte sie. „Aber ich habe immer nur die Dinge bereut, die ich nicht gemacht habe. Versäumtes kann man nie mehr nachholen.“

+ *Also tu es.*

Martin schloss die Lider und zog sie eng an sich, seine Finger massierten ihren Po. „Ich habe Angst“, raunte er in ihr Ohr.

# *Hast du das wirklich zugegeben?*

Sie fuhr zurück und sah ihn überrascht an. "Wovor?"

„Ich möchte für dich das sein können, was du brauchst. Du verdienst es."

# *Lügner. Du willst nicht nur geben, sondern auch nehmen.*

„Ja, das wünsche ich mir. Aber ich bin diejenige, die eine Niete ist …"

\+ *Was, wenn er enttäuscht ist …?*

„Das ist unmöglich!" Er küsste ihren Hals und das Kribbeln verstärkte sich. Lila sah ihn aus großen Augen an. „Du bist erfahren und …"

\+ *Du redest dich um Kopf und Kragen.*

\# *Ihr Exmann ist ein totaler Versager! Wie kann er ihr so eine Unsicherheit vermitteln?*

Er legte ihr den Finger auf die Lippen. „Sag das nicht, Lila. Bei dir fühle ich mich wie ein pubertierender Junge. Ich habe mir noch niemals so gewünscht, eine Frau verwöhnen zu dürfen."

\# *Und das ist tatsächlich die Wahrheit.*

Er zog ihr sanft das T-Shirt über den Kopf und musterte ihren sportlichen BH. Ihre Umarmung wurde inniger und Martin dirigierte sie Richtung Couch. Mit einer ungeduldigen Bewegung riss Lila an seinem T-Shirt, er zog es schließlich über den Kopf. „Es ist eins meiner Lieblingsshirts, nicht kaputtmachen", lachte er.

\+ Mit Martin ist es wirklich unkompliziert.

Lila fuhr mit den Fingern bereits seinen muskulösen Brustkorb entlang. Er beugte sich wieder zu ihr und küsste sie. Später konnte sie nicht mehr sagen, wie sie sich beide entkleidet hatten. Es ging fließend und sie fühlte sich, wie in einer höheren Welt. Martin streichelte sie überall und ständig, sie rieb ihren nackten Körper an seiner Haut und wäre am liebsten in ihn hineingekrochen. Sie badete förmlich im Gefühl, miteinander verschlungen zu sein, sodass niemand den Durchblick hatte, wo der eine anfing und der andere aufhörte. Lila genoss es, Martin an allen Stellen zu berühren. Er schob kein einziges Mal ihre Hände weg.

\+ *Es scheint ihm zu gefallen.*

Mit Patrick war die Vereinigung immer rasch und professionell abgelaufen. Sie hatte Wärme aber keine Leidenschaft gefühlt. Nun vibrierte ihr ganzer Körper, sie kannte sich selbst nicht wieder.

+ *Bin ich die schamlose Person, die sich genussvoll in Martins Armen windet?*

Am liebsten hätte sie Martin verschlungen.

+ *Näher. Viel näher.*

# *Verdammt, nimm ein Kondom, solang du noch denken kannst!*

Es war nicht vergleichbar mit irgendeiner Empfindung jemals zuvor. Martins Augen glänzten fiebrig und auch seine Bewegungen wurden immer fester. Als wollte er sie nie mehr loslassen. Sie bekam kaum mit, dass er ...

+ *Zum Glück hat er an Verhütung gedacht!*

Es fühlte sich fantastisch an. Ein herrlicher Rausch, nicht mechanisch, wie bei ...

+ *... bei wem? Gab es ein DAVOR?*

Sehr viel später duschten sie gemeinsam und Martin weihte sie in völlig neue Benützungsmöglichkeiten der Nasszelle ein.

# *Sie ist Leidenschaft pur.*

Stunden später saßen sie sich wieder angezogen im Wohnraum gegenüber. Martin goss ihr noch ein Glas Wein ein und servierte Brötchen. Während der Zubereitung strich er jedoch immer wieder über ihren Rücken, ihre Wange, griff nach ihrer Hand oder küsste sie auf verschiedene Stellen ihres Körpers.

+ *Du fühlst dich begehrt, geschätzt und ... geliebt.*

Am liebsten hätte sie es ihm gesagt, aber das wagte sie nicht.

+ *Er hatte massenhaft Frauen!*

„Ich hoffe, ich muss morgen während der Arbeit nicht nur daran denken“, meinte sie stattdessen. „Niemals hätte ich gedacht, dass Sex so sein kann. Jetzt verstehe ich, warum du ...«, Er strich mit dem Finger über ihre Lippen. „Nein. So etwas wie das zwischen uns gibt es nicht immer. Im Grunde genommen selten.“

# *Und du hast es zum ersten Mal erlebt.*

*+ Er bemüht sich, nett zu sein.*

„Eine besondere Chemie?“ Lila sah ihn aufmerksam an. Martin setzte das Glas ab. „Lila“, meinte er leise. „Ich habe schon damals viel für dich empfunden. Wenn du keine blutjunge Schwesternschülerin gewesen wärst, hätte ich mich an dich herangemacht.“

*+ Wie hättest du da wohl reagiert?*

Sie sah ihn entgeistert an. „Aber du warst immer korrekt und sachlich zu mir.“

„Das hat mich Mühe gekostet. Ich wusste, ich war nicht gut genug für dich. Und als du mich in der Wäschekammer überrascht hast ...“

*# Der Tiefpunkt deines Lebens.*

*+ Will er ausgerechnet jetzt darüber sprechen?*

„Deinen Gesichtsausdruck werde ich nie vergessen. Du warst so ... schockiert, nein das ist der falsche Ausdruck, du warst enttäuscht, als wären Weihnachten und Ostern ausgefallen. Ich konnte mir das nicht erklären, denn ich habe dir doch niemals Hoffnungen gemacht.“

*# Obwohl du nichts lieber getan hättest.*

Sie senkte den Kopf. „Ich habe dich bewundert, Martin. Du warst für mich der Inbegriff eines tollen Arztes. Gleich wie – ich weiß nicht, wie Mutter Teresa.« Seine Augen weiteten sich schockiert, doch sie sprach schon weiter. »Ich hatte eine naive Vorstellung von dir, habe dir fast einen Heiligenschein aufgesetzt und die Gerüchte im Krankenhaus ignoriert. Du hast richtig vermutet, zu diesem Zeitpunkt hatte ich noch keine Erfahrung mit Männern. Ich war komplett hinten dran. Du hast mich wahrscheinlich für eine Idiotin gehalten.“

*+ Und das warst du auch.*

Martin zog sie an sich. „Nein“, schüttelte er den Kopf. „Du hattest eine Ausstrahlung, die mich fasziniert hat. Du warst so interessiert, unkompliziert und fröhlich. Aber nach der Wäschekammer-Geschichte warst du verächtlich.«

# *Und du hast dich geschämt.*
Lila schmiegte sich an ihn. „Es ist lange her“, meinte sie schließlich leise.
+ *Vielleicht ist jetzt der richtige Zeitpunkt.*
Sie griff nach dem Geschenk, das sie beim Verlassen ihres Hauses noch rasch in die Tasche des Laptops geschoben hatte. „Martin, ich habe etwas für dich besorgt.“ Sie holte ihre Hand heraus und auf ihrer Handfläche lagen zwei Schmetterlinge aus Plastik. Der eine war ein wenig größer und in einer leuchtend grünen Farbe mit orangen Punkten, der andere rosarot mit weißen Rändern.

„Die beiden sollen für deine Frau und Jasmin stehen“, erklärte sie leise, als er sprachlos darauf starrte. „Ich habe dir meinen Schmetterling gezeigt. Bruder Gerold meint, einmal würde ich die Figur an einem schönen Platz lassen und wirklich wissen, dass Marie immer in meinem Herzen bleiben wird. Du trägst deinen Schmerz seit acht Jahren mit dir herum.“
# *Das kannst du nicht annehmen.*
Martin stand auf und seine Miene verschloss sich. „Lila, du meinst es gut, aber das ist nicht mein Ding. Dieser esoterische Kram hat keine Bedeutung für mich.“
+ *War es ein Fehler? Nein, gib nicht auf.*

„Du brauchst Zeit.«

„Ich werde nie so weit sein, Lila, verdammt! Meine Schuld lässt sich nicht durch einen symbolischen Akt ungeschehen machen.“
# *Du wolltest, es wäre so einfach!*

„Und es wird besser, wenn du nicht loslässt? Willst du deine angebliche Schuld immer wie einen Panzer um dich herum aufbauen und dir verwehren, jemals wieder glücklich zu sein?“
+ *Er muss es wenigstens versuchen!*
Martins Blick war ausdruckslos. Er stand auf und trug die Teller in die Küche. Lila sah kurz auf die Schmetterlinge in ihrer Hand, dann

legte sie die beiden auf Martins Bücherregal. Er würde sie finden und möglicherweise seine Meinung ändern.
+ *Hoffentlich.*
Dann nahm sie ihren blauen Schmetterling heraus und hielt ihn mit zwei Fingerspitzen gegen eine Lampe, sodass er aufleuchtete.
+ *Marie, du fehlst.*

## *38* Müll von gestern

Die Herbstwochen zogen vorüber. Lilas Leben bekam so etwas wie Routine. Vormittags die Arbeit in der Ordination, nachmittags beschäftigte sie sich mit den Kindern. Immer wenn die beiden eingeschlafen waren, wanderte sie die zehn Minuten zu Martins Haus hinüber. Oder sie trafen sich am Bach. In den Stunden mit ihm glitt sie in eine völlig andere Welt. Ihre Affäre hatte etwas Verbotenes, Anrüchiges.

+ *Und du schwelgst darin in vollen Zügen.*

In den Nächten lernte sie sich selbst von einer bisher unbekannten Seite kennen. Sie verfiel der Sucht nach der magischen Traumwelt prickelnder Gefühle, die Martin in ihr zu erwecken verstand. In zunehmendem Maß genoss sie auch die Macht, die sie über Martins Empfindungen hatte. Es gefiel ihr, mit seinem Körper zu spielen, wie auf einem Instrument, wie er es im Gegenzug mit ihrem tat.

+ *Doch jeden Morgen auf dem Heimweg kommen dir Zweifel.*

Sie achtete genau darauf, dass sie vor dem Frühstück daheim war. Das Band zu Martin wurde immer stärker, die Kehrseite der Medaille war jedoch ihr Misstrauen in die Beständigkeit.

+ *Alles ist geheim, außer Grete weiß niemand Bescheid.*

Martin führte sie nicht zum Essen aus, zeigte sich, bei keiner öffentlichen Gelegenheit mit ihr zusammen und begegnete ihren Kindern mit diskreter Flüchtigkeit.

+ *Er spricht nie von der Zukunft.*

Die Wärme des Sommers war einem nasskalten Herbst gewichen, sodass ihr Lieblingsplatz am Bach meistens leer blieb.

+ *Die beiden Schmetterlinge liegen noch immer unberührt auf Martins Bücherregal.*

Zumindest hatte er sie nicht weggeräumt oder ihr auf irgendeine Art und Weise zurückzugeben versucht.

+ *Er spricht nie über persönliche Dinge.*

Trotzdem hatten sie oft tiefgehende Gespräche. Probleme in der Ordination, aber auch andere Themen wie Musik und Politik regten beide zu zahlreichen Diskussionen an. In Martins Gegenwart fühlte Lila sich ernst genommen und gleichwertig. Niemals behandelte er sie gönnerhaft oder herablassend, wie Patrick das getan hatte.

+ *Und der Sex bleibt ein explosiver, zärtlicher Wahnsinn.*

Lila war immer noch ehrfürchtig überrascht, dass ihr Körper zu solchen Reaktionen fähig war. Es war faszinierend. Aufregend. Abenteuerlich.

+ *Aber es wird nicht von Dauer sein.*

Der Anruf ihres Schwiegervaters riss sie aus ihrer Wattewelt. „Ich schicke dir die Flugtickets und erwarte dich und die Kinder am Wochenende in Hamburg."

„Warum? Was ist passiert?"

„Wir möchten unsere Enkelkinder wieder einmal sehen", meinte er schroff und unterbrach die Verbindung.

+ *Kaum zu glauben!*

Und so saß sie am Samstag mit zwei aufgeregten Kindern im ersten Flugzeug nach Hamburg.

+ *Könnte doch Martin bei dir sein!*

Aber er hatte es ihr nicht angeboten und sie hatte nicht gewagt zu fragen. Auch hatte er mit keiner Wimper gezuckt oder nachgefragt, warum sie nach Hamburg fliegen müsste.

+ *Es ist eine sexuelle Affäre und keine Liebesbeziehung.*

Trotzdem fühlte sich Lila gestärkt und der Begegnung mit ihren Schwiegereltern und baldigem Exmann gewachsen.

+ *Du bist selbstbewusst geworden.*

Am Flugplatz wurden sie von Gabriels Chauffeur abgeholt. Er hatte extra Kindersitze für Sophie und Anna montiert und führte sie routiniert auf Nebenstraßen durch den Großstadtverkehr. Dennoch war es bereits Mittag, als sie bei der Villa Dirkenreith ankamen. Sophie und Anna wurden von einem der Hausmädchen in die Küche gebracht. Lila folgte ihnen und überzeugte sich, dass die beiden zu essen bekamen und vorläufig nicht auf sie angewiesen waren.

+ *Auf in den Kampf.*

Dann erst betrat sie den Speiseraum, um ihre Schwiegereltern zu begrüßen. Auch Patrick war anwesend. Er kam auf sie zu und umarmte sie, wobei er Lilas abruptes Versteifen ignorierte. Henriette hielt ihr die Wange hin und erwartete den pflichtbewussten Kuss von ihr. Gabriel reichte ihr die Hand und klopfte ihr jovial auf die Schulter. „Setz dich, wir lassen servieren."

+ *Glauben sie immer noch, dass du die Ehe wieder aufnimmst?*

Nachdem die Suppe aufgetragen war und Lila vorsichtig probiert hatte, begann Gabriel: „Ich will nicht lange um den heißen Brei herumreden. Wir hätten alle gerne, dass du zurückkommst."

+ *Also doch.*

„Eine Scheidung wäre überstürzt und unprofessionell.«

+ *Vor ein paar Monaten klang das aber anders.*

»Du hattest in inzwischen genug Zeit für Überlegungen und ich denke, dass du dich als vernünftiger intelligenter Mensch für das Richtige entschieden hast."

+ *Nicht schon wieder von vorne!*

Lila hätte sich fast verschluckt, denn sie hatte nicht erwartet, dass Gabriel so unverblümt auf das Thema zu sprechen kam. Sie legte den Löffel vorsichtig neben sich auf den Teller, weil sie Angst hatte, in ihrer Erregung womöglich Suppe zu verschütten. „Ich habe mir ein neues Leben aufgebaut", erklärte sie langsam und war dankbar, dass ihre Stimme nicht zitterte. „Patrick und ich sind seit über acht Monaten getrennt und wir haben uns innerlich und äußerlich voneinander entfernt."

+ *Verstehen sie es endlich?*

Sie sah um Bestätigung hoffend auf Patrick, doch er schien ausschließlich damit beschäftigt, den Suppenlöffel zum Mund zu führen.

+ *Weichei.*

„Ihr hattet beide eine Auszeit!" Gabriel legte den Löffel ebenfalls hin, griff nach der Stoffserviette und wischte sich umständlich über den Mund. „Eine Ehe ist keine Spaßveranstaltung. Patrick hat sich ausgetobt und du auch, wie ich höre."

+ *Warum klingt das so, als wäre es ein Verbrechen?*

„Nun wird es Zeit, dass ihr beide erneut euren Verpflichtungen nachkommt."

Lila lehnte sich zurück und blickte hilfesuchend zu Patrick, der ihrem Blick auswich.

+ *Feigling.*

Lila holte Luft. Emotionen waren fehl am Platz. Diese Menschen hatten keine. »Es gibt kein Zurück", betonte sie scharf.

„Darum geht es nicht", meldete sich ihre Schwiegermutter spitz. »Das Leben ist kein Wunschkonzert!«

+ *Hexe.*

Lila fuhr mit fester Stimme fort. „Ihr habt mir hier in diesem Haus im Februar erklärt, dass ich mir eine Existenz ohne Patrick aufbauen soll. Genau das habe ich getan.«

+ *Und es geht mir besser als je zuvor.*

„Du sprichst von unseren Enkelinnen", warf Gabriel ein

+ *Waren sie das vor neun Monaten nicht?*

„Anna und Sophie haben euch nie interessiert! Ihr habt sie noch nicht einmal begrüßt. Und ganz bestimmt hat der liebende Vater keinen Blick geschweige denn ein Wort an seine Töchter verschwendet", wandte sie sich nun mit Verbitterung an Patrick.

+ *Was sagt ihr dazu?*

„Nach dem Essen habe ich Zeit für die beiden", verteidigte sich Patrick rasch. „Du bist kleinlich, eine halbe Stunde spielt keine Rolle, nachdem du sie mir monatelang vorenthalten hast."

+ *Hallo? Was soll das denn?*

Lila schnappte nach Luft. „Was habe ich? Du hättest sie jederzeit anrufen oder besuchen können …!"

„Du bist absichtlich weit weg von Hamburg in dieses Kaff gezogen, damit ich kaum Möglichkeiten habe, sie zu besuchen."

+ *Leider nicht weit genug.*

„Die Telefone funktionieren auch in Germaringen", fuhr Lila ihn wütend an.

+ *Schiebt er dir jetzt wirklich den schwarzen Peter zu?*

Patricks Gesichtsausdruck wirkte gequält. „Es fällt mir leichter, gar keinen Kontakt zu haben, als nur mit ihnen zu reden und sie nicht an mich drücken zu können."

+ *Nicht zu fassen! Patrick und seine Kinder umarmen? Er hatte sich kaum Zeit für sie genommen.*

„Anschuldigungen und aggressives Geplänkel sind unpassend", unterbrach ihr Schwiegervater sie rüde. „Es geht um die Zukunft. Vor allem um die der Mädchen und künftigen Kinder."

+ *Die es absolut nicht geben wird!*

Lila blieb fest. „Warum erwartet ihr, dass ich zurückkomme? Ihr habt mich in der Presse sogar als Ehebrecherin hingestellt, als Luder ..."

„Und das ist wirklich eine Lüge?" Henriettes Stimme schnitt messerscharf durch den Raum. „Dieser Arzt ist nur eine Fata Morgana?"

+ *Woher wissen sie das?*

„Ich lebe getrennt von Patrick und bin niemandem Rechenschaft schuldig!" Patricks Kopf fuhr hoch und sein Blick durchbohrte sie. „Es stimmt also", meinte er und in seinen Augen blitzte so etwas wie Zorn auf.

+ *Warum stört es ihn? Der Sex mit dir war für ihn ohnehin nur eine Pflichtübung.*

Hastig hob Lila den Löffel wieder auf und beschäftigte sich intensiv mit dem Essen. Kurz senkte sich Schweigen über die Runde und man hörte nur das Klappern des Bestecks. Schließlich hatten sie ihre Suppe aufgegessen. Henriette läutete nach dem Dienstmädchen, das sofort erschien und beflissen die Teller abservierte.

„Da nun alles geklärt ist, steht einer Wiedervereinigung nichts mehr im Wege.“, bemerkte Henriette endlich. „Wir werden eine plausible Geschichte für die Medien vorbereiten, dass die reumütige Ehefrau ...“

*+ Hallo, bist du im falschen Film?*

Fassungslos starrte Lila ihre Schwiegermutter an. „Hast du zugehört, was ich gesagt habe? Ich komme auf keinen Fall zurück!“

*+ Zerschlag einen Teller auf ihrem Kopf!*

Gabriel nahm einen Schluck Wein. „Kindchen, wir haben dich gehört. Aber, du musst verzeihen, wenn wir dich nicht ganz ernst nehmen. Alles hat seinen Preis.“

*+ Was läuft denn jetzt? Bieten sie dir eine Million Euro an?*

„Du musstest nicht arbeiten und hast ausgesprochen luxuriös gelebt. Das könnte wieder so sein!“ Gabriel griff nach der Weinflasche und schenkte sich nach. „Vor der Presse bist du die schuldbewusste Ehefrau, die zurückkehrt ...“

*+ Die meinen das ernsthaft?*

Lila sprang auf. „Das ist die Höhe! Patrick hat mich betrogen. Warum sollte mir etwas leidtun, das ich nie getan habe?“

*+ Das ist der Gipfel!*

Drei konsternierte Augenpaare blickten sie an. Es gehörte sich nicht, dermaßen die Contenance zu verlieren.

„Setz dich wieder hin“, befahl Gabriel mit stahlharter Stimme. „Wir alle mussten und müssen Opfer bringen. Du führst dich auf, wie ein Kleinkind. Die Sache ist die Aufregung nicht wert! In zahlreichen Augen bist du sogar eine Heldin, dass du deinen reichen Ehemann verlassen hast. Wärst du lieber die gedemütigte, betrogene Ehefrau gewesen, die wegen einer jüngeren, attraktiveren Person ins Aus geschoben wurde? Sei froh, dass wir den Sachverhalt ein wenig adaptiert haben!“

*+ In was für einer Welt leben sie? Keine, die du teilen willst.*

„Die Realität wäre tatsächlich wenig schmeichelhaft für euch alle! Du, “ sie pikte mit dem Finger auf Patrick. „Du hast dich mit deiner Exfreundin eingelassen, nur weil unser drittes Kind wieder ein Mädchen werden würde. Wenn es wenigstens aus Liebe geschehen wäre! Als du erfuhrst, dass sie einen Sohn bekommt, hast du mich und unsere Kinder fallen gelassen. Am Todestag von Marie. Und jetzt, weil dein heißersehnter Sohn krank ist, stößt du ihn fort, genau wie unsere Töchter." Sie wandte sich an ihre Schwiegereltern, die mit steinernen Gesichtern ihren Ausbruch über sich ergehen ließen. „Und Ihr? Ihr findet das gut? Was seid ihr nur für Menschen!"

*+ Dieser kalte Gesichtsausdruck! Wie lange mussten sie wohl dafür üben?*

Lila sank wieder auf ihren Stuhl. In diesem Augenblick wurden die Platten mit der Hauptspeise hereingetragen und die zwei Dienstmädchen servierten Braten mit Soße und Kartoffeln. Die Schale mit dem Gemüse wurde herumgereicht. Sie aßen schweigend. Lila schob die Bissen auf dem Teller hin und her. Ihr war es unbegreiflich, wie irgendjemand in dieser spannungsgeladenen Atmosphäre Appetit haben konnte.

*+ Wie kannst du das Thema „Wiedervereinigung" ein für alle Mal vom Tisch fegen?*

Patrick verhielt sich auffallend still.

*+ Er will gar nicht, dass du zurückkommst.*

Es läutete an der Haustüre und eine Minute später stürmte eine junge Frau mit einem Säugling ins Zimmer. Patrick sprang auf. „Vicky, was tust du hier?" In seinem Gesicht stand pure Panik.

*+ Die Geliebte. Arme Frau, sie hat gar nichts mehr zu erwarten.*

Lila beobachtete, wie sich kurz Unmut auf den Zügen ihrer Schwiegereltern zeigte. Die junge Frau hielt Patrick das Baby entgegen. „Du kannst uns nicht so einfach ignorieren, Patrick, du hast Elias noch nie im Arm gehabt."

*+ Unglaublich! Das Baby muss doch schon drei Monate alt sein.*

Er wich zurück und sah mit Abscheu auf das schlafende Kind. „Du und der Kleine, ihr seid gut versorgt." Verächtlich sah er auf das Baby.

*+ Er ist hart geworden.*

„Du wolltest mich heiraten!“ Sie schluchzte und ihre Stimme versagte fast. „Du hast behauptet, dass du mich liebst. Nur weil unser Sohn nicht gesund ist, verdammt, das kannst du mir nicht antun. Elias ist dein Sohn …“

*+ Armes Kind. Er hat noch weniger einen Vater als Sophie und Anna. Okay, weniger als Null geht ohnehin nicht.*

Gabriel war ebenfalls aufgestanden. „Das wird sich herausstellen.“ Seine Stimme klang hart. „Wir haben noch kein Ergebnis vom DNA-Test.“

*+ Er lügt. So lange dauert kein Test.*

Das Mädchen weinte nun so heftig, dass ihr fast das Baby aus den Händen glitt. Lila konnte nicht anders, als aufzuspringen und ihr das Bündel abzunehmen. Der Kleine blinzelte und automatisch drückte ihn Lila an sich. Es war ein angenehmes Gefühl, einen strampelnden warmen Säugling im Arm zu halten. Als „Äffchen“ hatte Patrick ihn bezeichnet, Lila sah in ihm nur den liebenswerten Kleinen, auch wenn sie natürlich seine Krankheit gleich erkannte.

*+ Er ist so lebendig!*

Vicky war zu Patricks Füßen zusammengesunken, sie wirkte unglaublich jung und hilflos. Patrick zog sie unsanft hoch und führte sie zur Türe. „Du hättest ihn gar nicht auf die Welt bringen dürfen!“, fuhr er sie böse an. „Du wusstest seit Monaten, dass er so ist.“

„Da war es schon zu spät!“

„Lüg mich nicht an! Eine medizinische Abtreibung ist länger möglich!“

„Ich wollte es nicht“, schrie sie. „Ich bin keine Mörderin. Wie kannst du so herzlos sein? Außerdem können wir doch noch ein Baby …“

Patrick zog sie hinaus. „Kein Kind mehr, das womöglich auch so ausschaut.“ Er nickte voller Abscheu zu seinem Sohn hinüber. Lila zuckte zusammen und hätte am liebsten mit Vicky geweint.

*+ Woher kommt diese grausame Seite an Patrick?*

Patrick zerrte Vicky grob in Gabriels Arbeitszimmer, Gabriel folgte ihnen. Lila ließ sich mit dem Baby auf einen Stuhl sinken. Elias war aufgewacht und blickte sie aus großen Augen an.
+ *Er ist entzückend.*

„Was für ein Theater", meinte Henriette abwertend. „Dass Patrick immer an die falschen Frauen geraten muss! Dabei müsste Viktoria eine gute Kinderstube haben. Offenbar ist das keine Garantie."
+ *Für Unterwürfigkeit?*

„Du bist also der Meinung, dass Patrick sich korrekt verhält?", erkundigte sich Lila und war stolz darauf, dass ihre Stimme ruhig klang.
+ *Alberne Frage.*

„Das ist doch jetzt nicht das Thema!" Der alte Drachen ließ sich nicht aus der Ruhe bringen. „Wie immer geht es um Schadensbegrenzung. Und daran sollte auch dieser Viktoria gelegen sein, denn sie hätte das alles durch einen simplen Eingriff während der Schwangerschaft verhindern können."
+ *Wenn jemand diese Frau erschießen würde, käme es Notwehr gleich!*

Zum Glück wurde das Gespräch unterbrochen, denn Sophie und Anna kamen zur Türe herein. Überrascht blieben sie stehen, als sie ihre Mutter mit dem Baby sahen.
+ *Wie erklärst du das den beiden*?

„Anna und Sophie sagt erst eurer Großmutter guten Tag", erinnerte sich Lila an die gebotene Höflichkeit.
+ *Obwohl Henriette keine verdient hat.*

„Grüß Gott, Großmutter", meinte Sophie auch gehorsam und ging zu Henriette, um ihr die Hand zu geben. Selbstverständlich hätte man Henriette niemals „Oma" oder gar „Omi" nennen dürfen.

„Lass dich anschauen, Kind, deine Kleidung ist komplett zerdrückt." Sie wandte sich an Lila. „Das Mädchen soll sich umziehen!"

*+ Hat sie keine anderen Sorgen?*
Sophie blickte fragend zu ihrer Mutter. „Wir kommen direkt vom Flugplatz", erklärte diese.

„Was ist mit dir?" Henriette beugte sich zu Anna. Diese streckte ihr nun auch die Hand entgegen, aber ohne etwas zu sagen. „Bist du stumm geworden? Naja, in puncto Kindererziehung hast du immer schon versagt, " bemerkte sie schließlich indigniert zu Lila.

*+ Im Gegensatz zu ihr.*
Lila ignorierte sie, denn Sophie hatte sich über das Baby gebeugt. „Wer ist das?"

„Das ist Elias, euer Halbbruder", erklärte Lila, indem sie sich spontan entschloss, bei der Wahrheit zu bleiben. „Euer Papa hat eine neue Frau und Elias ist sein Sohn ..."

„Erzähl den Kindern doch nicht so etwas!", ereiferte sich Henriette. „Der Vaterschaftstest läuft noch und Viktoria wird niemals Patricks Frau werden."

*+ Aber du wirst es auch nicht mehr sein!*
Sie hielt den Kleinen so, dass ihre Töchter ihn ansehen konnten. Begeistert griffen sie nach den zarten Händchen.

„Wie alt ist er denn?", erkundigte sich Sophie.

„Ich schätze elf oder zwölf Wochen, fragt eure Großmutter."

„Großmutter, wie alt ist Elias?", wandte sich Sophie an Henriette. Diese stand auf. „Ich denke, die Mahlzeit ist beendet." Sie klingelte und die beiden Dienstmädchen begannen schweigend, die halbvollen Teller abzuservieren. „Was deine Frage betrifft, mein Kind, so weiß ich es nicht genau und es interessiert mich auch nicht. Er ist ein Krüppel und wird niemals den Namen Dirkenreith tragen."

*+ Hexe ist zu wenig, sie ist des Teufels Großmutter.*

„Wie kannst du so vor Sophie und Anna sprechen", fuhr Lila sie an. „Ich erziehe sie zu Toleranz und Liebe, und nicht dazu auf andere herabzusehen, egal ob ..."

„Damit werden sie es weit bringen in dieser Welt", unterbrach Henriette grob. „Ich werde jetzt meinen Mittagsschlaf halten." Sie schritt zur Türe und verschwand.
+ *Die Temperatur steigt gleich um ein paar Grad!*
Elias verzog sein Gesicht und begann zu schreien. Lila stand auf und drückte den Kleinen an sich, klopfte ihm auf den Rücken und versuchte ihn zu beruhigen. Aber er schrie weiter, vermutlich hatte er Hunger. In diesem Augenblick wurde die Türe aufgerissen, Vicky stolperte herein und riss Lila ihren Sohn förmlich aus den Armen.

„Ich hasse euch", kreischte sie. „Eines Tages wird euch das alles vergolten werden, was ihr jetzt so bereitwillig austeilt!"
Die Türe fiel hinter ihr zu, das Weinen wurde leiser und verstummte schließlich ganz. Lila nahm an, dass Vicky in rasantem Tempo aus dem Haus geflüchtet war. Die beiden Männer standen wieder im Zimmer.

„Sie ist hysterisch", stellte Gabriel seine Diagnose.

„Meinst du, sie verkauft ihre Story der Presse?"
+ *Das ist offenbar das Einzige, worum sich Patrick Sorgen macht.*
Gabriel schien nicht übermäßig bekümmert. „Wohl kaum! Wer würde ihr glauben? Aber was noch mehr von Bedeutung ist, sie weiß, dass dann die komplette finanzielle Unterstützung wegfällt. Was sie an Alimenten vor Gericht erstreiten kann, ist nur ein Bruchteil davon. Es ist ihr aber gelungen, uns diese Mahlzeit gründlich zu verderben."
Sophie und Anna sahen ihren Vater und Großvater ehrfurchtsvoll an. + *Es ist Monate her, dass sie die beiden gesehen hatten.*

„Na ihr Süßen?", fragte Patrick und breitete die Arme aus. Sie kamen nur zögerlich näher. „Hast du sie gegen mich aufgehetzt?", fuhr er Lila gereizt an.
+ *Idiot.*
Lila war von der Szene mit Vicky ziemlich mitgenommen, die junge Frau tat ihr leid, obwohl Patrick sie mit ihr betrogen hatte.

Deswegen reagierte sie scharf auf Patricks Anschuldigung. „Du hast dich monatelang nicht um sie gekümmert ...“

„Ich bin nicht der Typ, der gerne lange telefoniert! Wärst du in Hamburg geblieben ...“

„... hättest du dich genauso wenig gemeldet. Du hast dich, seit sie auf der Welt sind, nur mäßig mit den beiden befasst Also spiel hier nicht den empörten verwaisten Vater!“

+ *Du hast es tatsächlich gesagt!*

Er zuckte zusammen, dann zog er die Mädchen in seine Umarmung. Sie ließen es über sich ergehen. Gabriel blickte nur kurz auf die Szene, dann verschwand er im angrenzenden Zimmer.

+ *Damit zeigt er, von welcher Bedeutung die beiden für ihn sind.*

Am Nachmittag bemühte sich Patrick zumindest. Gemeinsam gingen sie in den Zoo. Da es jedoch heftig zu regnen begann, mussten sie zum Kummer der Kinder den Besuch vorzeitig abbrechen. Auf Wunsch von Lila fuhren sie zu Maries Grab und beide Mädchen legten jeweils eine Blume darauf, die sie sich zuvor im Blumenladen selbst ausgesucht hatten. Lila entzündete eine Kerze, Patrick schwieg und warf Lila schräge Blicke zu.

+ *Es berührt ihn überhaupt nicht.*

Der kleine Schmetterling in ihrer Tasche schien in Lilas Gedanken auf und ab zu flattern. Tränen liefen ihr über die Wangen.

+ *Du bist alles andere als bereit, loszulassen.*

Patrick fuhr mit Sophie und Anna heim und Lila blieb beim Grab zurück.

## *39* Klare Einblicke

Ohne Patrick, der ihre Trauer so gar nicht teilte, fühlte sie sich wohler. Ein einfacher Stein erinnerte an ihre Tochter, es war nur der Vorname eingraviert. Aber das genügte auch, Marie brauchte keine Worte. Ein heftiger Wind kam auf und Lila musste die beiden Grabkerzen erneut anzünden.

*+ Jetzt würde sie schon krabbeln und mit ihren Schwestern spielen. Vermutlich die kunstvollen Türme, die Anna so gerne baut, kaputtschlagen. Und Sophies Zeichnungen zerreißen.*

Lila schob die beiden Kerzen nahe an den Stein heran. Die Blumen der Mädchen lagen direkt davor. „Wir haben dich im Herzen, Marie, auch wenn wir weit weg von hier leben." Es tat Lila gut, die Worte auszusprechen. Sie holte den kleinen Schmetterling hervor und sah ihn an. „Bruder Gerold hat recht", flüsterte sie leise.

*+ Einmal wird die Zeit kommen, da kannst du dein Baby loslassen. Dann wirst du an dein kleines Mädchen denken können, ohne dass der Schmerz dich überwältigt. Aber noch nicht jetzt.*

Während der letzten Wochen hatten sie die frisch erwachte Sinnlichkeit und ihre ambivalenten Gefühle für Martin in Anspruch genommen. Nun aber drückte der Kummer wieder mit aller Macht nach vorne. Tränen stiegen in ihre Augen und ihre Kehle schmerzte heftig. Als ob es gestern gewesen wäre, spürte sie den leblosen Körper ihres toten Kindes in ihren Armen.

*+ Wie warm und lebendig ist Elias! Und Patrick verschmäht dieses Geschenk.*

Der Wind wirbelte die Blätter auf. Der Herbst machte sich mit Deutlichkeit bemerkbar.

*+ Du musst gehen!*

Lila strich kurz über den Namenszug von Marie, drehte sich abrupt um und ging mit langen Schritten zu dem Café in dem Gerold sie erwartete.

+ *So viel ist in den Monaten passiert, seit du mit ihm das letzte Mal hier gesessen hast.*

Zu Lilas Überraschung saß ein dunkelhaariger Mann mit Gerold zusammen, den er ihr als Bruder Heinrich vorstellte.

+ *Du wärst lieber mit Gerold allein gewesen.*

Bruder Heinrich war gerade aus Kolumbien zurückgekehrt. Das Kloster unterstützte dort die Straßenkinderorganisation in Cali, für die auch Gerold im Winter arbeiten wollte. Lebhaft berichtete Heinrich von den Schwierigkeiten, die der dortige Pater Anselm vor allem auch mit den Behörden hatte. „Er holt die Kinder von der Straße, aber das ist nicht so einfach. Die drogenabhängigen Eltern überlassen sie oft schon im Kleinkindalter sich selbst. Sie kämpfen ums nackte Überleben, deswegen sind diese Kids nicht kleinlich, wenn es um Diebstahl oder Betrug geht. Pater Anselm ist weit über siebzig, und es ist kein Nachfolger in Sicht. Wir vom Kloster wechseln uns ab. Er arbeitet ausschließlich mit freiwilligen Helfern, die leider immer nur kurz bleiben."

„Waren Sie schon oft dort?" Lila fühlte sich auf einmal eher klein, weil sie sich noch nie an irgendeinem Projekt beteiligt hatte.

+ *Spenden sind wohl nur eine klägliche Art, sein Mitgefühl auszudrücken.*

„Regelmäßig, seit über 10 Jahren", bestätigte Heinrich. „Gerold war auch schon zwei Mal dort.

Gerold nickte. „Es ist eine Art Therapie für mich, seit Jonas tot ist."

Lila sah erschreckt zu Bruder Heinrich, doch Gerold lächelte nur. „Heinrich weiß Bescheid. Er ist mein Freund und nach Jonas' Tod brauchte ich einen Vertrauten."

Heinrich legte eine Hand auf Gerolds Schulter. „Er hatte eine schwere Zeit." In diesem Augenblick läutete Gerolds Handy, er sah auf das Display und entschuldigte sich. Während er sich telefonierend entfernte, sah Heinrich ihm nach. Lila wollte nicht nachfragen, wie das Wort ‚Freund' zu verstehen war. „Sie wussten von seiner Liebe?", fragte sie stattdessen. Heinrich antwortete mit einem einfachen „Ja."

„Schade, dass es sich nie aufklären konnte, was am Arlberg passiert ist", meinte Lila leise. „Es macht ihm ziemlich zu schaffen."

+ *Hoffentlich war es richtig, das Thema anzuschneiden.*

Heinrich schüttelte den Kopf. „Jonas ist tot, möge er in Frieden ruhen. Gerolds Bestimmung ist das Kloster, unsere wissenschaftliche Arbeit, die Gebete und das soziale Engagement. Da hat eine gewöhnliche Liebe zu einer anderen Person keinen Platz. Gerold hatte das zeitweilig vergessen, aber nun weiß er wieder, wo er hingehört. Prior Nessezius ist ein weiser vernünftiger Mann und war überzeugt davon, Gerold würde zurückkehren."

+ *Interessant.*

„Ich dachte, nur Sie wüssten Bescheid?"

Heinrich verschränkte die Hände. „Das ist, was Bruder Gerold glaubt. Aber wir sind eine innige Gemeinschaft, eine Familie. Selbstverständlich blieb Gerolds Fehltritt keinem verborgen. Wir beobachteten Gerold mit Sorge. Er ist ein wertvolles Glied in unserer Kette und wir wollten ihn nicht verlieren."

+ *Also alle wussten von Jonas.*

Lila runzelte die Stirne. „So sehr, dass einer von Ihrer familiären Clique dem Problem abgeholfen hätte?"

+ *Ein Klosterbruder würde doch keinen Mord begehen?*

Heinrich lachte, dabei kamen Lachfältchen hervor und ließen ihn jünger erscheinen. „Nein, um Gottes willen, nein. Gerold hatte noch nicht offiziell den Prior um seinen Abschied gebeten, deswegen sah er auch keinen Grund, einzugreifen. Vermutlich hätte er dann ein Gespräch mit den beiden geführt. Wie gesagt, unser Prior ist ein intelligenter Mann. Mit Gewalt erreicht man nichts im Sinne Gottes. Nur sanfte Führung bringt nachhaltigen Erfolg."

+ *Klingt vernünftig.*

Gerold kam zurück. Heinrich stand auf und verabschiedete sich. „Ich habe noch einen Termin. Es war nett, Sie kennenzulernen, Frau Dirkenreith. Ich hoffe sehr, dass Sie bald Ihr Leben wieder rundum lebenswert finden."

+ *Zum Glück geht er.*

„Kennt ihr euch schon lange?", fragte sie Gerold.

Er nickte. „Wir sind zusammen zur Schule gegangen. Seine Mutter starb, als er zehn war, sein Vater wurde Alkoholiker. Wir beide wussten früh, dass wir Priester werden wollten. Wir bewarben uns jung um das Postulat in der Benediktiner-Glaubensgemeinschaft in Ansgar. Die Gemeinschaft hat uns unsere Ausbildung ermöglicht."

„Wie viele Studien habt ihr denn abgeschlossen?"

„Wir haben Theologie, Psychologie, Biologie und Jus studiert, außerdem noch Sprachen. Heinrich spricht fließend spanisch und italienisch, ich spreche polnisch und französisch."

+ *Dir fehlen die Worte.*

„Wow!" Lila war beeindruckt.

Gerold lächelte. „Wir waren beide außerordentlich wissbegierig. Die meisten, die dem Orden beitreten, sind begeisterte Studenten."

„Heinrich wäre vermutlich schockiert gewesen, dass du aus dem Kloster austreten wolltest."

+ *Die gesamten Klosterbrüder wussten von Gerolds Liebschaft!*

Gerold zuckte die Achseln. „Wir haben eben immer alles gemeinsam gemacht und da fällt einem die Trennung schwer. Deswegen habe ich ihm nichts erzählt. Erst nach Jonas' Tod, da war er mir eine große Stütze."

+ *Er glaubt wirklich, dass Heinrich nichts wusste. Warum hat er es dir gegenüber zugegeben?*

Lila wurde nachdenklich. „Wo warst du eigentlich genau, als Jonas starb?"

„Wir hatten Exerzitien im Kloster St. Georgen in Tirol."

„Heinrich war auch dabei?"

„Selbstverständlich. Das sind Pflichttage, keiner unserer Brüder fehlte. Ich wollte danach offen zu Jonas stehen. Während der Exerzitien wollte ich nochmals in mich gehen und danach mit unserem Prior reden."

+ *Alle waren dabei! Schluss mit Krimi!*

„Niemand ahnte etwas?"

Gerold schüttelte den Kopf. „Wie gesagt, ich hatte die Absicht nach den Exerzitien mit ihnen zu sprechen."

+ *Solltest du ihm nicht sagen, dass sie Bescheid wussten?*

Doch Gerold fuhr schon fort. „Was ist mit dir, Lila? Üben deine Schwiegereltern Druck auf dich aus?"

+ *Besser so.*

Lila fasste kurz die unliebsamen Begegnungen mit ihren Schwiegereltern und Patrick zusammen. „Ich finde es schrecklich, wie diese Vicky behandelt wird! Sie wirkt jung und hilflos."

+ *Du hast Mitleid mit der Geliebten? Hat sie einen Gedanken an dich verschwendet, als sie dir Patrick abspenstig gemacht hat?*

„Dein hoffentlich baldiger Exmann ist wirklich ein charmanter Zeitgenosse," war sein ironischer Kommentar.

+ *Da musste erst dein Baby sterben, damit du es erkennst!*

Lila verspürte Kopfschmerzen. „Ich möchte mich von dieser Familie lösen. Morgen werde ich meine Mädchen packen und wieder nach Hause fliegen."

+ *Nach Hause. Das stimmt bereits.*

Tatsächlich empfand sie die Stimmung im Haus Dirkenreith erdrückend. Patricks Verhalten der Mutter seines Sohnes gegenüber verursachte Lila immer noch Gänsehaut.

+ *Undenkbar, dass er in der Zukunft nochmals eine entscheidende Rolle in deinem Leben spielt.*

„Wie geht es dir mit Dr. Stern?"

„Wir treffen uns ab und zu ...", versuchte Lila vage zu bleiben.

Gerold lachte. „Du hast eine ausdrucksstarke Mimik. Deine Augen leuchten, wenn du von ihm erzählst und du bist lebhafter. Wie ein Lichterbaum, den man anknipst."
+ *Leugnen ist zwecklos.*

„Ich mag ihn. Meine Gefühle für ihn sind verwirrend. Damals dachte ich, die Sonne ginge mit Patrick auf und unter. Aber jetzt? Diese Wellen, die mein Leben jetzt schlägt, gab es mit Patrick niemals."

„Mag er deine Mädchen?", fragte Gerold leise.
+ *Wenn er sich auf sie einlassen würde!*

„Das weiß ich nicht. Er hat prinzipiell ein Problem mit Kindern, weil auch er seine Tochter verloren hat."
+ *Mehr darfst du nicht verraten. Das wäre ein Vertrauensbruch.*
„Anders als ich fühlt er sich schuldig. Ich habe ihm zwei Schmetterlinge geschenkt und ich hoffe, dass er sie auch einmal loslassen kann."
+ *Sofern er sie überhaupt einmal beachtet.*

„Du hast deinen noch, nicht wahr?"
Lila zog ihn aus der Tasche. „Er begleitet mich überallhin.«
+ *Irgendwann.*
Gerold nickte. „Du wirst es wissen, wenn du so weit bist."

„Hast du auch einen für Jonas?"

„Ich hatte einen. Aber ich habe mich zu früh von ihm getrennt. Genau eineinhalb Jahre nach seinem Tod fuhr ich im Sommer nach Lech. Ich sah vom Kriegerhorn hinunter, stand direkt an der Absturzstelle und war nahe daran, selbst zu springen. Es war eine Leere in mir und ich habe gehofft, dass von irgendwoher eine Antwort kommen würde. Da war der Schmetterling in meiner Hand, und ich warf ihn, ohne lang zu überlegen." Gerold sah durch Lila hindurch und sah die Szene wieder vor sich.
*... der strahlende Sonnenschein, der so gar nicht zu seiner Trauer passte. Der jadegrüne Schmetterling mit den blauen Spitzen auf seiner Handfläche. Der Flug in den Abgrund. „Warum", hatte er*

*gebrüllt und sich nicht darum gekümmert, dass man ihn vermutlich weit hören konnte. „Verdammt, Jonas, warum?“ ...*
Lila legte ihre Hände auf seine und holte ihn zurück. „Hättest du gern einen neuen Schmetterling?“
Er lächelte. „Nein, Lila, so funktioniert das nicht. Ich habe Jonas seine Freiheit gegeben, aber ich selbst bin noch gefangen. Ich bin es, der versagt hat.“
+ *Warum glaubt er das? Überall Menschen, die Schuld wie einen Mantel um sich tragen!*

„Du bezweifelst, dass Patrick seinen Bruder ...“

„Ich vertraue Gabriel keinen Meter weit. Er kann viel erzählen. Und mit dieser Geschichte hat er deinen Mann in der Hand.“

+ *Darüber hast du noch gar nicht nachgedacht! Und solange Patrick sich nicht erinnern kann, muss er die Version seines Vaters glauben.*

## *40* Der Einsturz der Brücke

Der Abend im Haus Dirkenreith war alles andere als gemütlich. Das Abendessen verlief steif und mit belanglosen Gesprächen. Anna und Sophie waren bereits im Kinderzimmer, sie hatten zuvor in der Küche gegessen und Lila war froh, dass ihnen diese frostige Atmosphäre erspart blieb. Außerdem wusste sie, dass ihre Schwiegereltern vermutlich nochmals auf den Kernpunkt ihrer Wünsche zurückkommen würden. Sie hatte sich nicht geirrt, denn kaum war das Geschirr abgetragen, ging Gabriel wie üblich zu seiner kleinen Bar. „Wer möchte ein Glas Kognak?“, fragte er höflich. Patrick nickte, Henriette bat um ein Glas Kirschlikör, aber Lila wollte nichts trinken.

+ *Morgen geht es endlich wieder zurück.*

„Also“, wandte sich Gabriel dann an Lila, nachdem er alle versorgt hatte, „ich nehme an, ihr hattet einen schönen Tag?“

*Als ob ihn das interessieren würde!*

„Danke. Die Kinder haben sich gefreut, etwas mit ihrem Vater unternehmen zu können“, log Lila gekonnt. In Wirklichkeit hatten Anna und Sophie zwar viel Spaß im Zoo gehabt, Patrick waren sie jedoch mit einer gewissen Distanziertheit begegnet. Die monatelange Vernachlässigung ließ sich nicht an einem einzigen Tag aufholen. Danach hatte Patrick seine Töchter möglichst rasch bei der Haushälterin in der Küche gelassen. Die Mädchen hatten Lila begeistert erzählt, dass sie beim Kuchenbacken hatten helfen dürfen.

+ *Tolle Vaterliebe.*

„Dann siehst du also ein, wie wichtig der Vater für die Kinder ist.“ Gabriel maß sie mit scharfem Blick. „Du weißt, was du zu tun hast.“

+ *Absolut.*

Lila verschränkte die Hände. „Ich werde mit den Kindern nach Bayern zurückkehren. Es ist meine Heimat und wir gehören dorthin.“

Patrick leerte sein Glas in einem Zug. „Du warst zwölf Jahre alt, als du weggegangen bist. Und die Mädchen waren überhaupt noch nie zuvor dort. Du kannst also kaum von Heimat sprechen."

„Inzwischen ist es das für uns alle geworden!", beharrte Lila. „Ich werde nicht mehr zurückkommen!«

+ *Und schon gar nicht für so ein zweifelhaftes Angebot.*

„Wäre es dir lieber, dass wir auf natürliche Art und Weise versuchen, einen Sohn zu bekommen? Eigentlich wollte ich dir nicht zumuten, noch mehrmals schwanger werden zu müssen, aber bitte, wenn das dein Wunsch ist?" Patrick stand auf und ging nochmals zum Barschrank um sich nachzuschenken. „Offenbar ist dein Spaß am Geschlechtsakt gestiegen."

+ *Lass dich nicht aus der Fassung bringen!*

Lila zählte schweigend bis zehn und dann gelang es ihr, mit emotionsloser Stimme zu erwidern: „Ich werde kein Kind mehr von dir bekommen, auf welche Art auch immer!" Sie fühlte sich unendlich müde, außerdem stieg der Druck im Kopf.

+ *Wird diese Familie niemals von ihrer eigenartig perversen Forderung abrücken?*

Sie stand auf. „Ich sage nein und bleibe dabei, es gibt kein Zurück. Die Scheidung müsste bald durch sein."

„Setz dich wieder hin", gebot Gabriel gebieterisch. „Wir haben uns überlegt, Sophie und Anna wachsen besser in Hamburg auf!«

+ *Was kommt denn jetzt?*

„Ihr wollt doch meine Töchter gar nicht! Ihr habt euch nicht einmal in den vergangenen Monaten erkundigt, wie es ihnen geht." Sie drehte sich zu Patrick um. „Warum fällst du mir in den Rücken?"

+ *Hast du nie bemerkt, was er für ein Loser ist?*

„Es ist zum Besten unserer Kinder und auch für uns beide", verteidigte sich Patrick lahm.

+ *Du bist nicht mehr das hilflose Mädchen von damals.*

„Ich bin ihre Mutter und kein deutsches Gericht wird einer Mutter ihre Kinder grundlos wegnehmen."
Henriette räusperte sich plötzlich. „Ich denke, es lassen sich ein paar Gründe finden. Dein unschickliches Verhältnis mit diesem Dorfarzt beispielsweise, ein schlechtes Vorbild für meine Enkelkinder!"

+ *Kaum zu glauben!*

„Ich lebe von meinem Mann getrennt." Lila ging zur Türe. „Wenn ihr nicht mehr bieten könnt, werde ich wohl kaum schlaflose Nächte vor Angst haben. Abgesehen davon wollt ihr das wirklich? Euch mit zwei Kindern belasten?"

+ *Kein Richter spricht ihnen Kinder zu, damit sie stante pede ins Heim abgeschoben werden.*

„Sie wären die ganze Zeit im Internat, die paar Wochen Ferien bekommen wir herum ..." Henriette presste die Lippen aufeinander.

+ *Unfassbar!*

»Niemals!« Mehr Worte hielt Lila nicht für nötig.
Gabriel räusperte sich und wandte sich an Patrick. »Du solltest deine Frau besser überzeugen!«

+ *Haben sie noch ein As im Ärmel?*

Patrick zuckte hilflos die Achseln. Gabriel stellte sich vor ihn hin. „Ich weiß, was ich da oben am Kriegerhorn beobachtet habe: Du hast mit Jonas gekämpft, bis ihr beide hinuntergestürzt seid.«

+ *Ist es eine Lüge oder hat er es tatsächlich gesehen?*

»Allerdings hätte ich Jonas ohnehin nicht die Firmenleitung übergeben. Er war nicht von meinem Blut."

+ *Und das rechtfertigt einen gewaltsamen Tod?*

Plötzlich ertönte aus einer anderen Ecke schrilles hysterisches Lachen, wie Lila es noch niemals gehört hatte.

+ *Henriette klingt fremd.*

Gabriel herrschte sie böse an. „Was soll das Theater?"

„Diese Schlampe hat dir ein Kuckucksei untergejubelt!“ Henriettes Stimme hallte blechern. »Du wolltest sie heiraten und mich sitzen lassen.“

+ *Interessant! Das hat Henriette verschwiegen.*

„Ja, er verlangte wirklich und wahrhaftig die Scheidung, von mir, die ich fast zwanzig Jahre treu zu ihm gestanden hatte. Jedes Wochenende ist er mit Jonas zu dieser Person gefahren. Als sie wieder schwanger war, stand seine Entscheidung fest. Aber zum Glück ist sie kurz nach der Geburt gestorben.“

+ *Sie hat nicht ein Milligramm Gefühl in sich!*

Lila bekam eine Gänsehaut, als sie ihre Schwiegermutter so kaltherzig vom Tod ihrer Nebenbuhlerin reden hörte.

+ *Danach ist sie an Gabriels Seite geblieben und hat den Schein einer intakten Ehe aufrechterhalten.*

Was das aus Henriette gemacht hatte, konnte man sehen.

+ *Das ist nicht der Weg, den du gehen willst.*

Gabriel hatte sich gefasst. „Jonas war nicht mein leiblicher Sohn“, bestätigte er nun. „Ich wusste es seit der ersten Blutspendeaktion, die wir jährlich durchführen. Da war Jonas bereits in die Firma eingearbeitet und ausgesprochen tüchtig. Ich weiß nicht, was wäre, würde er noch leben. Aber Patrick, du bist mein Sohn. Ich habe einen DNA-Test, der das beweist.“

+ *Er wirkt zufrieden darüber, dass der Kuckuckssohn tot ist.*

Patrick lachte böse. „Welch eine Ironie! Dein Lieblingssohn, der Volltreffer für die Firma war nicht von dir. Womöglich stimmt die Version nicht, die du mir über seinen Tod erzählt hast. War es Selbstmord? Ich erinnere mich dunkel an ein Streitgespräch zwischen euch. Hast du ihn in den Tod getrieben?«

„Ich war es nicht, der ihn umgebracht hat“, brüllte Gabriel plötzlich. „Das warst du, du allein!“

+ *Kommt die große Anschuldigung?*

Patrick erstarrte. „Es war ein Unfall“, flüsterte er. „Du hast immer gesagt, dass ich schuld bin. Aber doch nicht mit Absicht …“

Lila war froh, dass sie saß. Auf Henriettes Gesicht lag ein zufriedener Ausdruck.

+ *Hexe.*

„Du warst Zeuge, als ich Jonas eröffnet habe, er könnte die Firmenleitung niemals übernehmen. Dann hast du deine Chance gesehen, bist hinausgegangen und wie ein Berserker auf Jonas losgegangen. Möglicherweise war es nicht geplant, dass ihr beide hinuntergestürzt seid."

+ *Es war kein Unfall? Patrick hat Jonas angegriffen?*

Es war entschieden mehr Information, als Patrick verkraften konnte und Lila hören wollte. Patrick war grün im Gesicht, als er seinen Vater fixierte.

+ *Niemals hätte er einen Mord begehen können, er ist total geschockt.*

„Das kann ich doch nicht getan haben!" Patrick schluckte.

+ *Glaub ihm nicht.*

Gabriel räusperte sich. „Ich habe deutlich gesehen, wie du auf Jonas zugerannt bist. Du hast dich auf ihn geworfen. Es war ein eindeutiger Angriff, daran ist nichts zu beschönigen. Jonas hat sich gewehrt und schließlich seid ihr beide zusammen hinuntergestürzt."

+ *Aus welchem Grund hätte Patrick das tun sollen?*

„Ich hätte nichts davon gehabt, wenn du ins Gefängnis gekommen wärst, deswegen habe ich eine abgeänderte Version erzählt. Ein Gerangel unter Brüdern mit unbeabsichtigtem Sturz. Und du konntest dich ohnehin an nichts erinnern."

+ *Genau das ist es. Gabriel könnte auch lügen.*

Patrick schüttelte den Kopf. „Du hast mich unter Druck gesetzt. Du wolltest, dass ich heirate und einen Sohn bekomme. Weil ich als Einziger übrig wäre. Jonas ist durch meine Schuld gestorben, deswegen sollte ich …"

+ *Gabriel hat ihn manipuliert.*

„Passend, dass dein Vater der alleinige Zeuge war", mischte sich Lila ein. „Glaube ihm nichts."

Gabriel ließ die Schultern hängen. „Es stimmt leider." Er schien nicht einmal über Lilas Anschuldigung böse zu sein. Patrick schüttelte den Kopf. „Ich habe ihn nicht ermordet, das kann nicht sein!", flüsterte er am Boden zerstört.

*+ Existiert ein Schuldiger?*

Gabriel hob den Kopf. „Jonas wollte mehr Kompetenzen in der Firma. Da habe ich ihm gesagt, dass er nicht meine Gene hat und dass nur ein echter Dirkenreith die Leitung übernehmen könnte. Aber er hätte sein Leben lang ein sicheres Auskommen haben können.«

*+ Welch großzügiges Angebot!*

„Wie hat Jonas es aufgenommen?" Lila konnte es kaum glauben.

*+ War es so ein Schock für ihn, dass er sich die Felsen hinuntergestürzt hat?*

„Er hat gelacht und meinte so etwas hätte er sich schon seit dem Blutspenden gedacht. Die verschiedenen Blutgruppen waren ihm aufgefallen und er wusste, dass Henriette Blutgruppe 0 hat. Er dachte, er wäre das Ergebnis eines Seitensprunges seiner Mutter, deswegen hat er geschwiegen. Es ist also keine Überraschung für ihn gewesen.«

„Es war dichter Nebel", warf Lila ein. „Hast du beide wirklich erkannt?"

Gabriel lachte höhnisch. „Bist du zu den Ermittlern gegangen? SOKO Irgendwas? Ich habe Patrick hinauslaufen sehen. Und dann ziehe selbst deine Schlüsse: Wenn zwei Personen kämpfen, hinabstürzen und es liegen dann zwei Personen unten, einer tot, einer schwerverletzt, wie groß ist die Chance, dass es dieselben sind?"

*+ Du musst zugeben, das klingt plausibel.*

Patrick runzelte die Stirn und versuchte krampfhaft sich zu erinnern. „Nichts, nur Leere", meinte er.

*+ Schade.*

„So eine Amnesie kann angenehm sein. Sie verdeckt alle Schandtaten", meinte Gabriel leise. „Du wolltest Jonas nicht hinabstoßen. Dafür spricht schließlich, dass du selbst fast gestorben wärest. Oder er hat dich mitgerissen. Tatsache ist aber, dass Jonas ohne dich noch leben würde." Patrick stellte sein Glas ab und ging mit raschen Schritten zur Türe. Dort drehte er sich nochmals um. „Niemals hätte ich Jonas etwas angetan", erklärte er mit eindringlicher Miene. „Wir beide haben uns in diesem ›wunderbaren‹ Heim gegenseitig Kraft gegeben. Seinen einzigen Kumpel bringt man nicht um." Er wandte sich an Lila. „Ich schicke die Scheidungspapiere." Damit verließ er das Zimmer.

+ *Kein Wunder, dass er so geworden ist.*

Sie nickte und wusste nicht, warum sie am liebsten geweint hätte. Schließlich hatte sie das gewollt.

+ *Vermutlich ist es, weil ein Lebensabschnitt zu Ende gegangen ist.*

Mit den Fingern tastete sie nach dem Schmetterling in ihrer Tasche. Im Augenblick hatte sie das Gefühl, Marie zu verraten.

+ *Dabei ist es doch Patrick, der Marie zuerst verlassen hat.*

Auch sie verließ fluchtartig das Zimmer und suchte ein ruhiges Plätzchen, um Martin anzurufen.

+ *Du brauchst ihn dringend!*

. „Du kommst also endgültig zurück?", hörte sie Martins Stimme durch das Handy.

+ *So schnell wie möglich.*

„Ja", erwiderte sie aus vollstem Herzen.

»Ich freue mich auf dich!", erklärte er unerwartet. Lila war sprachlos. Es war das erste Mal, dass er andeutete, dass ihm etwas an ihrer Affäre lag.

+ *Gibt es Hoffnung? Du träumst davon, dass es mehr wird!*

Obwohl Lila nicht schlafen konnte und noch lange über den Abend nachdachte, fühlte sie sich wohl.

+ *Nie mehr abhängig von irgendjemandem sein.*

Manchmal war es gut, wenn Wünsche nicht in Erfüllung gingen. Ein Sohn hätte sie auf ewig an diese Familie gekettet.

+ *Es ist viel besser, wie es ist.*

Nur der Preis war unangemessen hoch: Das Leben eines Babys. Marie, die für immer ein Loch in ihrem Herzen hinterlassen hatte. Lila legte sich den Schmetterling auf die Handfläche.

+ *Es wird noch lange dauern, bis er fliegen wird …*

## *41* Liebe ist nur ein Gefühl

Martin holte Lila und die Kinder vom Flughafen München ab. Sie flog förmlich in seine Arme und es fühlte sich herrlich an. Er strich beiden Mädchen kurz über die Köpfe, dann machten sie sich auf den langen Weg zum Parkhaus. Sophie und Anna plapperten fröhlich von ihren Erlebnissen. Martin verstaute den Rollkoffer und die Tasche im Kofferraum, während Lila die beiden Mädchen in die Kindersitze schnallte. Sie schliefen rasch ein, sodass Lila und Martin sich in Ruhe unterhalten konnten. Den Großteil hatte sie ihm schon am Telefon erzählt, nun war Zeit für Einzelheiten.

„Wie ging es dir bei der ganzen Geschichte?", fragte Martin sie leise. „Hat es dich berührt?"

+ *Das interessiert ihn tatsächlich?*

„Patrick tat mir irgendwie leid, aber dann auch wieder nicht. Als er Vicky so rüde behandelt hat, dachte ich mir, er wäre ein komplett Fremder! Zu denken, dass es besser wäre, das Baby wäre gestorben, wie Marie ..." Lila musste schlucken. „Ich hätte ihm das niemals zugetraut."

+ *Elias ist entzückend!*

„Viele Eltern kommen mit der Behinderung ihres Kindes nicht klar, der Großteil muss erst in diese Verpflichtung hineinwachsen. Aber die meisten erzählen, dass ihr Kind trotz Beeinträchtigung eine Bereicherung ihres Lebens wäre."

„Würde Marie noch leben und besondere Pflege brauchen, ich weiß nicht, ob ich das geschafft hätte."

# *Sie ist um so vieles stärker als du!*

„Du hättest es prima hinbekommen, Lila. Du hast nach dem Tod deines Babys riesengroße Kräfte mobilisiert."

# *Viel mehr als du selbst.*

+ *Tut das nicht jeder, der ein Kind verliert?*

Lila tastete nach dem Schmetterling und umschloss ihn mit ihrer Faust. „Ich möchte es für Sophie und Anna richtig machen, ihnen den Vater ersetzen und eine gute Mutter sein."
# *Warum stellt sie so unlösbare Aufgaben?*

„Du kannst kein Vater sein, versuch es erst gar nicht!" Martin legte ihr kurz die Hand an die Wange, ehe er sie ans Lenkrad zurückholte. „Du bist nicht Superwoman, sondern eine Frau aus Fleisch und Blut. Sei einfach du, das ist für deine beiden Mädchen genug, du wirst sehen."

+ *Du willst aber, dass noch jemand da ist.*

„Was ist mit dir?", bemerkte Lila rasch und bereute es im selben Augenblick.

+ *Falsch, ganz falsch.*

# *Sie hat keine Ahnung, wen sie da fragt.*

„Ich werde nie ein Vater für deine Töchter sein, Lila. Erwarte das niemals von mir! Du hast es gewusst, ich kann keine tiefergehende Bindung eingehen, mit niemandem. Unsere Affäre ist prickelnd und schön, aber sie wird einmal vorbei sein."

# *Das muss sie einsehen.*

+ *Warum?*

Lila fühlte sich plötzlich schrecklich müde. „Wann wird das sein? Hast du bereits das Ablaufdatum im Kalender eingetragen?"

+ *Lieber ein Ende mit Schrecken ...*

# *Du willst noch keinen Abschluss. Es soll eine Weile andauern ...*

„Spiel nicht verrückt, Lila. Solange es klappt zwischen uns beiden, werden wir es bestimmt nicht abbrechen, nicht wahr?"

# *Das soll sie überzeugen?*

„Es heißt doch, man soll aufhören, wenn es am schönsten ist!"

# *Stichwort.*

„Das ist eine Herausforderung für mich", lachte er, es klang jedoch alles andere als fröhlich. „Es muss also besser werden!"

+ *Er macht es sich einfach.*

Lila sah aus dem Fenster und beschloss, nichts darauf zu erwidern. Sie hatte das Gefühl ins Bodenlose zu fallen.
*+ Wäre es klüger, die Affäre sofort zu beenden?*
Sie hatte so sehr gehofft, dass es mehr werden würde. Hatte sie sich die Verbundenheit und das harmonische Zusammenspiel nur eingebildet? Die unsichtbaren Fäden, die sie beide immer enger aneinander banden?
*+ Spürt Martin gar nichts?*
*# Sie ist so still, hoffentlich gibt sie noch nicht auf.*
Es vergingen Minuten, ehe sich Lila dazu aufraffen konnte, die Frage zu stellen. „Meinst du, dass du dich jemals wieder in irgendjemanden verliebst?"

„Wieder?" Martin warf ihr einen schrägen Seitenblick zu. „Ich habe nie jemanden geliebt."
*# Das muss für sie furchtbar klingen.*
*+ Noch nie?*

„Deine Großeltern?"
Martin zögerte kurz, dann nickte er. „Ja, sie waren Elternersatz für mich. Das ist lange her.«

„Was ist mit deiner Frau? Deiner Tochter? Die beiden hast du bestimmt geliebt?"
*# Will sie die Wahrheit überhaupt hören?*
*+ Er muss doch Gefühle für sein Baby gehabt haben.*
Martin bog gerade in die Einfahrt von Lilas Haus ein, das ersparte ihm die Antwort. Die beiden Mädchen erwachten und reagierten gereizt. Martin half Lila beim Auspacken. „Bis morgen", meinte er, ehe er wieder einstieg. Lila sah ihm nach.
*+ So kommt er nicht davon.*
Viel später lag der Schmetterling in ihrer Hand und sie schloss die Finger darüber.
*+ Du musst Martin beweisen, dass er lieben kann.*

## *42* Rückblicke

Martin stand vor dem Bücherregal und sah auf die beiden Schmetterlinge, die Lila ihm gegeben hatte. Sie saßen unberührt auf dem Regal. Eigenartigerweise hatte er nicht gewagt, sie an einen anderen Ort zu deponieren. Zum Beispiel in eine Schublade oder in den hintersten Winkel seines Kleiderschrankes, in die Tiefe eines Winterstiefels oder einfach in den Abfalleimer.

# *Du glaubst nicht an solchen Hokuspokus.*

Dennoch lagen die Plastikschmetterlinge noch genauso da, wie Lila sie hingelegt hatte. Er wandte sich ab, riss sich die Kleider vom Körper und stellte sich unter die Dusche.

# *Warum sprechen alle Frauen immer von Liebe?*

Das Ende ihrer Affäre war absehbar. Musste es sein.

# *Du hast Lila enttäuscht. Es hat auch dir wehgetan.*

Könnte er sich verlieben? Würde er dies ***jemals*** tun?

# *Du bist kalt durch und durch.*

Ganz tief in sich, wo jeder andere ein Herz hatte, befand sich ein Eisblock. Nach dem Tod seiner Familie hatte sich dieses Gefühl intensiviert.

# *Aber jetzt sind alle Empfindungen wieder da.*

Alles stürzte auf ihn ein und brachte sein Weltbild ins Wanken. Lila hatte schon vor acht Jahren etwas in ihm berührt.

# Was passiert mit dir?

Warum konnte Lila nicht eine Affäre sein, wie viele andere zuvor? Unverbindlich, rasch, ohne Schuldgefühle und tschüss.

# *Vor allem: und tschüss. Wenigstens irgendwann.*

Aber diesmal war es anders. Explosionsartig waren alle verdrängten Emotionen in ihm aufgestiegen. Es war zu viel. Er konnte damit nicht umgehen. Lila wollte nicht nur seinen Körper, obwohl sie das vorgegeben hatte.

# *Du hast durchschaut, dass sie lügt. Trotzdem hast du dich darauf eingelassen.*

Er war immer ehrlich zu ihr gewesen. Hatte ihr nichts versprochen. Es sollte ihn nicht berühren, aber genau das tat es.

*# Verdammt, sie hat kein Recht, verletzt zu sein.*

Martin riss das Badetuch vom Halter und rubbelte sich energisch trocken. Dann holte er sich eine Short aus dem Schrank und ging zurück ins Wohnzimmer. Dort stand er wiederum vor dem Bücherregal und betrachtete die beiden Schmetterlinge. Bewegten sie sich?

*# Du spinnst.*

Er schloss die Augen und sah Beate in ihrem weißen Hochzeitskleid vor sich. Seine Freunde standen um ihn herum, alberten, klopften ihm auf die Schulter und warfen Reis.

*# Obwohl gerade das nicht mehr nötig war.*

Beate war schließlich schon schwanger gewesen. Sie hatten gelacht und getanzt. Seine Frau schien glücklich zu sein.

*# Die Ehe war von Anfang an eine Katastrophe.*

Beate hatte die Schwangerschaft schlecht verkraftet. Zuerst war es die Übelkeit, später jammerte sie über Wasser in den Beinen und Gewichtszunahme. Bereits wenige Wochen nach der Hochzeit verweigerte sie jegliche intime Annäherung. Martin hatte sich davor gescheut, heimzukommen. Er wurde mit der Situation nicht fertig, aber zum Glück nahm ihn die Arbeit im Krankenhaus stark in Anspruch. Er hatte die beste Ausrede, fernzubleiben und sich dem Elend zu Hause nicht stellen zu müssen. Drei Monate nach der Hochzeit betrog er seine Frau zum ersten Mal. Anfangs hatte er noch einen Anflug von schlechtem Gewissen gehabt. Doch Beate war ohnehin mit sich selbst beschäftigt. Entweder sie bemerkte seine Seitensprünge nicht oder aber es war ihr egal.

*# Wenigstens warst du bei der Entbindung dabei.*

Jasmins Geburt dauerte lange und Beate haderte mit ihrem Schicksal. Zu Hause zog sich Beate von ihm und am Anfang auch von Jasmin zurück. Martin floh wieder zurück ins Krankenhaus und überließ nur zu gerne seiner Schwiegermutter das Feld. Beate hätte es ohne die Hilfe ihrer Mutter nicht geschafft.

*# Es hat dich nicht gekümmert.*

Martin stand auf und ging zum Schrank. Kurz zögerte er, dann holte er aus der untersten Schublade ein gerahmtes Bild heraus. Es war ein paar Wochen nach Jasmins Geburt gemacht worden und zeigte die Familie. Beate lachte in das Bild, aber Martin wusste, dass es nur Show war. Seine Miene hingegen war ernst. Er erinnerte sich noch genau, was er damals empfunden hatte. Fesseln an eine Frau, die ihm nichts bedeutet hatte und ein Kind, für das er nicht bereit gewesen war, Verantwortung zu übernehmen. Er war alles andere als ein stolzer Vater gewesen und er hatte gehofft, dass die Verbundenheit zu seiner Tochter mit zunehmendem Alter wachsen würde. Nur diese Zeit hatten sie beide nicht gehabt.
*# Was wäre, wenn Jasmin am Leben geblieben wäre?*
Ein Klopfen an der Terrassentüre riss ihn aus seinen Gedanken. Zu seiner Überraschung stand Lila draußen.
*# Woher weiß sie, dass du sie brauchst? Und das tust du wirklich.*
Er öffnete die Türe und ließ sie herein. „Ich dachte nicht, dass ich dich heute noch sehe!"
*+ War es ein Fehler herzukommen?*
*# Sie darf nicht merken, wie sehr du dich über ihr Kommen freust!*
Lila wirkte unsicher, dann sah sie das Bild in seiner Hand. Ihre Augen weiteten sich erstaunt und ihre Blicke trafen sich, Martin ließ das Foto auf den Teppich fallen und zog Lila an sich.
*# Zum Glück sind nicht übermäßig viele Kleidungsstücke im Weg.*
*+ Haut an Haut, es fühlt sich so richtig an.*
*# Du bist heimgekommen.*
Leidenschaft und Zärtlichkeit vereinten sich. Beide waren sich nicht mehr sicher, wo der eine aufhörte und der andere anfing.
Sehr viel später lagen sie auf der Wohnzimmercouch und Lila kuschelte sich zufrieden an ihn. Er streichelte sanft über ihren erhitzten Körper. „Ich habe nachgedacht", meinte Martin, während er sich zum Boden bückte und das gerahmte Foto aufhob. Er drückte es Lila in die Hand. „Schau genau und sag mir, was du siehst."

Lila sah auf das Bild mit gemischten Gefühlen. Oberflächlich betrachtet zeigte das Foto die Momentaufnahme einer glücklichen Familie. Das Baby blinzelte halbträge in die Kamera und die Frau strahlte über das ganze Gesicht.

+ *Der Schein trügt.*

„Ein Foto ist schwer zu beurteilen", sagte Lila schließlich. „Ich vermute, deine Frau lacht ein Lachen, das man bewusst für Fotografen aufsetzt. Sie ist ... war sehr hübsch."

# *Sie sieht tatsächlich das Bild hinter dem Bild.*

„Das ist eines der wenigen Fotos, auf denen sich wirklich ihre Schönheit zeigt", nickte Martin. „Sie hat sich während der Schwangerschaft und auch nach der Geburt eigentlich nicht mehr um ihr Äußeres bemüht. Es gab Tage, da blieb sie sogar im Bett. Um Jasmin hat sich hauptsächlich meine Schwiegermutter gekümmert."

+ Weil du nämlich den tollen Arzt spielen musstest und nicht für deine Familie da gewesen bist.

„Hatte sie eine Wochenbettdepression?"

+ *Das muss schlimm gewesen sein.*

„Vermutlich. Tatsächlich haben wir das nie abgeklärt. Ich habe sowohl als Arzt als auch als Ehemann kläglich versagt. Ich habe mich voller Begeisterung ins Krankenhausleben gestürzt und zusätzlich Dienste geschoben. Natürlich brauchten wir das Geld, keine Frage, aber ein wenig mehr Zeit für meine Familie hätte ich erübrigen können."

# *Zu spät und nie wieder gutzumachen.*

„Hat sich deine Frau beklagt?"

# *Sie hat kaum mit dir geredet.*

„Ab und zu. Meistens war es ihr egal. Ihre Hobbys waren Fernsehen und essen. Wenn sie Lust hatte, beschäftigte sie sich mit Jasmin.«

+ *Das klingt schrecklich.*

„Was war mit ihrem Beruf als Ärztin? Ich meine, ihre Mutter hat sie unterstützt. Wäre es ihr möglich gewesen, zu arbeiten?“

# *Wollte Beate das?*

+ *So ein langes Studium und dann nie verwendet!*

„Sie hat mir ein paar Mal Vorwürfe gemacht, dass sie daheim vermodern müsste. Aber immer wenn ich ihr vorgeschlagen habe, sich bei einer Klinik zu bewerben, wehrte sie ab. In der Charité werden laufend Ausbildungsstellen frei. Kurz bevor sie in den Tod fuhr, ergab sich wieder eine konkrete Möglichkeit. Ob sie es getan hätte, weiß ich nicht.“

+ *Das klingt, als ob sie es gar nicht wollte.*

„Warum hast du alle Brücken hinter dir abgebrochen und bist hierhergekommen? Du hättest in der Charité Karriere machen können! Du warst fix im Team von Professor Steger!“

+ *Wurde er doch hinausgeworfen?*

„Nach dem Unfall ist eine Welt für mich zusammengebrochen. Ich sah auf mein Baby und erkannte sie nicht einmal mehr.“

# *Diese Scham!*

„Ich wusste, dass ich nicht weitermachen konnte, wie bisher. Deswegen kündigte ich zum erstbesten Zeitpunkt und wollte weg von Berlin. Diese Stelle hier erschien mir genau richtig. Zumindest für den Übergang und ich weiß bis heute nicht, ob ich für immer bleiben möchte.“

# *Ist es Zufall, dass es Lilas Heimatort ist?*

+ *Er will vielleicht wieder weg?*

„Sind dir deine Patienten nicht bereits ans Herz gewachsen? Man sagt, dass Landärzte so empfinden.«

+ *Die Patienten! Du wünschst dir selbst einen Platz in seinem Herzen.*

# *Sagt man das?*

„Bevor du aufgetaucht bist, habe ich überhaupt nichts fühlen können“, erwiderte Martin überraschend.

+ *Wirklich nichts? Gibt es das?*

Er wunderte sich selbst, dass er dieses Eingeständnis machte. Lila hob schockiert den Kopf und sah ihn an. „Du machst Witze …"

„Nein. Alles zog an mir vorüber und ich verspürte weder Freude noch Trauer. Auch keinen Zorn. Nichts konnte mich berühren."

\# *Und dir gefiel dieser Zustand sogar. Zumindest zeitweise.*

„Du warst unfähig zu weinen? Zu lachen?"

\# *Das schon gar nicht.*

Er zog sie an sich. „Die gesamte Gefühlspalette war weg."

„Das klingt wie Horror! Wie aus einem Science-Fiction-Film!"

„Denkst du an Star Trek?" Er lächelte leicht. „Naja, so ähnlich. Ich ließ nichts an mich herankommen. Aber du hast die Schale aufgebrochen und im ersten Moment war ich nicht begeistert davon."

\# *Die Untertreibung des Jahrhunderts!*

„Das habe ich bemerkt. Du warst grob und unfreundlich."

„Doch im Grunde genommen genau das, was du gebraucht hast."

„Möglich." Sie erinnerte sich, dass der Zorn ihm gegenüber sie aus der Trauer um Marie gerissen hatte. „Ja, bestimmt sogar." Sie drehte sich in seinen Armen zu ihm und sah ihm in die Augen. „Was ist jetzt, Martin? Sind alle deine Emotionen zurückgekommen?"

\# *Zu viele.*

+ *Er soll wieder fühlen, vor allem für dich! Ja, träum weiter.*

Ein Schatten flog über sein Gesicht. „Ja, mehr als mir lieb ist."

+ *Es ist ihm unangenehm, dass er kein Roboter ist?*

Sie blickte ihn an. „Du wärst lieber ein abgestumpfter Klotz?"

„Dann gibt es keinen Schmerz …"

Sie wand sich aus seinen Armen. „Aber auch keine Freude!", fuhr sie ihn an. Er wich ihrem Blick aus. „Manchmal ist es das wert!", entgegnete er leise.

„Nein“, schüttelte sie den Kopf. „Das glaube ich nicht!“

„Du hättest beim Tod deines Babys keine Trauer empfunden.“

„Ich hätte sie aber auch nicht lieben können. Jeden Tag habe ich Angst, dass mit Sophie oder Anna etwas passieren könnte. Ich bin schon bei Annas Blinddarmoperation total ausgeflippt. Deswegen würde ich sie niemals hergeben oder nichts für sie empfinden wollen.“

„Menschen, die ihre Emotionen unterdrücken können, sind die stärkeren im Leben. Sie bewältigen leichter sämtliche Probleme, weil ihnen keinerlei empathische Differenzen im Weg sind.“

„Skrupel meinst du!“

„Deshalb muss man nicht gleich kriminell werden! Ich bin jahrelang ohne Gefühle ausgekommen und habe gut gelebt.“

*# Je nachdem wie man „gut“ interpretieren möchte.*

„Wirklich?“

„Ja.“

*+ Das war jetzt ein Eigentor.*

Lila holte tief Luft. „Und diese Worte von einem Mann, der mir beigebracht hat, dass es das Wichtigste ist zu fühlen. Warum hättest du dir sonst die Mühe gegeben, mir zu beweisen, dass ich nicht frigide bin?“

*+ Schachmatt.*

*# Jetzt rasch eine Antwort.*

„Ich wollte, dass du weißt, dass du als komplett normale Frau empfinden kannst. Das ist körperlich, Lila. Frag mich, warum?«

*# Nein! Du willst sie abschrecken, nicht ermuntern.*

Sekundenlang starrten sie einander in die Augen. „Und?“, flüsterte sie.

„Weil ich dich mehr mag, als für uns beide gut ist.“

*+ Also doch!*

*# Unvernünftig.*

„Was ist verkehrt daran?“

+ *Er mag dich!*

„Ich bin kein freundlicher Zeitgenosse und werde es auch nicht werden.

„Und das bedeutet?“

„Dass ich keine langfristige Beziehung eingehen werde und keine Kinder zeugen will. Diese Chance habe ich gründlich vermasselt. Ich werde künftig Fehler vermeiden, die ich nie wieder gutmachen kann!“

# *Nicht nochmals ein Kind mit Gleichgültigkeit umbringen …*

Die Kirchturmuhr schlug zwei Uhr und ersparte es Lila, eine Antwort zu suchen. Sie rollte sich aus Martins Armen. „Ich muss heim.“

# *Warum möchtest du, dass sie bleibt?*

Er durfte es ihr gegenüber nicht zugeben. Als sie angezogen war, beugte sie sich zu ihm und gab ihm einen Kuss. „Ich wünschte, ich könnte bleiben.“

# *Schlechte Idee. Dann ist es bald Dorfgespräch!*

+ *Wird er sich je zu dir bekennen?*

Sein Gesicht wurde starr. „Ich möchte nicht, dass ganz Germaringen von uns weiß. Das Getratsche wäre nicht auszuhalten!“

# *Vor allem, wenn es dann wieder aus ist.*

„Es bleibt Sex, sonst nichts. Du weißt nun, dass du auf diesem Gebiet völlig normal bist …“

„Bin ich nicht!“ Sie schüttelte heftig den Kopf, „Ich bin süchtig geworden. Das kann nicht der Norm entsprechen!“ Er lachte und setzte sich auf, als sie schnell fortfuhr. „Solange du noch keine andere …“

+ *Wirst du es verkraften, wenn er sich einer anderen zuwendet?*

»Die Zeit wird kommen“, unterbrach er sie rüde und klang scharf.

# *Irgendwann muss es ein.*

Sie warf energisch den Kopf in den Nacken. „Mag sein. Es wird mich nicht umbringen, Martin, das Schlimmste ist mir bereits passiert. Aber ich möchte weiterleben, ich habe zwei Kinder, die mich brauchen. Du hingegen trägst deine Vergangenheit wie einen Schild vor dir her und lässt einfach nicht zu, dass du aus deinem selbstgewählten Gefängnis ausbrichst."

*# Gefängnis?*

Martin schnaubte und ging durch den Raum, wo er überraschenderweise vor dem Bücherregal mit den beiden Schmetterlingen stehen blieb. „Was willst du von mir, Lila? Mir nichtexistente Gefühle andichten? Da ist nichts, absolut nichts."

*# Lügner.*

*+ Lass nicht locker!*

„Sprich mit deiner Schwiegermutter, das wäre ein erster Schritt. Sie ist die einzige Person, die ebenfalls hautnah dabei war. Hör dir ihre Version an. Und stell dich deiner angeblichen Schuld, anstatt dich hier zu verstecken."

*# Hält sie dich für einen Feigling?*

Lila öffnete die Terrassentüre, kalte Luft kam herein. Draußen war es ungemütlich nebelig.

„Bist du jetzt ausgebildete Psychologin?" Martin klang ausgesprochen gereizt, dennoch wandte sich Lila nochmals um. „Du wagst es nicht einmal, die beiden Schmetterlinge anzufassen! Versuch es wenigstens." Damit entschwand sie im Dunkeln.

*# Du kannst sehr wohl diese Spielzeuginsekten angreifen. Tu es.*

Martin blieb mit geballten Fäusten stehen. Zorn ließ ihn minutenlang rot sehen, ehe sich seine Sicht wieder klärte. Dann drehte er sich langsam um und hob seine Hand. In Zeitlupentempo näherten sich seine Finger dem kleineren Schmetterling und zuckten kurz vor der Berührung zurück.

*# Es sind doch nur zwei Plastikfiguren, verdammt.*

Sekundenlang verharrte seine geöffnete Handfläche wenige Zentimeter über den Figuren, ehe er mit hastigen Schritten rückwärtsging. Er holte tief Luft.

*# Lila hat recht, es wird Zeit dagegen anzukämpfen.*

## 43 November

Am Montag begann wieder der Arbeitsalltag, Lila und Martin ließen sich beide nichts von ihrer Beziehung anmerken.

+ *Die letzte Nacht hat deine Augen geöffnet.*

Einmal im Leben hatte sie aufregenden, leidenschaftlichen Sex erleben wollen. Ohne Komplikationen und Reue. Erstklassig aber unverbindlich. Es war fantastisch, zum Schreien schön und absolut überwältigend.

+ *Es reicht nicht. Du willst mehr.*

Insgeheim war sie das kleine Mädchen geblieben, das von ihrem Traumprinzen träumte.

+ *Aber die Chance, dass es ein „für immer" geben wird, ist gering.*

Martin hatte sie kaum angesehen, als er zu seinen Visiten aufgebrochen war. Und jetzt war es bereits Abend.

+ *Warum ruft er nicht an?*

Die Kinder schliefen. Lila schrieb eine E-Mail an Regine und sah auf den Schmetterling, den sie neben den Laptop gelegt hatte. + *Vor einem Jahr warst du schwanger und voll Hoffnung.*

Überraschend meldete sich Bruder Gerold über Skype. Er kündigte seinen Besuch am Wochenende an, sie wären auf der Durchreise nach Tirol. Das Gespräch mit ihm tat ihr wie immer gut. Den Abend verbrachte Lila mit Grete, denn sie wollte nicht zu Martin gehen. Grete machte sich große Sorgen um ihre Schwester, die nach ihrem Schlaganfall jeglichen Lebenswillen verloren hatte. „Es ist wie bei deinem Vater", meinte sie. „Er hatte keine Lust mehr zu leben. Dasselbe passiert nun mit Stefanie."

+ *Grete möchte bei ihr bleiben.*

„Zieh eine Zeitlang zu ihr!"

„Ich kann dich doch nicht im Stich lassen, Lila."

+ *Deine Mutter hat sich darüber niemals den Kopf zerbrochen!*

„Andere alleinerziehende Mütter bekommen das auch hin. Am Vormittag sind Sophie und Anna im Kindergarten. Wenn du deiner Schwester beistehen willst, dann musst du das tun, Grete. Ich bin schließlich nicht wirklich eine Verwandte ..."

„Red keinen Unsinn." Grete sprang auf und umarmte sie spontan. „Du bist die Tochter, die ich mir immer gewünscht habe. Aber vielleicht fahre ich noch ein paar Tage hin."

*+ Wie kannst du es nur ohne Grete schaffen? Und warum ruft Martin nicht wenigstens an? Du bist so eine Idiotin!*

Mitten in der Nacht ließ ein Herbstgewitter die Blätter aufwirbeln, der Regen war so stark, dass er wild gegen die Scheiben trommelte. Anna war aufgewacht und weinte, Lila hielt sie in ihrem Arm, bis sie wieder eingeschlafen war.

*+ Warum habe ich all das zu ihm gesagt? Als ob ich eine Psychologin wäre! Ich bin komplett verrückt zu glauben, dass ausgerechnet ich in der Lage wäre, ihm zu helfen.*

Hatte sie mit ihren ehrlichen Worten das Ende der Beziehung eingeläutet? Nach Mitternacht hatte Lila noch immer keinen Schlaf gefunden. Sie nahm den Plastikschmetterling in ihre Hand und trat ans Fenster. Intensiv wünschte sie sich, dass sie einen warmen weichen Babykörper an sich drücken könnte. Einsamkeit überwältigte sie mit ungewohnter Heftigkeit.

*+ Gib es zu, du hast dich in Martin verliebt!*

Aber er würde ihre Gefühle niemals erwidern.

*+ Vielleicht irgendwann ...*

Mit Martin fühlte es sich genau richtig an! Sie arbeiteten perfekt zusammen und hatten zahlreiche gemeinsame Interessen. Er tat ihr gut, und ob er es wollte oder nicht, ihre Kinder mochten ihn bereits. Wehmütig sah sie auf ihren Lieblingsplatz, den sie so oft mit ihm geteilt hatte.

*+ Steht da unten nicht jemand?*

Es war dunkel draußen und die Sicht wurde durch den strömenden Regen erschwert. Welcher Wahnsinnige ging denn bei diesem Wetter spazieren?

*+ Du weißt, wer es ist.*

Ohne nachzudenken, zog sie sich an, holte die Gummistiefel aus dem Keller und warf sich den Regenponcho über. Der kalte Wind blies ihr die Haare aus der Stirn, als sie das Haus durch den Hinterausgang verließ. Sie kämpfte sich mit Taschenlampe durch den peitschenden Regen. Ihr Gesicht war bereits nach wenigen Minuten klatschnass und das Wasser rann in ihren Kragen. Martin hörte sie nicht, erst als sie ihn berührte, drehte er sich heftig herum.

„Bist du verrückt?“, fuhr er sie an. Sie konnte ihn nur deshalb verstehen, weil er direkt in ihr Ohr schrie.

+ *Das muss gerade er sagen!*

„Du warst der Erste hier draußen!“, brüllte sie gegen den Regen an.

„Ich bin ein Mann. Mir passiert nichts, aber du hast doch nicht einmal gewusst, wer ich bin.“

+ *Du würdest ihn überall erkennen.*

Lila wollte diese Diskussion nicht führen. Martin würde nicht glauben, dass sie ihn gespürt hatte. „Was tust du hier?“ Lauter Donner ertönte über ihren Köpfen. „Kein Mensch geht bei einem Gewitter vor die Türe!“

+ *Versuche ihn ins Trockene zu lotsen!*

Lila nahm seinen Arm und zog ihn zum Haus. Er folgte ohne Widerrede. Im Keller zogen sie sich beide die Regenumhänge vom Körper. Lila schlüpfte aus den Gummistiefeln und bemerkte mit Entsetzen, dass Martin normale Halbschuhe anhatte, die natürlich völlig durchweicht waren. Sie griff nach seinen eiskalten Fingern. „Wie lange warst du denn schon da draußen im Regen?“

# *Eine Ewigkeit.*

Martin streifte die klatschnassen Schuhe ab. „Ich weiß es nicht genau.“ Sie zog ihn in den großen Wohnraum.

Lila rieb über seine Hände. „Am liebsten würde ich dich in ein heißes Bad stecken ...“

+ *Zusammen mit dir.*

Martin lächelte. „Ja, Schwester.“

„Wie wäre es mit einer Dusche?"

„Ich wecke alle auf."

„Die Kinder schlafen tief und fest. Und wenn Grete wach wird, macht es ihr sicherlich nichts aus. Sie mag dich."

Martin war durchgefroren, deswegen ließ er sich von Lila ein Handtuch geben und stand kurz darauf unter dem heißen Wasserstrahl. Im Schrank fand Lila einen Jogginganzug von ihrem Vater, den sie Martin ins Bad brachte. Während er duschte, hatte sie Tee gekocht und dankbar nahm Martin die Tasse an. Lila reichte ihm Zucker und Rum.

+ *Als ob du wirklich seine Partnerin wärst.*

# *Sag es ihr, sie hat es verdient.*

Martin sah sie an. „Ich werde nach Berlin fahren und mit meiner Schwiegermutter sprechen", begann er. Lila wartete ab, die Hände um die heiße Tasse gelegt. „Ich denke, in einem Punkt hast du recht. Seit dem Begräbnis von Beate und Jasmin habe ich sie nicht mehr gesehen. Sie hat ein paar Mal versucht mich anzurufen und schickt mir jedes Jahr eine Weihnachtskarte. Aber ich habe nie reagiert."

„Warum?"

„Ich fühlte mich ihren möglichen Vorwürfen nicht gewachsen."

„Dass sie dir zu Weihnachten schreibt, zeigt doch, dass sie dir nicht allzu böse sein kann."

+ *Dann hätte sie ihm einen Brief voller Anklagen geschickt.*

Martin blies in den heißen Tee. „Soweit war ich auch schon. Es sind die eigenen Schuldgefühle, die mich bis jetzt zurückgehalten haben."

+ *Wird er sich jemals selbst vergeben können?*

Lila kuschelte sich in die Wolldecke, die sie sich um die Füße gezogen hatte. „Was genau wirfst du dir vor, Martin?"

# *Was speziell meint sie damit?*

„Ich war ein miserabler Ehemann. Beate war durch die Schwangerschaft und die Geburt gezwungen, sich auf die neue

Situation einzustellen. Sie konnte ihren Traum, Ärztin zu werden niemals verwirklichen. Und das hat sie krankgemacht."

+ *Er fühlt sich allein schuldig an der Depression seiner Frau?*

„Warum ist sie schwanger geworden?" Lila fuhr rasch fort, ehe sie der Mut verließ. „Ich meine, es gab doch Verhütungsmethoden. Nahm sie die Pille?"

+ *Schon in der Schule lernt man, zu verhüten!*

„Ja. Zusätzlich habe ich Kondome benützt. Wir fielen total aus der Statistik."

# *Doppelt gesichert und trotzdem schwanger!*

„Und sie gab dir die Schuld an der Schwangerschaft?" Martin schüttelte den Kopf. „Nein. Es ist einfach passiert, uns beiden passiert. Aber sie meinte, dass nicht nur sie allein davon betroffen sein sollte. Auch ich müsste Verantwortung übernehmen und nicht mein Leben wie bisher weiterführen. Deswegen haben wir geheiratet."

# *Der größte Fehler deines Lebens!*

„Du hast lediglich eine Pflicht erfüllt?"

+ *Heiraten denn alle Männer nur aus Verpflichtung?*

„Ich habe versucht, das Richtige zu tun. Aber es ist beim Versuch geblieben, getan habe ich nichts. Mein Tagesablauf hat sich nicht so drastisch verändert wie ihrer. Ich konnte Karriere machen und habe mich nicht einen Millimeter an die neue Situation angepasst."

# *Im Grunde genommen hast du dein Junggesellenleben beibehalten.*

»Wir hatten nicht viel gemeinsam. Außerdem war das Geld knapp, die Wohnungsmiete verschlang den größten Teil meines Gehaltes. Beate konnte nicht kochen und war auch im Haushalt unerfahren. Ohne ihre Mutter wären wir im Dreck erstickt." Martin überlegte weiter.

# *Die Ehe ist von Anfang an zum Scheitern verurteilt gewesen.*

„Ich sehe immer noch nicht, warum das alles deine Schuld sein soll?"

*+ Nicht jede Frau, die ungewollt schwanger wird, klammert sich an einen Mann.*

Minutenlang schwieg Martin, blies in den heißen Tee und nahm ein paar Schlucke. „Ich konnte mein Baby nicht so lieben, wie es richtig gewesen wäre“, gestand er leise. „Ich wusste, dass ich Beate nicht liebte und mit jedem Tag weniger mochte. Aber das Schlimmste ist, dass das Baby für mich eine unangenehme Komplikation war. Ich empfand es als lästig und fühlte mich in meinem Leben eingeschränkt. Dabei habe ich mich kaum mit Jasmin befasst. Anfangs habe ich sie in der Nacht gefüttert, Beate wollte sie nicht stillen. Jasmin schlief schon nach wenigen Wochen durch. Sie war ein unkompliziertes Baby ...“ Seine Stimme brach, es dauerte ein paar Minuten, ehe er fast unhörbar hinzufügte. „Ich habe Jasmin nie zu schätzen gewusst und auch nicht verdient.“

*# Und jetzt fehlt sie dir.*

Mit einem Ruck stellte er die Tasse auf den Tisch. „Das ist auch ein Grund, warum ich zu Edith fahren muss. Sie kann mir etwas über meine Tochter erzählen.«

Lila schwieg, weil ihr keine geeignete Antwort einfiel. Martin hatte sich seiner Tochter offenbar kaum gewidmet und bereute dies nun zutiefst. Sie hatte jedoch keine Ahnung, wie sehr seine psychisch kranke Frau und seine Tochter, darunter hatten leiden müssen. Hatte ihnen wirklich etwas gefehlt oder hatten sie ohnehin nichts vermisst, weil sie es nie gehabt hatten?

*+ Seine Tochter war noch ein Baby!*

Martin stand auf. „Ich habe für Freitag einen Flug bekommen. Die wichtigen Fälle kann Klausmann übernehmen, ein paar Therapien kannst du alleine mit Paula machen.“

„Keine Sorge, ich halte die Stellung“, beruhigte ihn Lila.

Martin strich über ihre Wange. „Ich bin so froh, dich zu haben. In meiner Praxis und in meinem Leben. Aber ich kann dir nichts versprechen. Wenn du keine Töchter hättest, wäre es leichter für mich. Jasmin wäre am Samstag acht Jahre alt geworden.“

+ *Das ist das erste Mal, dass er die Möglichkeit einer Beziehung andeutet.*

„Ich war seit der Beerdigung nicht mehr an ihrem Grab."

Lila erschrak. Langsam stellte sie die Tasse ab, griff nach seiner Hand und drückte sie. „Möchtest du das jetzt tun?"

+ *Er hat offenbar nie Trauer zugelassen.*

Martin holte Luft. „Ja. Seit du mir diese Plastikschmetterlinge gegeben hast, habe ich intensiv darüber nachgedacht. Ich wollte sie mitnehmen, aber ich kann sie einfach nicht berühren. Das klingt eigenartig, aber …"

# *Das muss für sie total verrückt klingen.*

+ *Er beschäftigt sich zum ersten Mal wirklich mit dem Tod seiner Familie.*

„Nein. Gerold meinte, dass ich ganz genau wissen würde, wann ich Maries Schmetterling fliegen lassen kann. Es ist ein Symbol, sonst nichts. Eine Krücke, die mir helfen soll, mit dem Verlust umzugehen. Er erzählte auch, jeder würde das anders empfinden, er selbst hätte den Fehler gemacht, seinen Schmetterling zu früh loszulassen. Deswegen belastet ihn der Tod seines Freundes immer noch. Bestimmt kommt die Zeit, da wirst du bereit sein, die Schmetterlinge anzufassen. Wenn du dir selbst verziehen hast und nicht mehr voll Groll bist."

+ *Irgendwann!*

„Ich habe keinen Groll!", wehrte er ab.

„Doch." Lila lächelte. „Aber das meiste richtet sich gegen dich selbst."

# *Sei ehrlich zu dir selbst: Es stimmt.*

Sie schwiegen. Der Regen ließ langsam nach. Schließlich zog Martin sich die inzwischen getrocknete Regenhaut über und verließ Lila nach einem raschen Kuss. Lila holte den blauen Schmetterling aus ihrer Tasche und hielt ihn fest umschlossen in ihrer Faust.

*+ Du kannst Marie noch nicht loslassen. Und jetzt hoffst du, dass sie nicht alleine fliegen muss!*

## *43* Einmal Berlin und retour

Kühles windiges Wetter empfing Martin am Flugplatz Tegel. Die Woche war arbeitsintensiv gewesen und er hatte keine große Hoffnung, dass das Wochenende in irgendeiner Weise erholsam werden würde. Edith freute sich allerdings auf sein Kommen und sie trafen sich auf ihren Wunsch im bekannten Café Kranzlmüller. Acht Jahre waren seit ihrem letzten Treffen vergangen. Edith hatte sich damals immer jugendlich gestylt. Martin hätte sie kaum wiedererkannt. Vor ihm saß eine alte Frau, die offenbar keinen Wert mehr auf ihr Äußeres legte. Ihre Kleidung war dunkel, Rock und zugeknöpfte Bluse, die Frisur ein altmodischer Haarknoten, der einer verknöcherten Lehrerin alle Ehre gemacht hätte. Aber über ihr Gesicht glitt unverkennbar ein Strahlen, als sie ihn erblickte. „Martin, ich freue mich so!“ sie umarmte ihn herzlich.

# *Sie scheint überhaupt nicht verdrossen zu sein.*

Das war nicht der Empfang, den er befürchtet hatte. „Ich kann dir die Himbeertorte empfehlen, ein Gedicht!“, schlug sie vor, doch er schüttelte den Kopf.

# *Es würde dir im Hals stecken bleiben.*

„Ich bin nicht hungrig.“ Er bestellte sich einen Kaffee und griff dann nach ihren Händen. „Edith, es tut mir leid, dass ich nicht schon längst ...“

# *Sie scheint froh, dich zu sehen! Wie kann das sein?*

„Ich verstehe es, du musstest alles verarbeiten.“

Martin ließ ihre Hände los und rieb sich über seine Nase. „Ich dachte, du wärst nicht gerade gut auf mich zu sprechen.“

Sie wirkte überrascht. „Warum denn um Himmels willen?“

# *Liegt das nicht auf der Hand?*

„Ich war ein lausiger Ehemann und Vater.“

„Du hast gearbeitet, Martin. Und Bea hat es dir nicht leicht gemacht. Ich bin es, die Mist gebaut hat.“ Sie senkte den Kopf.

# *Das darf nicht wahr sein!*

„Du?“ Jetzt war es an Martin, komplett überrascht zu sein.

„Ich muss dir etwas beichten, Martin. Es plagt mich schon sehr lange.“ Dieses Mal nahm sie seine Hände und drückte sie.

# *Wirkt sie schuldbewusst?*

„Bea ist vorsätzlich schwanger geworden, sie hat es darauf angelegt", fuhr Edith rasch fort.

# *Beate wollte ein Kind? Es war Absicht?*

Martin starrte sie schockiert an. „Aber sie hat verhütet, außerdem haben wir Kondome benützt.“ Edith schüttelte den Kopf. „Nein, das war gelogen. Sie hat ganz bewusst die Pille abgesetzt. Und die Kondome hat sie manipuliert.“

# *Bist du auf einem anderen Planeten gelandet?*

„Aber, warum?“

# *Beate wollte sogar die Kondomfirma klagen.*

„Bea hätte niemals Medizin studieren dürfen, der Arztberuf machte ihr Angst. Das hat sie schon im allerersten Praktikum festgestellt.“

# *Ich kann es kaum erwarten, endlich als Ärztin zu arbeiten! Du hörst noch ihre Stimme.*

„Sie hatte herausragende Prüfungsergebnisse!“

„In der Theorie war sie stets eifrig. Trotzdem hat sie den Beruf total verfehlt, der Umgang mit kranken Menschen war nichts für sie. Als das Abschlussexamen immer näher rückte, reagierte sie panisch.“

# *Das hat sie vor dir gut verborgen!*

„Sie hätte auch wissenschaftlich arbeiten können!“

„Psychisch Kranke denken nicht normal. Die Schwangerschaft war nichts anderes als ein einfacher Ausweg für sie. Und ...“

# *Das ist unglaublich.*

Edith strich über seine Hände, musste sie jedoch gleich wieder loslassen, da der Kellner die Getränke brachte. Es vergingen zwei Minuten, in denen sie sich Kaffee eingossen und Zucker in ihre Tassen gaben.

# *Da ist noch mehr?*

Edith legte ihren Kaffeelöffel betont langsam auf den Unterteller. „Ich weiß nicht, wie ich es dir sagen soll!“ Ihre Stimme zitterte.
# *Sie wirkt tatsächlich schuldbewusst.*
»Bea hat verzweifelt versucht, schwanger zu werden. Martin, es waren mehrere Männer im Spiel.“
# *Mehrere Männer?*
Martin hatte das Gefühl, als hätte ihn jemand schockgefrostet. Um ihn herum wurde die Geräuschkulisse immer lauter, ehe er tief Luft holte und sich wieder auf sein Gegenüber konzentrieren konnte. „Jasmin war nicht meine Tochter?“
# *Niemals hast du an deiner Vaterschaft gezweifelt.*

„Das weiß ich leider nicht. Sie kann genauso gut von dir gewesen sein, wie von einem anderen. Beate erzählte, dass du gleich bereit warst, sie zu heiraten.“
# *Sie hat sich dich bewusst ausgesucht! Mit wie vielen Mädchen hattest du Sex? Warum hast du vorausgesetzt, dass du für Beate der Einzige warst?*
Martin umklammerte die Kaffeetasse mit beiden Händen und hätte sie am liebsten an die Wand geworfen.
# *Warum hast du nicht auf einem Vaterschaftstest bestanden?*
Hatte er um ein Kind getrauert, das gar nicht von ihm gewesen war? War ihm eine Verantwortung aufgebürdet worden, die er niemals hätte tragen müssen?
# *Schmälert das deine Schuld? Ändert das irgendetwas? Wohl kaum.*
Edith sah ihn minutenlang schweigend an, ehe sie ihn wieder aus seinen Gedanken riss. „Es ist ein Schock für dich, nicht wahr? Ich habe mich nicht getraut, einen Vaterschaftstest vorzuschlagen. Was hätte Beate ohne dich gemacht? Ich konnte ihr bei der Betreuung helfen und habe versucht, Jasmin die Mutter zu ersetzen. Weiß Gott, ich selbst bin eine schlechte Mutter gewesen, jetzt wollte ich bei meinem Enkelkind alles besser machen.“ Tränen schwammen in ihren Augen. „Aber das funktionierte nicht.

Bea ließ sich komplett gehen und hätte professionelle Hilfe gebraucht. Ich bin schuld, dass sie den Unfall hatte."

*# Warum hält sie sich für die Hauptschuldige?*

„Ich hätte dir damals Bescheid geben müssen. Und als ich die Grippe bekam ... Ich wusste doch, dass Bea nicht imstande war, die Kleine zu betreuen. Aber ich hatte Angst, dass du mir das Kind weggenommen hättest ..."

*# Weshalb glaubt sie das?*

„Verdammt, ich war froh, dass du dich um sie gekümmert hast! Niemals hätte ich ..."

„Bea hat davon geredet, das Baby zur Adoption frei zu geben. Sie hätte dir gesagt, dass es möglicherweise nicht deins ist und wenn ein Vaterschaftstest das bewiesen hätte, wärst du mit einer Adoption bestimmt einverstanden gewesen. Du hattest keine Beziehung zu Jasmin. Manchmal glaubte ich sogar, dass du spürtest, dass sie nicht von dir war."

*# Edith weiß offenbar noch mehr!*

„Ich dachte, du bist dir nicht sicher, ob sie von mir war?"

Edith holte Luft. „Jasmins Mund und ihre dunklen Augen ließen mich vermuten, dass der Vater Lars Brückner war. Er hat Bea einmal besucht, da ist es mir aufgefallen. Aber er hat es nicht bemerkt und du hast nie etwas gesagt. Verzeih mir, dass ich keine schlafenden Hunde wecken wollte!"

*# Lars Brückner! Der sein Studium nie abgeschlossen hat.*

Martin senkte den Kopf. „Ich habe nichts geahnt. Auf die Idee kam ich gar nicht."

*# Deine Tochter war gar nicht deine Tochter ...*

„Du bist dir ziemlich sicher, dass ein Vaterschaftstest negativ ausgegangen wäre? Wusste Beate es?"

*# Dämliche Frage, natürlich!*

Edith starrte in ihren Kaffee, von dem sie noch keinen Schluck genommen hatte. „Bea ahnte zumindest etwas, denn als ich sie darauf angesprochen habe, erklärte sie, dass du den besten Vater abgeben würdest ..."

# *Da hat sie sich aber gründlich geirrt! Vermutlich wäre Lars besser gewesen.*

„Deswegen konnte ich es dir nicht sagen. Für mich war Jasmin alles. Ich habe nach der Beerdigung ein paar Monate in der Psychiatrie verbracht. Jetzt lebe ich im Seniorenheim."

# *Es hat dich nie gekümmert, wie sie es verkraftet hat. Was für ein Arschloch du doch bist!*

„Es tut mir leid, Edith. Ich hätte dich einmal anrufen sollen. Ich hatte keine Ahnung."

„Nein, es ist gut so. Ich musste meine persönlichen Dämonen bekämpfen. Beas Tod hat mich nicht so berührt, wie der Tod von Jasmin. Ich wollte nochmals von vorne mit einem Kind anfangen und diesmal alles richtig machen. Aber jetzt weiß ich, dass das der falsche Weg war. Jasmin hat es so besser getroffen, als ein Leben lang hin und hergereicht zu werden. Irgendwann wärst du dahintergekommen, dass sie möglicherweise nicht deine Tochter ist. Und das hätte euch beiden wehgetan. Ihr und dir."

# *Ein schrecklicher Gedanke!*

Martin seufzte. „Jetzt werde ich es wohl nie mehr erfahren."

„Ist das noch wichtig?"

Nein, ist es nicht.

„Ich bin hierhergekommen, weil ich einiges klarer sehen muss. Du hast mir geholfen, Edith, sogar sehr. Ich hätte Beate niemals heiraten dürfen, auch wenn sie mich noch so bedrängt hat. Für mich war es eine Art Bezahlung. Nur habe ich im Grunde genommen nichts bezahlt und mein Junggesellenleben weitergeführt."

# *Du bist den billigsten Weg gegangen.*

„Es gab keine Liebe zwischen euch."

# *Das stimmt, aber das kannst du ihr nicht so ins Gesicht sagen.*

„Ich mochte sie und konnte mir damals vorstellen, eine gute Ehe zu führen."

# *Lügner! Für eine gute Ehe hättest du dich schon mehr bemühen müssen!*

„Wie geht es dir jetzt? Gibt es wieder jemanden in deinem Leben?“

„Ich weiß es noch nicht.“ Martin winkte dem Kellner und bestellte ein Stück Himbeertorte. „Für dich, aber ich darf kosten“, meinte er schmunzelnd.

# *Du fühlst dich auf einmal leichter.*

Er unterhielt sich eine weitere Stunde mit Edith, erzählte von seiner Praxis, den Menschen und der bayrischen Landschaft. Nur Lila erwähnte er nicht.

# *Feigling! Dabei ist sie die ganze Zeit in deinem Kopf!*

## *44* Noch ein Schmetterling

Bruder Gerold kam nicht allein. Ein großer kräftiger Mann begleitete ihn und Lila erkannte Bruder Heinrich. Lila ermunterte die beiden sie und die Kinder bei einem ausgiebigen Spaziergang rund um Germaringen zu begleiten, Babs schloss sich ebenfalls an. Gute Laune herrschte vor. Babs fand sofort einen Draht zu Bruder Heinrich. Sie hatten ein gemeinsames Hobby, nämlich die Fußballbundesliga. Während Heinrich und Babs sich über die Inkompetenz des neuen Trainers eines bekannten Fußballvereines unterhielten und die Kinder vor ihnen herliefen, blieben Gerold und Lila etwas zurück.

Sie zog eine Kinderzeichnung aus ihrer Tasche und reichte sie ihm. „Sophie hat das für dich gezeichnet." Gerold sah auf das Bild, das einen bunten Schmetterling zeigte. „Du hast zwar deinen Plastikschmetterling zu früh weggegeben, aber nimm das als neues Symbol. Ein kluger Pater hat zu mir gesagt, dass es egal ist, ob Minuten oder Jahre nach dem Tod eines Menschen vergangen sind. Die Bereitschaft, loszulassen muss aus dem tiefsten Inneren kommen."

+ *Kann er es annehmen?*

Gerold nahm das Bild. „Danke", flüsterte er. „Weißt du, dass du die erste meiner Schäfchen bist, die sich auch um mich kümmert?"

+ *Außer Jonas!*

Gerold faltete das Bild möglichst klein zusammen und steckte es in seine Tasche. „Danke, Sophie", rief er der Kleinen zu. Sie winkte lachend, ehe sie wieder auf die Wiese lief. „Wie geht es mit der Scheidung voran?"

Lila seufzte. „Keine Ahnung! Ich glaube, meine Schwiegereltern bremsen noch immer."

„Warum gehst du nicht zu einem Anwalt?"

+ *Wenn du das selbst wüsstest.*

Lila zögerte mit ihrer Antwort. „Ich weiß nicht, ob ich es in Worte fassen kann. Im letzten Jahr hat sich das Leben für mich total auf den Kopf gestellt. Wenn ich die Scheidung einreiche, gibt es eine

Gerichtsverhandlung, bei der womöglich alles wieder zur Sprache kommt bis zum Tod von Marie. Vielleicht bin ich dem noch nicht gewachsen. Ich meine, ich möchte mich nicht freiwillig in diese Situation begeben. Ich hätte mich damit abgefunden, wenn Patrick das Ganze in die Wege geleitet hätte. Aber so … klingt das ein wenig idiotisch?"
+ *Wahrscheinlich schon.*
Doch Gerold schüttelte den Kopf. „Ganz und gar nicht. Es gibt für alles eine Zeit. Es ist ähnlich, wie mit deinem Schmetterling, du wirst wissen, wann du dich endgültig von der Ehe verabschieden kannst. Oder denkst du, an einen Neuanfang?"
+ *Nur mit Martin.*

„Das kann ich mir nicht vorstellen. Zuerst dachte ich, ich wäre es meinen beiden Töchtern schuldig, ihnen eine vollständige Familie zu bieten. Aber Patrick wollte niemals Teil dieser Familie sein."
+ *Er hat nur seine Pflicht erfüllt, erpresst von seinem Vater.*

„Was ist mit Martin Stern? Dein Gesicht bekommt Farbe, wenn du von ihm sprichst, sogar jetzt."
+ *Hoffentlich sieht das nicht jeder!*

„Ich werde dich nicht anlügen, Gerold. Da ist etwas zwischen uns. Wir haben eine Affäre und ich fühle mich zum ersten Mal als vollwertige Frau. Aber das ist natürlich kein Thema für einen Pater." Lila wandte verlegen den Kopf ab. Gerold legte den Arm um sie. „Doch, das ist es", meinte er. „Vergiss nicht, dass auch ich eine Liebesbeziehung hatte. Es liegt zwar schon ein paar Jahre zurück. Trotzdem sind mir körperliche Freuden nicht fremd."
+ *So genau willst du das eigentlich nicht wissen.*

„Fehlt es dir?", fragte Lila, ohne zu überlegen.
+ *Offenbar doch.*
„Vergiss es, Gerold", fügte sie rasch hinzu. „Es geht mich nichts an. Ich wollte nicht indiskret sein, tut mir leid!"
+ *Du spinnst komplett! Wie kannst du das nur fragen?*

„Kein Problem. Ich schäme mich nicht, darüber zu sprechen. Ich habe Jonas geliebt und wir beide hatten etwas ganz Besonderes. Seit er tot ist, habe ich nichts Gleichwertiges empfunden und bin auch nie mehr in Versuchung geraten. Meine Entscheidung im Kloster zu bleiben, war das Richtige für mich. Ich glaube nicht, dass ich nochmals so eine tiefe Beziehung erleben werde. Aber ich danke Gott, dass ich es wenigstens kurz fühlen durfte. Wenn wir Exerzitien oder meditative Zusammenkünfte haben, ist Jonas bei mir und gibt mir Kraft. Jedes Jahr fahre ich nach Lech und steige zu seiner Todesstelle auf, allerdings im Sommer. Ich bin seither nie mehr Schi gefahren und im Winter kommt man nur mit Skiern hin. Wir kommen jedes Jahr nach Tirol und vom Kloster St. Georgenberg-Fiecht ist es nur eine gute Stunde zum Arlberg."

„Du machst dir immer noch Vorwürfe wegen der Exerzitien?"

+ *Was hätte er denn tun können?*

Gerold rieb sich über die Augen. „Ich war so nahe und doch zu weit. Normalerweise sind unsere Exerzitien im Herbst, aber der damalige Abt von St. Georgenberg ist gestorben und so wurde die Einladung in den Winter verschoben. Die Tiroler Gemeinschaft musste sich erst um einen neuen Abt kümmern."

„Hattest du die Absicht, Jonas in Lech zu besuchen? Mit ihm Schi zu fahren?"

Gerold nickte. „Ich wollte im Anschluss an die Exerzitien mit meinem Prior sprechen und meinen Austritt vorbereiten."

+ *Er glaubt immer noch, dass niemand von seiner Beziehung zu Jonas wusste!*

Gerold drehte sich plötzlich um und ging mit Riesenschritten den Weg zurück. Lila warf einen Blick nach vorne. Babs, Heinrich und die Kinder waren schon ein Stück voraus. Sie zögerte nicht und lief Gerold nach. Gerold war auf eine Bank gesunken, die Spaziergänger einlud, ein wenig im Grünen zu verweilen.

+ *Lass ihm Zeit. Für langes Sitzen ist es ohnehin zu kalt.*

„Ich kann es einfach nicht vergessen, Lila“, erklärte er schließlich, nachdem sie eine Weile schweigend neben ihm gehockt war. „Ich dachte mir, es könnte nicht schaden, noch einmal in mich zu gehen. Bei Jonas sah ich weniger Probleme, als bei mir. Das war egoistisch von mir. Jonas, so glaubte ich, könnte so weiterleben wie bisher. Er würde seinen Arbeitsplatz nicht verlieren, auch wenn wir zusammenzogen. Sein Leben schien mir gesichert, meines hingegen hing in der Luft. Deswegen war ich nur zu gerne bereit, noch ein letztes Mal diese Tage mitzumachen, in der Gemeinschaft, die ich schon so lange gewöhnt war.“

+ *Und in der ohnehin alle Bescheid wussten.*

„Siehst du Gottes Wille im Tod von Jonas? Dass Gott wollte, dass du im Kloster bleiben sollst?“

Gerold schüttelte den Kopf. „Ich habe nicht diese Art von Glauben. Gott greift nicht ein und tut uns Gutes oder Böses an. Alle Ereignisse sind Folgen von unserem Handeln oder Nichthandeln.“

„Dann hat es aber wenig Sinn um etwas zu beten?“

Gerold zeigte ein leichtes Lächeln. „Wir beten nicht um die Erfüllung unserer Wünsche oder um bestimmte Geschehnisse, die eintreffen sollen. Sondern immer nur um Kraft, mit dem, was auf uns zukommt, umgehen zu können. Warum hast du dein Baby verloren, Lila? Weil Gott dich strafen wollte? Gewiss nicht. Es war einfach ein Schicksalsschlag, der sich dir in den Weg gestellt hat. Du bist diejenige, die daran verzweifeln kann oder stark wird. Und du bittest Gott um die Energie dafür.“

+ *Gibt es überhaupt genug Stärke dafür?*

In diesem Augenblick schob sich die Sonne hinter einer Wolke hervor und Lila spürte überraschend, wie es in ihrer Brust leichter wurde. „Du meinst, Gott hat nicht das kleinste bisschen Einfluss auf die Dinge hier?“

+ *Was tut er denn da oben?*

Gerold zögerte kurz. „Ich weiß es nicht“, erwiderte er schließlich. „Auch wenn er unsere Geschicke mitentscheiden kann, wer weiß, vielleicht will er es nicht?“

+ *Tatsächlich?*

„Jemand muss doch die Verantwortung haben!"

„Nein." Gerold schüttelte heftig den Kopf. „Dinge passieren eben. Es muss nicht immer ein ‚warum' geben und schon gar niemanden, der Schuld daran hat.

+ *Das kann doch nicht sein!*

Lila sah ihn nun direkt an. „Wenn du das glaubst, warum ist es dann wichtig für dich, dass du weißt, was genau vor Jonas' Tod passiert ist?"

+ *Er sucht ebenfalls nach einem Schuldigen!*

Gerold lehnte sich zurück und rieb über seine Stirn, als hätte er Kopfschmerzen. „Verstehst du denn nicht? Ich glaube daran, dass wir Menschen unser Schicksal erheblich beeinflussen. Alles was wir tun oder nicht tun ist ein Baustein in unserem Leben und hat natürlich auch Auswirkungen auf andere Menschen. Der Gedanke, dass ich etwas Entscheidendes in Jonas' Leben unterlassen habe, und dadurch seinen Tod gefördert habe ..." Er schluckte. „... es macht mich einfach krank, Lila. Ganz egal was Gabriel gesehen hat, ich glaube nicht, dass Patrick seinen Bruder umgebracht hat. Auch auf einen Kampf hätte sich Jonas niemals eingelassen."

+ *Möglicherweise hat Gabriel gelogen. Schließlich wollte er Patrick unter Druck setzen.*

Lila legte ihm die Hand auf die Schulter. „Gerold, du machst dich kaputt, wenn du so denkst. Was habe ich für einen Fehler gemacht, dass Marie tot geboren wurde?"

„Das ist etwas ganz anderes! Du hättest nichts dagegen tun können. Gegen Unglücksfälle kann man nichts tun! Aber Jonas und ich hatten eine Verbindung, ich hätte es spüren müssen! Ich würde gerne zusammen mit Patrick auf den Berg hinauf, vielleicht erinnert er sich doch."

+ *Das würde er niemals tun!*

„Mami, wo seid ihr?", ertönte Sophies Stimme. Die Kinder waren wieder zurückgekommen. Lila stand auf, da die Zeit für ein vertrauliches Gespräch mit Gerold vorbei war. »Ich habe zu Hause noch Apfelkuchen mit Schlagsahne. Wie wär's?« Automatisch griff sie nach dem Schmetterling in ihrer Tasche. Sie fand ihn nicht, überraschend war er auf der anderen Seite.

*+ Hast du ihn tatsächlich in die linke Hosentasche gesteckt?*

## *45* Entscheidungen

Lila schloss die Türe zur Ordination auf und wunderte sich, dass Martin noch nicht da war. Heinrich und Gerold waren bereits in der Früh nach Tirol weitergefahren. Paula kam kurz darauf, daher begannen sie mit allen Arbeiten, die sie allein bewerkstelligen konnten.

+ *Wo bleibt Martin nur? Ruf an …*

Lila hatte den Telefonhörer schon in der Hand, als Martin, zwar eine ganze Stunde später als sonst, aber noch pünktlich zum Ordinationsbeginn kam. Er lieferte keine Erklärung, sondern nur eine kurze Entschuldigung.

+ *Er sieht blass und müde aus!*

Es blieb keine Zeit für ein privates Gespräch, der Vormittag verging rasend schnell. Nach dem letzten Patient schlüpfte Lila ins Untersuchungszimmer, die Computerliste für die Visiten in der Hand. „Wie war es in Berlin?“, fragte sie.

„Gut“, erklärte Martin lapidar und nahm ihr die Liste aus den Fingern.

+ *So hört es sich nicht an.*

Lila war enttäuscht, verzichtete aber auf weitere Fragen.

+ *Du dachtest, er würde dir bereits vertrauen.*

Kurze Zeit später verließ er die Praxis tatsächlich ohne ein zusätzliches Wort.

+ *Martin hat keine fünf Minuten für dich! Bist du ihm nicht eine klitzekleine Erklärung wert?*

Zu Mittag schlug sich Lilas gedrückte Laune auf die Kinder nieder und beide waren weinerlich und fordernd. Sophie weigerte sich die Kartoffelsuppe zu essen, Anna holte mit den Fingern die Karottenstücke heraus und warf sie auf den Tisch. Lila nahm ihr den Teller weg, worauf sie das Glas mit Apfelsaft absichtlich umstieß.

+ *Das gibt einen Tobsuchtsanfall.*

Lila trug die heftig schreiende Anna hinauf und steckte sie ins Bett. Offenbar war sie wirklich müde, denn nach kurzem zornigen Gebrüll wurde es still im Zimmer. Sophie trank ihren Saft und bat, ob ihre Freundin Kathrin zu ihr kommen dürfe. Lila telefonierte und zu ihrer Erleichterung bot Kathrins Mutter an, mit den beiden Mädchen zum Puppentheater zu gehen, das momentan in Germaringen gastierte. Als Sophie abgeholt worden war, legte sich Lila mit der Zeitung auf die Couch. Ihr Mobiltelefon riss sie aus einem leichten Schlummer.

„Ich habe gerade Sophie gesehen“, meldete sich Martin. „Sie saß in einem fremden Auto.“

+ *Macht er sich Sorgen um deine Tochter?*

„Sie fährt ins Marionettentheater mit ihrer Freundin.“

„Und Anna?“

+ *Warum fragt er nach deinen Kindern?*

„Ich wollte gerade nach ihr... ah, Schätzchen!“ Anna stand bereits auf der Treppe. „Sie hat geschlafen. Wie geht es dir? Du hast heute müde ausgesehen!“

+ *Fremd. Bitte sag etwas!*

Lila hob Anna auf ihre Arme und die Kleine kuschelte sich an sie.

„Ich hatte ein anstrengendes Wochenende. Wenn du möchtest, erzähle ich dir am Abend davon. Komm vorbei, wenn die Kinder schlafen und Grete wieder zu Hause ist.“

+ *Gott sei Dank! Es ist noch nicht vorüber.*

Das klang ermutigend nach dem schroffen Vormittag.

+ *Hat sich für Martin etwas verändert? Er klingt lockerer.*

Grete würde auch bald heimkommen. Nachdem Anna eine Banane gegessen hatte, fuhren sie zusammen zum Supermarkt. Anna war nun ausgeschlafen und fröhlich, außerdem färbte Lilas bessere Laune auf die Kleine ab und sie hatten viel Spaß beim Einkauf. Beim Aussteigen knuddelte sie ihre Tochter und sie lachten laut. Dermaßen ausgelassen betraten sie das Haus. Dort erwartete sie Grete und auf einmal war gar nichts mehr in Ordnung.

+ *Sie sieht um Jahre gealtert aus.*

„Meine Schwester ist gestorben“, meinte sie traurig.

+ *Warum hat sie nicht angerufen?*

„Grete, das tut mir so leid.“ Lila ließ den Einkaufskorb einfach am Boden stehen und zog Grete in eine Umarmung. Anna kam von der anderen Seite und streichelte sie. Grete weinte. „Es ging alles so schnell, der Schlaganfall und dann die Herzprobleme. Offenbar hatte sie schon länger ein schwaches Herz, sie hat mir nichts erzählt.“ Sie schluchzte heftiger. „Da gibt es so viele Menschen, die stundenlang über ihre Krankheiten reden und sie hat es mir verschwiegen.“

+ *Aus dem Besuch bei Martin wird heute nichts, ... sei nicht so egoistisch!*

„Ich koche dir einen heißen Tee mit Honig, der tut dir sicher gut.“

+ *Es gibt so wenig, das du tun kannst. Außer für sie da zu sein.*

Grete war nach ein paar Schlucken Tee auf der Couch eingeschlafen, Lila vermutete, dass sie lange bei ihrer sterbenden Schwester gewacht hatte. Sophie kam kurz darauf heim und sie musste die Kinder versorgen. Danach rief sie Martin an und sagte ihr Rendezvous schweren Herzens ab.

+ *Aber Grete braucht dich nun dringender.*

„Wann ist denn die Beerdigung?“

„Am Freitag. Zum Glück regelt das Seniorenheim in Augsburg alles.“

Lila beschloss Grete zu begleiten, mit dem Auto wären sie schneller in Augsburg und wieder zurück. Allerdings wollte sie die Kinder nicht mitnehmen. Babs fiel ihr spontan ein, zu ihr hatten die Kinder den besten Draht. Babs musste ihr jedoch absagen, sie nahm an einem Seminar am Wochenende teil.

+ Probiere es bei Martin.

„Tut mir leid, Lila, aber ich bin nicht der richtige Babysitter für deine Kinder“, meinte er. Seine Stimme klang eher schroff, als bedauernd.

*+ Er weigert sich. Hast du anderes erwartet? Ja, hast du.*

„Ich würde dich nicht bitten, wenn es nicht ein Notfall wäre. Grete war immer für mich da und …"

*+ Bettelst du ihn tatsächlich an?*

„Hast du vergessen, dass wir Ordinationsbetrieb am Freitag haben? Es reicht, dass ich auf deine Mithilfe verzichten muss, ich brauche nicht noch zusätzliche Arbeit!"

„Sophie und Anna können bis 16 Uhr im Kindergarten bei Babs bleiben und am Abend werde ich wieder zu Hause sein. Du kommst doch gut mit ihnen aus!"

*+ Lass ihn, wenn er nicht will!*

„Das täuscht. Außerdem habe ich am Freitag eine Verabredung."

*+ Das muss gelogen sein, das …*

In Lilas Kopf war komplette Leere. „Du hast …?" Sie schluckte. „Mit einer Frau?" Martin lachte. „Soweit ich mich erinnere, bin ich nicht schwul."

*+ Findet er das noch lustig? Bist du total blöde? Frag nicht weiter!*

Lila hatte plötzlich das Gefühl, sie müsste anfangen zu weinen. Natürlich hatte Martin ihr niemals eine normale Beziehung versprochen. Dennoch hatte so vieles in den letzten Wochen darauf hingewiesen, dass sie vielleicht ein stabiles Fundament erschaffen hatten, auf dem sich einiges hätte aufbauen lassen.

*+ Offenbar hast du dich geirrt!*

Aber sie würde sich nicht nochmals unterkriegen lassen. Das Schlimmste war ihr bereits passiert.

*+ Bemüh dich um eine ruhige Stimme. Also ob es dich nicht kratzt!*

„Dann wünsche ich dir viel Spaß mit meiner Nachfolgerin", meinte sie und unterbrach die Verbindung.

*+ Ist es zu Ende? Es tut weh. Lenk dich ab.*

Sie umschloss den Plastikschmetterling mit ihren Fingern und zwang sich, alle Möglichkeiten durchzugehen, wer ihre beiden Mädchen für einen Tag betreuen könnte. Dann kam ihr die rettende Idee. „Es gibt in Augsburg ein Mütterzentrum mit einer offenen Kinderbetreuung“, erklärte sie Grete später. „Ich werde die beiden dort während der Beerdigung hinbringen und nachher gleich wieder abholen. Beim anschließenden Essen können sie dabei sein.“

„Das ist eine gute Idee“, nickte Grete. „Wir werden ausreichend Spielsachen mitnehmen, damit sie beschäftigt sind, sie sind ohnehin so brav.“

*+ Es gibt für alles eine Lösung. Du bist unabhängig von wem auch immer!*

## *46* Ein verführerisches Angebot

Martin war bewusst, dass Lila ihm nach seiner Ankündigung aus dem Weg gehen würde. Aber bei der Bitte, sich um zwei kleine Mädchen kümmern zu müssen, hatte ihn die Panik gepackt.

*# Das kannst du wirklich nicht!*

Es würde den Bock zum Gärtner machen. Niemals wäre er dazu fähig, die Verantwortung für Kinder übernehmen zu können. Allerdings hätte Lila alle Register des Bittens herangezogen, wäre er vermutlich weich geworden. Deswegen hatte er ihr ohne Zögern das Einzige gesagt, was sie garantiert abschrecken würde.

*+ Die letzten Tage der Kälte zwischen ihnen waren die Hölle gewesen!*

Er hatte sie in der Früh zusammen mit den Mädchen und Grete abfahren sehen. Obwohl er gefragt hatte, hatte sie ihm keinerlei Auskunft gegeben, wer ihr nun die beiden abnehmen würde. Offenbar hatte sie beschlossen, die Kleinen zur Beerdigung mitzunehmen.

*+ Jeder Penner ist besser geeignet als du!*

Die Funkstille zwischen ihm und Lila belastete ihn mehr, als er gedacht hatte. Es wurde Zeit, dass er die Verbindung mit ihr abbrach. Guten Sex bekam er auch von anderen.

*+ Und wer fällt dir spontan ein?*

Bei keiner Frau hatte er sich jemals in dieser Weise wohl gefühlt. Mit ihr konnte er über alles sprechen, ihr Verständnis für seine Arbeit war grenzenlos. Noch tiefer berührt hatte ihn ihr sensibles Herangehen an private Themen und ihre klare Sicht von außen auf seine Vergangenheit, von der er Stück für Stück preisgegeben hatte.

*# Du hast gar nicht gewusst, wie sehr du das gebraucht hast!*

Das Gespräch mit seiner ehemaligen Schwiegermutter hatte ihm wirklich geholfen. Für einen Besuch bei seiner Mutter hatte die Zeit nicht mehr gereicht.

*# Mit Absicht, deswegen kommt die Strafe bei Fuß.*

Denn seine Mutter blieb jedoch hartnäckig und hatte sich wiederum angekündigt. Sie war also sein Rendezvous für dieses Wochenende. Warum aber hatte er Lila im Glauben gelassen, er würde sich auf ein heißes Date vorbereiten?
*# Möchtest du, dass sie die Affäre beendet?*
Es läutete und er öffnete seiner modisch gekleideten Mutter die Türe. Martin wusste bereits, was ihn nun erwartete.
*# Du hast nicht das Zeug dazu, Schauspielerinnen die Nase zu korrigieren und die Lippen aufzuspritzen. Nein, danke.*
Martin servierte ihr Kaffee und Kekse. Sie kam sofort zum Kernpunkt ihres Besuches. „Ich hoffe immer noch, dass du es dir überlegst", erklärte sie, während sie den Kaffee zuckerte und umrührte. „Ich habe auch verstanden, dass du nach dem Tod deiner Familie erst einmal Abstand brauchtest.«
*# Weil sie damals so wahnsinnig viel Anteil genommen hat!*
Martin lehnte sich zurück.
„Aber jetzt bist du schon über sieben Jahre hier", sprach sie weiter. „Es ist genug Zeit vergangen. Du bist noch zu jung, um deine Talente brachliegen zu lassen. Zwar hast du die Ausbildung zum Thoraxchirurg abgebrochen, doch ein paar Jahre würden dir sicherlich anerkannt werden. Du könntest sofort in meiner Klinik anfangen!"
*# Um was zu tun? Warzen herauszuschneiden?*
Martin räusperte sich, aber seine Mutter winkte ab. »Ich habe dich niemals dazu gedrängt, Medizin zu studieren und in meine Fußstapfen zu treten. Immer musste ich befürchten, dass du so ein Loser wie dein Vater werden würdest. Zumindest hast du die Frau, die du angeblich geschwängert hast, sofort geheiratet."
*# Angeblich?*
„Was soll das heißen?" Martin angelte sich einen Keks und drehte ihn in seinen Händen.
*# Wusste sie Bescheid?*

„Dass das Kind nicht von dir war!«, bestätigte Desiree ungerührt. »Herrgott, ich dachte, das hättest du längst durchschaut. Mir genügte ein einziger Blick auf den Säugling!«
*# Das gibt es doch nicht!*
»Du wusstest es ebenfalls? Wer denn noch?«
*# Das erzählt sie dir erst jetzt?*
Desiree hob ihre Tasse hoch. „Was glaubst du, warum ich keine Beziehung aufgebaut habe? Irgendwann hätte deine flatterhafte Frau beschlossen, dir die Wahrheit zu sagen und wäre mit dem Kind durchgebrannt.«
*# Unfassbar!*
Martin strich sich durch die Haare, wusste jedoch keine passende Erwiderung. Seine Mutter fuhr rasch fort: „Um auf das eigentliche Thema zurückzukommen: Ich würde dich gerne in meinem Team haben. Die Bezahlung ist sehr gut.«
Doch Martin hörte ihr nicht zu. »Woran hast du es gemerkt?« Desiree biss unwillig in einen Keks, kaute und schluckte. »Das Baby sah komplett anders aus. Natürlich ähneln Kinder nicht immer ihren Eltern, aber dieser Säugling sah weder dir noch Beate ähnlich.«
*# Darüber hast du dir niemals Gedanken gemacht! Du hättest Jasmin öfters anschauen müssen.*

„Schönheitschirurgie ist nichts für mich!“, murmelte er schließlich, da seine Mutter offenbar auf eine Antwort wartete.

„Das ist nicht alles, was ich tue und das weißt du auch.“ Sie nahm ihre Handtasche auf den Schoß und begann darin zu kramen.

„Ich weiß, dass du nicht nur Busenvergrößerungen und Fettabsaugungen machst“, erklärte Martin. „Aber es gehört ebenfalls dazu …“ Er schwieg, denn Desiree hatte das Foto eines komplett verunstalteten Kindes auf den Tisch gelegt. Es musste einen bösen Unfall gehabt haben, denn in diesem Gesicht war nichts mehr am Platz.

„Das ist Petra, sie hatte einen Verkehrsunfall. Die Windschutzscheibe ist förmlich auf ihr zerbrochen. Sie saß ohne Gurt auf dem Vordersitz. Und das ...“ Sie legte ein Foto auf den Tisch. „... ist sie nach ein paar Operationen.“
Ein lachendes Mädchen blickte ihm entgegen. Nur zarte Narben waren zu sehen, die Nase war wieder gerade und ihre Augen leuchteten.
# *Wahnsinn! Wirklich gute Arbeit.*

„Das sind die Eingriffe, die ich liebe!“ Auch Desiree strahlte voller Stolz.
Martin nahm beide Fotos in die Hand. „Respekt, Mutter“, die Bewunderung war aus seiner Stimme deutlich herauszuhören. „Das ist fantastisch. Du bist ohne Zweifel eine Koryphäe auf diesem Gebiet.«
# *Du wusstest nicht, dass sie ein Genie ist!*

„Ich erwarte jetzt keine Antwort von dir, Martin. Aber du bist in Berlin geboren und aufgewachsen. Heimat ist Heimat und ich möchte, dass du dir mein Angebot gut überlegst. Dein Können und dein Talent sind hier doch verschwendet.“
# *Was denkt sie, was du hier tust? Pflaster aufkleben? Kopfschmerztabletten verteilen?*

Martin gab ihr die Fotos zurück. „Mutter, ich bin in dieser Gemeinde auch nicht unbeliebt. Mag sein, dass ich keine weltbewegenden Operationen durchführe, aber meine Arbeit ist trotzdem wichtig. Hier gibt es außer mir meilenweit keinen Arzt.“

# *Warum zum Teufel verteidigst du deinen Job hier? Sie versteht es nicht.*

„Das weiß ich. Dennoch hätte ich dich gerne an meiner Seite.“
Diesem Argument konnte Martin schlecht widersprechen. Freilich wusste er, dass er in der Privatklinik seiner Mutter wesentlich mehr Geld verdienen könnte als hier als Landarzt. Und niemand konnte

von sich behaupten, dass man sich nicht ab und zu den einen oder anderen Luxus leisten mochte.
# *Nur ist es das wert?*
Plötzlich wusste Martin genau, wie viel Lila davon halten würde.
# *Nichts.*
Seine Mutter stellte die Tasse ab und sah ihm in die Augen. „Martin, ich bin extra noch einmal hierhergekommen, dir mein Angebot persönlich zu unterbreiten. Schließlich sollst du irgendwann meine Nachfolge antreten.«
# *Das klingt gut. Kannst du ihr wirklich definitiv für alle Zeit absagen?*
Plötzlich läutete sein Handy und zu seiner Überraschung erkannte er Lilas Telefonnummer. Sie wäre die Letzte gewesen, von der er vermutet hätte, dass sie ihn anrufen würde. Nach ihrem Dafürhalten hatte er ja gerade ein heißes Date!
# *Will sie sich vergewissern, ob es stimmt?*
Ihre Stimme klang hektisch. „Martin entschuldige, dass ich dich störe, aber Grete hatte einen Zusammenbruch. Sie klappte während der Beerdigung ihrer Schwester zusammen. Zuerst tippte ich auf einen Kreislaufkollaps, aber sie ist immer noch bewusstlos. Die Rettung ist unterwegs und ich dachte, du wüsstest vielleicht, ob sie irgendwelche Krankheiten hat."
# *Du wolltest einen Notfall! Sei vorsichtig mit deinen Wünschen ...*

„Die Sanitäter sollen sie ins Klinikum Augsburg bringen", meinte Martin kurz. „Ich komme."

„Das ist nicht unbedingt nötig ...", hörte er die überraschte Stimme von Lila.
# *Zum Glück kann Mutter nicht mithören!*
„Nur keine Panik, ich komme sofort!" Damit unterbrach er die Verbindung abrupt.

„Du willst doch nicht weg?", fragte seine Mutter pikiert. „Ich bin den weiten Weg hierhergekommen ..."

„Es ist ein Notfall, Mutter ..."
# *... den du herbeigesehnt hast! Jetzt bring es in Ordnung.*

„Ein Notfall? Du musst ins Klinikum Augsburg? Haben die dort keine Ärzte oder bist du eine Art Wunderdoktor, der überall hin muss?“

„Es betrifft eine Freundin“, betonte Martin. „Du bleibst ohnehin übers Wochenende. Wir setzen unser Gespräch fort, versprochen. Du weißt den Weg zum Gästezimmer? Im Kühlschrank ist genug für dich zu essen da. Ich denke, ich komme erst spät zurück.“

# *Genieße das Landleben, Mutter!*

Martin angelte sich den Autoschlüssel und riss seine Jacke vom Haken, da der Herbstwind bereits empfindliche Kälte brachte. Seine Mutter starrte ihm entgeistert nach. Aber schließlich war er mit Grete befreundet.

# *Mach dir nur selbst etwas vor! Es ist Lila, die dir am Herzen liegt.*

## *47* Mehr als flüchtig

Martin hatte ein Déjà-vu Erlebnis. Lila saß auf einer Bank im Wartebereich des Krankenhauses und las ihren Kindern aus einem Bilderbuch vor. Als sie Martin sah, sprang sie auf und fiel ihm um den Hals. „Ich bin so froh, dass du da bist!"

# *Du auch!*

\+ *Er ist wirklich da!*

Die Distanz der vergangenen Tage war wie weggeblasen. Martin war extra hergefahren und hatte sich von einer Verabredung losgerissen, um sie zu unterstützen.

\+ *Kommt er nur wegen Grete?*

Seine Umarmung umhüllte sie warm und tröstend.

\+ *Genau das, was du jetzt brauchst!*

# *Es fühlt sich an, als wärst du heimgekommen.*

„Was fehlt ihr?"

„Herzrhythmusstörungen, kein Infarkt, aber offenbar hatte sie schon länger Beschwerden wie Schwindel und Herzklopfen. Wusstest du das?"

# *Das klingt zum Glück nicht besorgniserregend.*

Martin schüttelte den Kopf. Dann spürte er, wie die beiden Mädchen an seinen Hosenbeinen zupften. Er löste sich von ihrer Mutter und hockte sich vor sie.

„Muss die Oma Grete auch sterben?" Sophie hatte Tränen in den Augen.

# *Den Tod ihrer kleinen Schwester haben sie nicht vergessen.*

Martin nahm ihre Hände. „Ich werde zu ihr schauen und aufpassen", versicherte er ihr und noch nie im Leben hatte er mehr Ernst und Zuversicht in seine Stimme gelegt. Anna umarmte ihn und drückte ihr weiches Gesicht gegen seine Wange. Er konnte gar nicht anders, als sie an sich zu drücken.

# *Es fühlt sich viel zu gut an.*

Dann stand er auf und legte Lila beruhigend die Hand auf die Schulter. „Ich schau mal, ob man mir Genaues sagt."

Sie nickte. Ihr selbst hatte man nur vage Auskünfte gegeben, da sie keine Verwandte war. Die Kinder drängten Lila weiterzulesen und sie bemühte sich, ihre Stimme ruhig zu halten. Nach zwanzig Minuten, jedoch gefühlten Stunden kam Martin endlich zurück.
*Hoffentlich ist es nichts Ernstes!*

„Grete muss noch bis morgen dableiben, sie wollen sie durchchecken. Sie schläft jetzt."
Lila musste schlucken, so sehr fürchtete sie sich davor, etwas Schlimmes über Gretes Zustand zu hören. Martin wollte offenbar vor den Kindern nichts sagen und der Weg zum Parkplatz erschien ihr unglaublich lang. Nachdem sie die Kinder in ihren Autositzen festgeschnallt hatte, wandte sie sich an Martin. „Wie schwer krank ist sie?" Sie konnte nicht verhindern, dass ihre Stimme zitterte.
*# Beruhige sie endlich, du Hornochse! Sie hat Angst.*
Martin schüttelte den Kopf. „Keine Panik. Der Arzt vermutet eine Stressreaktion. Dadurch wurden die Herzrhythmusstörungen ausgelöst. Aber zur Sicherheit wird sie noch untersucht, wenn alles klappt, können wir sie morgen abholen."
*+ Er will mit dir fahren!*

„Wir?" Erleichterung überschwemmte Lila wie ein warmer Regen.
Martin lächelte. „Selbstverständlich." Dann fiel ihm jedoch seine Mutter ein. „Oh, nein, geht nicht. Ich habe Besuch."
*+ Also doch!*
Lila starrte ihn an. „Du hast deine … Bekanntschaft einfach sitzen lassen?"
*# Sie ist davon überzeugt, du hättest ein Date!*

„Das habe ich tatsächlich getan." Martin lächelte leicht.

„Und sie ist immer noch bei dir zu Hause?"
*+ Welche Geliebte wartet denn geduldig stundenlang?*

„Ja."

„Also, ich würde …"
Martin öffnete die Fahrertüre. „Nicht alle Frauen sind dermaßen anstrengend wie du!"

# *Es macht Spaß, sie zu necken.*
Lila schnappte kurz nach Luft, dann stieg sie jedoch schweigend ein.
+ *Du hast angerufen und Martin ist sofort ins Auto gesprungen.*
Was hatte das zu bedeuten? Eigentlich war sie in der besseren Position als diese Unbekannte, die er ohne Probleme sitzen gelassen hatte – oder liegengelassen?
+ *Womöglich in seinem Bett?*
Darüber wollte sie lieber nicht nachdenken. Zum Glück waren die Kinder nach diesem anstrengenden Tag müde und schliefen gleich ein. Es war stockdunkel, als sie nach Hause kamen. Zu ihrer Überraschung wartete Martin vor ihrem Haus und half ihr schweigend, die schlafenden Mädchen hineinzutragen. Sophie wollte noch etwas essen, Anna wachte nicht mehr auf und Lila legte sie in ihr Bett. Sie zog ihr rasch den Pyjama an. Anna jammerte nur leise, schlief jedoch sofort weiter. Sophie aß bereits einen Teller Suppe, den Martin heißgemacht hatte.
+ *Hat er es gar nicht eilig?*

„Ich wusste gar nicht, dass du so häuslich bist!“, meinte Lila. „Danke. Möchtest du auch eine Portion?“

„Sie sieht gut aus, gerne.“

So aßen sie alle die würzige Gemüsesuppe und dachten an die Frau, die sie gekocht hatte und nun im Krankenhaus lag. Sophie rannte schließlich ins Bad.

„Wie ernst ist es wirklich mit Grete?“

„Du weißt, dass das unter die Schweigepflicht fällt?“

„Muss sie sterben?“ Lila traten Tränen in die Augen.

+ *Nicht noch ein Todesfall!*
# *Du Rindvieh!*
Da sprang Martin auf und zog sie an sich. „Ich bin ein Idiot, nein, es ist nicht schlimm.“
# *Hast du Lila jemals für herzlos gehalten?*

Sie kannte Grete erst seit einigen Monaten und litt offenbar schon mit ihr. „Grete wird ein paar Medikamente nehmen müssen und dann ist sie wieder auf vollem Betriebsmodus.“

+ *Dem Himmel sei Dank!*

„Mami, kommst du Zähneputzen?“, rief Sophie von oben. Lila löste sich von Martin und eilte hinauf. Zum Glück war auch Sophie so müde, dass sie keine Gute Nachtgeschichte mehr wollte und sich gleich ins Bett kuschelte. Martin saß auf der Couch im Wohnzimmer. „Musst du nicht zu deinem Besuch heim?“, wunderte sich Lila.

+ *Diese dumme Kuh muss richtig blöde sein!*

„Meine Mutter. Ich habe es nicht eilig.“

+ *Seine Mutter! Ist das peinlich!*

Lila stürzte sich auf ihn und schüttelte ihn. „Du gemeiner Kerl! Ich dachte, es wäre aus zwischen uns ...“ Martin zog sie in seine Arme, drückte sie fest an sich und küsste sie.

# *Endlich.*

+ *Endlich wieder.*

„Meine Mutter wartet tatsächlich. Und ich zögere meine Rückkehr gerne hinaus.“

+ *Das klingt nicht gut.*

„Habt ihr euch nochmals ausgesprochen?“

„Nicht wirklich. Sie möchte mich lediglich für ihre Klinik.“ Martin strich sich über die Haare und wirkte ratlos. „Sie hat es geschafft, dass ich zumindest darüber nachdenken werde.«

Lila ging zum Barschrank und schenkte sich selbst und ihm ein Glas Kognak ein. »Du musst das bestimmt nicht heute entscheiden«, meinte sie leise und reichte ihm das Glas.

+ *Will er wirklich fort von hier?*

Martin stellte das Kognakglas ab, zog sie an sich und küsste sie heftig.

# *Sie findet die richtigen Worte.*

+ *In diesem Moment braucht er dich.*

Das genügte schon, um sie völlig auf ihn einzustimmen. Doch Martin zog noch zusätzlich alle Register, damit sie sich wie die meistbegehrte Frau der Welt fühlen konnte.

*+ Es ist heute anders.*

*# Intensiv.*

*+ Innig.*

*# Vertraut.*

Ohne viele Worte duschten sie danach zusammen und Martin folgte Lila in ihr Schlafzimmer. Das Bett war zwar kein Doppelbett, aber breit genug, sodass sie sich behaglich aneinander kuscheln konnten. Bevor Lila das Licht ausknipste, fiel ihr Blick gewohnter Weise auf den blauen Schmetterling auf dem Nachtkästchen.

*+ Marie hätte sich für dich gefreut!*

## *48* Ein Schock

Lila erwachte und fühlte sich rundum wohl.

+ *Die erste komplett gemeinsam verbrachte Nacht!*

Die rosa Sprenkel auf dem blauen Schmetterling leuchteten in der Morgensonne. Sie stupste Martin leicht an. Er drehte sich unwillig auf die andere Seite und sie musste lachen. „Ich koche Kaffee", bot sie ihm an. „Was ist mit deiner Mutter?"

+ *Er hat sie völlig vergessen, irgendwie tut sie mir leid!*

Das ließ ihn hochfahren. „Oh Gott!" Er flog förmlich aus dem Bett. „Wo sind meine Hosen?"

# *Ob du Mutter überzeugen kannst, dass der Notfall die ganze Nacht gedauert hat?*

Lila lachte. „Soweit ich mich erinnere, haben wir uns im Wohnzimmer ausgezogen …"

„Soll ich jetzt nackt hinunterlaufen?", fragte er gespielt skeptisch.

+ *Ja bitte!*

„Ich liebe dich nackt!", erwiderte sie.

# *Schade, dass nicht mehr Zeit ist.*

„Du bist ein frivoles Weib geworden", meinte er grinsend, während er sich ohne Scham erhob und die Decke wegwarf. „Wo ist die brave prüde Schwesternschülerin geblieben? Du hast einen schlechten Einfluss auf mich!"

+ *Oder umgekehrt.*

„Ich glaube eher, ich bin bei einem Teufel in die Schule gegangen", grinste sie. „Beeil dich, damit Sophie und Anna nichts mitkriegen. Hol doch Brötchen und komm mit deiner Mutter zum Frühstück."

+ *Das hast du nicht wirklich angeboten?*

Dieser Vorschlag begeisterte ihn so sehr, dass er sich zu ihr beugte und ihr einen flüchtigen Kuss geben wollte, der dann doch etwas länger dauerte.

+ *Sehr gute Idee.*

Eine Stunde später saßen sie gemeinsam beim Frühstück, Lila hatte so ziemlich alles aufgetischt, das sie daheim hatte. Neben Milch, Joghurt und Müsli gab es frischen Fruchtsalat, eine Käseplatte, weichgekochte Eier, Butter, Marmelade und Honig. Martin hatte einen Korb mit verschiedenen Brötchen mitgebracht. Seine Mutter war bereits perfekt geschminkt und wirkte in ihrem schicken Hosenanzug bildschön.

+ *An diese Eleganz kommst du nie heran!*

An dem alten Spruch „Essen hält Leib und Seele zusammen“ war wohl einiges dran, denn die Stimmung war fröhlich, zumindest bei Martin und den Kindern. Desiree sprach höflich mit Lila, bedankte sich für die Frühstückseinladung, blieb aber zurückhaltend und kühl.

+ *Noch eine Henriette.*

Sophie und Anna waren früher fertig und Lila brachte sie ins Kinderzimmer.

„Das ist nicht dein Ernst, Martin“, begann seine Mutter, während Lila oben war. „Du und diese Frau mit zwei Kindern!“

„Du weißt doch immer, was gut für mich ist, nicht wahr?“, bemerkte Martin sarkastisch. „Lila ist eine tolle Frau.“

# *Mutter wird nie begreifen, dass auch Nichtakademiker wertvolle Menschen sind.*

„Sie arbeitet für dich.“

„Ich habe ihr keinen Heiratsantrag oder so gemacht“, erwiderte er. „Aber wenn es so wäre, würde ich mich von dir bestimmt nicht abhalten lassen.“

„Natürlich“, lenkte sie ein, vorläufig beschwichtigt. „Ich warte noch auf eine Antwort. Besteht wenigstens eine Chance, dass du in meine Klinik kommst?“

# *Warum ist sie dermaßen ungeduldig?*

„Ich muss etwas von dir wissen, Mutter.“ Seine Stimme klang belegt. »Warum möchtest du, dass ich in deiner Klinik arbeite? Bis jetzt hast du noch nie sonderliches Interesse an mir gezeigt.«

*# Das Wort ›Liebe‹ nimmst du besser nicht in den Mund.*
Desiree wurde kreidebleich. Martin spürte, wie sich, sein, seit Jahren im Untergrund schwelender Zorn, mit aller Macht nach oben drängte. Seine Mutter starrte ihn an und sekundenlang schwiegen sie. Nervös befeuchtete sie mit der Zunge ihre Lippen.
*# Traut sie sich, eine ehrliche Antwort zu geben?*
Sie tat es. „Ich war zu unreif für ein Kind und habe den Zeitpunkt verpasst, dir eine richtige Mutter zu sein. Damit will ich mich nicht herausreden, du sollst aber wissen, dass ich mich immer wie eine Versagerin gefühlt habe. Vermutlich ist es zu spät, aber ich möchte dir wenigstens jetzt sagen, wie leid es mir tut. Kannst du mir verzeihen?"
*# Du weißt es nicht.*
Martin blieb unschlüssig. „Du warst jung und wolltest deine Karriere vorantreiben", entgegnete er lahm. Er fühlte sich innerlich wie ausgehöhlt.
*# Du brauchst ihre Entschuldigung nicht mehr.*

»So einfach ist das nicht, Mutter!«, erklärte er. Lila trat ein und bemerkte sofort die gespannte Atmosphäre zwischen Mutter und Sohn. Desiree wirkte mitgenommen.
*# Sie leidet offenbar!*

„Die Kinder spielen", meinte sie leise. „Noch Kaffee?"
„Gerne", Martin hielt ihr seine Tasse hin. Er war dankbar für die Unterbrechung. Lila nahm sie ihm ab und ging zur Kaffeemaschine. Seine Mutter stand auf. „Ich muss hinaus, eine Runde spazieren gehen, einfach an die frische Luft. Danach möchte ich nochmals mit dir reden. Aber bitte, ich muss eine Zeit alleine sein."
Es schien wie eine Flucht. Minutenlang schwiegen beide, das Tropfen des herabfließenden Kaffees durchbrach die Stille. Lila reichte ihm die Tasse und setzte sich ihm gegenüber. „Deine Mutter sieht geknickt aus."
Er nickte und rührte in seinem Kaffee ohne einen Schluck zu nehmen. „Ob es richtig war, das Thema anzuschneiden?"

+ *Jetzt sag das Richtige!*
Lila griff nach seinen Händen. „Doch das war es", erwiderte sie fest. „Vielleicht kannst du dich endgültig mit deiner Mutter versöhnen und ihr die Jugendfehler verzeihen.«
# *Möglicherweise hat sie recht.*

„Weiß Gott, ich muss über keinen urteilen, da ich selbst auf diesem Gebiet ein Totalversager war."
+ *Diesen Weg darf er nicht weitergehen!*
Lila erhob sich. „Du nützt niemandem, in dem du dich jetzt selbst kreuzigst." Ihre Stimme steigerte sich und wurde heftig. „Du wälzt dich in deinen Schuldgefühlen wie ich im Selbstmitleid nach Maries Tod. Genau das hast du mir vorgehalten."
# *Stimmt.*
Er stand auf und strich sich durch die Haare. „Ich war furchtbar grob und grausam zu dir!"
+ *Das ist noch gelinde ausgedrückt!*

„Ja", bestätigte sie. „Aber es war genau das, was ich gebraucht habe. Und du musst dich jetzt auch aus dem Schlamm ziehen. Du steckst schon seit acht Jahren drin."
+ *Das kann nur er selbst!*

»Ich wusste nicht, dass du eine Ausbildung in Psychiatrie gemacht hast«, erwiderte er bissig. »Danke für das Frühstück.« Damit verließ er den Raum und ließ Lila konsterniert zurück, Im ersten Moment war die Versuchung groß, ihm nachzulaufen. Doch sie hörte Sophie nach ihr rufen.
+ *Offenbar hast du einen gewaltigen Bock geschossen! Wieder einmal.*

## *49* Einsicht

Martins Mutter fuhr wieder nach Berlin zurück und der Alltag zog ein. Grete wurde aus dem Krankenhaus entlassen. Lila fand in einem Souvenirladen, in dem allerlei Krempel verkauft wurde, einen Schmetterlingsanhänger aus durchsichtigem Glas.

+ *Noch ein Schmetterling zum Fliegen.*

Grete freute sich sehr darüber und trug ihn fortan an einem Band um den Hals. Im Alltag bemühte sie sich, ihre Trauer zu verbergen. Doch abends sprach sie oft über Eva und Lila spürte, wie sehr sie sie vermisste. Lila hatte gehofft, dass Martins Begegnung mit seiner Mutter sie beide auf eine neue Stufe ihrer Beziehung heben würde, aber das war leider nicht passiert. Peinlich genau achtete Martin darauf, dass nichts von ihrer intimen Verbindung nach außen sickerte. Während der Ordinationszeiten verhielt er sich korrekt und höflich. Weder Paula noch Ayse hatten auch nur irgendeinen Verdacht. Begegnete er Lila überraschend in der Öffentlichkeit, grüßte er nur kurz oder wechselte höchstens ein paar belanglose Worte mit ihr.

+ *Nur in den Nächten gehört er dir.*

Die körperliche Anziehungskraft war ungebrochen, dennoch wollte Lila mehr. Die Wochen zogen ins Land und ihre Hoffnung wich Resignation. Sie fürchtete sich, das Thema anzuschneiden, aus Angst, dass er ihre eigenartige Beziehung dann komplett abbrechen würde.

+ *Du lebst in einer Seifenblase!*

Eine Illusion genährt durch ihr Vertrauen, dass daraus etwas Dauerhaftes entstehen würde. Und es wurde zunehmend schwerer, ihre Gefühle in der Öffentlichkeit verstecken zu müssen. Keine Bemerkung, die auf eine nähere Vertrautheit zu Martin hinweisen würde. Keine Berührung, die über Händeschütteln hinausging.

+ *Und er hält sich von deinen Kindern fern.*

Das war während der Adventszeit besonders schwierig. Die Kinder waren begeistert bei allem dabei, beim Keksebacken, Sterne basteln und beim Einüben des Krippenspiels für den 24. Dezember. Martin würde nie mehr Kinder haben wollen, keine eigenen und schon gar keine angenommenen. Und Mädchen schon gar nicht.

*# Denn seine Tochter war gestorben.*

An diesem Tag hatte es geschneit. Sophie und Anna hatten voller Begeisterung in den Schneeflocken getanzt. Lila hatte mit ihnen gealbert, gespielt und matschige Schneebälle geworfen. Am Abend saß sie jedoch vor dem Fenster, den kleinen blauen Schmetterling mit den rosaroten Sprenkeln auf ihrer Hand.

*+ Marie, du hättest dabei sein sollen!*

Das Bild von ihrem toten Baby erschien nicht mehr fotografisch scharf im Kopf. Fast zehn Monate war es her, dass ihre Welt komplett aus den Fugen geraten war.

*+ Wie viel ist seither passiert!*

Sie war stark geworden und hatte eine Entwicklung ihrer Persönlichkeit durchgemacht, wie sie es noch nie erlebt hatte. Es war ihr, als hätte sie vorher in einem Kokon gelebt, den sie nach und nach abwarf. Der Schmetterling fühlte sich auf ihrer Handfläche warm an. Grete kam herein und setzte sich neben sie.

„Es hilft wirklich", bemerkte sie und berührte mit ihren Fingern ihren Schmetterling am Hals. „Ich habe das Gefühl, Eva nahe zu sein, wann immer ich den Schmetterling berühre."

Lila griff nach ihrer Hand. „Sie hätte gewollt, dass du weiterlebst und wieder fröhlich wirst. Alle Verstorbenen wollen das." Grete nickte und schloss die Faust fest um das kleine Schmuckstück.

*+ Zum Glück konntest du wenigstens Grete helfen!*

„Manchmal wünschte ich, Martin würde seine zwei Schmetterlinge auch in die Hand nehmen. Jedes Mal wenn ich nachschaue, sitzen die beiden unverändert im Regal."

*+ Er lässt den Platz sogar beim Staubwischen aus.*

„Martin hat mit seinen eigenen Dämonen zu kämpfen."

+ *Woher weiß sie das?*
Gretes Stimme klang leise, war aber in dem stillen Raum deutlich zu hören. „Du hast sein Leben ordentlich durcheinandergewirbelt. Lass ihm Zeit, die Zeit, die auch du brauchst." Grete hielt ihr die Hand hin und Lila ließ ohne Zögern den kleinen Schmetterling darauf gleiten. Grete strich mit dem Finger darüber. „Ich hätte sie gerne kennen gelernt, deine kleine Marie", meinte sie sanft.
+ *In Gretes großem Herzen hätte Marie locker Platz gehabt!*
Lila spürte einen Kloß im Hals. „Ja, ich auch", flüsterte sie. „Manchmal stelle ich mir vor, wie sie geworden wäre, wem sie wohl ähnlich gesehen hätte und ob sie sich hätte behaupten können."

„Vielleicht ist ihr viel erspart geblieben." Grete holte tief Luft. „Das Leben ist nicht immer schön."
+ *Wie kannst du vergessen, dass auch Grete viel verloren hat?*
Lila legte den Arm um sie. „Du hast deine Schwester sehr gern gehabt, nicht wahr?"
Grete umschloss den Schmetterling mit ihrer Hand. „Ja. Wir beide haben unsere Kindheit in der Nachkriegszeit erlebt. Sie war geprägt von Entbehrungen aber auch von viel Liebe. Unsere Mutter hatte Mühe, uns durchzubringen. Eva ist ... war vier Jahre älter als ich, sie hat sich immer um mich gekümmert, wenn unsere Mutter bei der Arbeit war. Wir waren viel allein, das schweißt zusammen. Sie hatte wenig Glück im Leben. Der Mann, den sie liebte, hat sie betrogen und hat ihre Konten leer geräumt, als er sie verließ. Und ihr Sohn kam auf die schiefe Bahn, wurde heroinsüchtig und ist schon mit zwanzig Jahren gestorben. Trotzdem hat sie der Lebensmut nie verlassen."
+ *Was für ein Schicksal!*

„Es tut mir so leid, Grete", flüsterte Lila.

„Mir ist heute der Spruch eingefallen: Immer, wenn du glaubst, es geht nicht mehr, kommt von irgendwo ein Lichtlein her. Das ist ein Kinderspruch. Aber in unserem Fall trifft es zu. Du und die Kinder, das ist das Beste, das mir passiert ist. Ich konnte keine eigenen Kinder bekommen, aber nun habe ich doch Enkel. Das ist so schön, dass ich es kaum beschreiben kann." Grete griff nach Lilas Hand, öffnete sie und legte den Schmetterling wieder hinein. „Ich sage dir das Gleiche, das du mir gesagt hast. Deine Marie würde wollen, dass du lebst und glücklich bist."

*+ Lieber hättest du sie warm und lebendig bei dir.*

„Das weiß ich." Lila holte tief Luft. „Nur: Wo ist das Glück, Grete? Ist es bei Martin? Soll ich zurück zu Patrick und den Kindern eine komplette Familie geben?"

*+ Frag nicht so blöd, du weißt doch genau, was du willst! Nur, ob du es bekommst, ist ungewiss.*

Grete schüttelte den Kopf. „Das ist die falsche Fragestellung, Lila. Glück liegt immer im Auge des Betrachters. Weil es für jeden etwas anderes bedeutet. Da kann dir niemand helfen, nur du selbst. Die Lösung ist in dir drin. Fühle in dich hinein, was wünschst du dir wirklich? Aber du musst heute nichts entscheiden und manchmal ergeben sich die Dinge von allein. Wärst du traurig, wenn Martin morgen mit einer anderen Frau auftauchen würde?"

*+ Am Boden zerstört.*

Lila schloss kurz die Augen. „Das wäre furchtbar", gab sie zu. „Ich meine, er hat mir keine Zukunft versprochen … ich dachte eigentlich auch, dass es nichts mit Tiefgang werden sollte."

*+ Wem machst du hier etwas vor?*

„Da war von Anfang an ein Feuerwerk zwischen dir und Martin, auch als ihr euch noch bekämpft habt. Ihr seid beide sofort in die Tiefe getaucht und wart überhaupt niemals nur an der Oberfläche."

*+ Sie bringt es auf den Punkt.*

Lila hielt den Schmetterling vorsichtig auf ihrer Handfläche. „Von mir aus gesehen, hast du recht. Aber weiß ich, was Martin empfindet? Er spricht nicht darüber, obwohl wir viel miteinander reden. Und dann habe ich trotz allem ein schlechtes Gewissen. Patrick hat mir die Rückkehr angeboten. Ich habe abgelehnt.

Vielleicht war es ein Fehler, zumindest hätten meine Töchter ihren Vater gehabt."
+ *Möglicherweise hättest du es tun sollen!*
„Du musst das tun, was der beste Weg für dich ist. Denn das beeinflusst deine Mädchen. Wünschst du dir einen Neubeginn mit deinem Mann?"
+ *Nein, definitiv nicht.*
Lila seufzte. „Er hat mich betrogen und jetzt ich ihn. Wir wären quitt und könnten bei null anfangen."
+ *Falsch. Du hast ihn nicht betrogen, er hat dich vorher verlassen!*
„Das ist doch nicht dein Ernst!"
+ *Natürlich nicht.*
„Nein. Schließlich hat Patrick ein Kind mit einer anderen Frau, einen Sohn."
„... den er nicht haben will, genauso wenig wie deine Töchter!"
Lila musste lachen. „Ich glaube, ich weiß, welche Entscheidung du treffen würdest."
+ *Es tut gut, sie auf deiner Seite zu wissen!*
„War er jemals ein Vater für die beiden?"
+ *Manchmal.*
Lila legte den Schmetterling auf das Pult und nahm Gretes Hände in die ihren. „Ich wollte die heile Familie aufrechterhalten. Lange vor Maries Tod. Ich weiß auch, dass er nie der beste Vater für meine Kinder war, aber es ist der Einzige, den sie haben. Wenn er sich ihnen gewidmet hat, dann tat er das in liebevoller Weise. Und oft hört man, dass ein wenig von einem Vater besser ist als überhaupt kein Vater."
+ *Jetzt spricht aus dir das vernachlässigte kleine Mädchen.*
Auch Grete wusste das und wirkte mit einem Mal traurig. „Da hast du recht. Aber was spricht dagegen, dass deine Kinder ihn ab und zu besuchen? Das überfordert seine Zeiteinheiten nicht und er bleibt ihnen weiterhin erhalten."

„Die Frage ist, was habe ich hier? Einen Mann, der sich nicht in der Öffentlichkeit zu mir bekennen und schon gar nichts mit meinen Kindern zu tun haben will. Ich habe momentan das Gefühl, wenn ich Patrick nicht nehme, stehe ich mit leeren Händen da …“

+ *Der Spatz in der Hand …*

Jetzt zog Grete sie in die Arme. „Das tust du nicht! Du hast immer noch Sophie und Anna, diese beiden Schätze und auch mich. Hast du Martin mit der Tatsache konfrontiert, dass du eventuell zurückgehst?“

+ *Du hast Angst, dass es ihm gleichgültig wäre. Schlimmer noch, wenn er sogar erleichtert wäre …*

„Er würde mich für komplett verrückt halten. Aber das hat nichts mit ihm zu tun.“

+ *Vielleicht würde er dich nicht gehen lassen.*

*Träum weiter!*

„Nein?“ Grete stand auf. „Sag Patrick, er soll warten. Bevor nicht ein ganzes Jahr nach Maries Tod vergangen ist, solltest du keine Entscheidungen treffen. Lehn dich zurück und lass es laufen.“

Lila strich mit der Fingerspitze über den Schmetterling. Gute Idee!

+ *Aber auch die leichteste….*

Gerolds Anruf kam direkt danach. „Mein Flug geht am 26. Dezember nach Cali in Kolumbien“, eröffnete er ihr. „Ich habe die Zeichnung von deiner Tochter noch und ich hoffe, ich kann sie in Cali als Papierflieger fliegen lassen.“

„Wie lange bleibst du?“

„Bis zum Sommer, eventuell September“, erklärte er. „Der Ortswechsel wird mir guttun.“

„Können wir uns vorher noch sehen?«, schlug sie vor. »Du wirst mir fehlen, Gerold.«

«Tatsächlich waren die Telefongespräche mit ihm eine große Hilfe gewesen, auch weil er selbst seinen Verlust noch nicht verarbeitet hatte. „Möchtest du Weihnachten mit uns verbringen? Unser Haus ist groß genug."

+ *Dann könntest du dich noch richtig von ihm verabschieden.*

Gerold zögerte nur kurz. „Das käme mir gar nicht so ungelegen. Der Flug geht von München weg. Ich rede mit Heinrich. Er bringt mich am 26. zum Flugplatz. Wir werden aber in einem Gasthof absteigen."

„Wenn du meinst, doch wie gesagt, wir haben auch für Bruder Heinrich Platz", erwiderte Lila spontan.

+ *Ein letztes Gespräch mit Gerold wird dir gut tun!*

## 50 Aufklärung am Heiligen Abend

Weihnachten stand vor der Türe. Sophie und Anna waren extrem aufgeregt, im Kindergarten wurde viel gebastelt. Grete und Lila hatten mit den Kindern das Haus dekoriert und Unmengen von Keksen gebacken. Lila telefonierte häufig mit Gerold und Regine. Grete erzählte ihr viel von Eva, aber auch von ihrem Vater. Lila konnte sich überhaupt nicht mehr vorstellen, wie ihr Leben ohne Grete verlaufen war. Gerold und Heinrich würden am 24. Dezember einen ehemaligen Studienkollegen in Augsburg besuchen und anschließend zum Abendessen kommen. Noch immer gab es keine offizielle Scheidung von Patrick, doch das Trennungsjahr würde schließlich erst im Februar vorüber sein. Acht Tage vor Weihnachten kam der schockierende Telefonanruf: Patrick wollte zusammen mit seinen Eltern das Weihnachtsfest mit ihr und den Kindern verbringen. Am Telefon hatte er sich zwar freundlich, aber bestimmt und kurz gehalten. Lila hoffte, dass es sich nicht um einen weiteren Versöhnungsversuch handelte.

*+ Ein Neuanfang ist undenkbar!*

Dennoch konnte sie ihnen den Besuch nicht verweigern. Ihre Schwiegereltern bestanden darauf, Weihnachten mit ihren Enkelinnen verbringen zu dürfen, sonst würden sie die Mädchen nach Hamburg holen, das hatte ihr Patrick unmissverständlich klar gemacht. Das wollte Lila auf keinen Fall. Außerdem war es trotz allem in ihrem Interesse, dass ihre Kinder wenigstens sporadischen Kontakt zu ihrem Vater und seiner Familie hatten. Grete versprach Lila zu helfen und diese fühle sich gleich besser. Ihre Hoffnung, dass Martin eventuell auch kommen würde, zerschlug sich angesichts dieser Besucherflut. Erwartungsgemäß lehnte er ab.

*+ Er wäre auch ohne Besucher nicht erschienen!*

Und so reisten Patrick und seine Eltern am 24. Dezember an. Alle waren extrem um Freundlichkeit bemüht, dennoch konnten Henriettes Bemerkungen bestenfalls als distanzierte Höflichkeit bezeichnet werden. Der Tag war nebelig, trüb und kalt. Zum

Bedauern der Kinder war der Schnee wieder komplett weggetaut, durch die Kälte waren die Straßen jedoch vereist.
Grete bereitete nach amerikanischer Tradition einen Truthahn zu, der fast den ganzen Tag im Ofen schmorte. Die Größe des Vogels sollte garantieren, dass alle satt wurden. Am Nachmittag besuchten sie gemeinsam das Krippenspiel in der Kirche, bei dem Sophie die Maria spielen durfte und Anna einer der Hirten war. Die Kinder hatten Patrick mit einer Freude begrüßt, die er nach Lilas Ansicht er den Arm um sie, welchen sie, möglichst ohne Aufsehen zu erregen, wieder abschüttelte. Gabriel und Henriette saßen auf der Kirchenbank wie Aristokraten, die sich gnädig herabgelassen hatten, sich unters gemeine Volk zu mischen.
+ *Martin steht ganz hinten! Er ist tatsächlich gekommen! Am liebsten würdest du ihn bei dir haben.*
Nach der Kirche waren alle durchgefroren, Grete kochte Früchtetee und Lila beschloss, die Bescherung vorzuziehen, damit sie anschließend das Abendessen in Ruhe würden genießen können. Die Kinder stürzten voller Freude in den dekorierten Raum mit dem bunt geschmückten Christbaum. Ihre unbekümmerte Begeisterung riss sogar die steifen Großeltern mit. Sie packten die Geschenke aus und nötigten auch die Erwachsenen, auszupacken. Gegen sieben Uhr fand man sich an der festlichen Tafel ein. Gerold und Heinrich hatten sich gemeldet, sie würden sich auf Grund der eisigen Straßen verspäten. Henriette dominierte die Szene. Immer wieder korrigierte sie die Tischmanieren der Kinder und wachte mit Argusaugen über das Geschehen bei Tisch.
+ *Sie behandelt Grete wie eine Angestellte!*
Grete nahm es mit Humor, brachte das Gewünschte, setzte sich wieder hin und befasste sich hauptsächlich mit Sophie und Anna. Das schmackhaft zubereitete Essen entlockte den Dirkenreiths keinerlei Anerkennung, obwohl Lila Gretes Kochkünste mehrfach lobte. Nachdem Grete mit Hilfe von Lila den Nachtisch, einen kindgerechten Vanillepudding mit Früchten, serviert hatte, warf

Henriette bezeichnende Blicke auf Grete. Offenbar wollte sie, dass diese ging. Als Grete jedoch keine Anstalten machte, den Raum zu verlassen, entschloss sie sich gleich zum Angriff überzugehen. Mit emotionsloser Miene wandte sie sich an Lila. „Du hattest Zeit, darüber nachzudenken. Ich hoffe, du hast dich richtig entschieden?“

+ *Richtig schon, aber nicht so, wie ihr es gerne hättet!*

Lila bemühte sich, ruhig zu bleiben. „Das habe ich, Henriette. Es gibt keinen Weg zurück.“ Henriette verzog die Mundwinkel in ihrer typisch herablassenden Weise. „Ich hatte gehofft, du wärest vernünftig.“

+ *Das bin ich.*

Lila blickte zu Patrick, der im Schneidersitz auf dem Boden saß und mit Sophie und Anna ein Spiel spielte. Wenn er sich früher so verhalten hätte, wäre Lila begeistert gewesen. Jetzt erschien es ihr berechnend.

+ *Du weißt, was er damit bezwecken will!*

„Wo ist eigentlich dein Freund?“, fragte er von unten herauf. Seine Mutter reagierte scharf. „Was soll das, Patrick? Ich dachte, wir wären uns einig, dass dieses unappetitliche Thema nicht angeschnitten wird! Ich werte seine Abwesenheit als gutes Zeichen.“

+ *Wenn sie wüssten, dass Martin gar nicht dein offizieller Freund sein will!*

Es wäre ihr als Verrat erschienen, ihre Gefühle für Martin auszubreiten und Details zu erzählen.

+ *Was dich mit Martin verbindet, soll dir allein gehören.*

Auf jeden Fall würde sie hier bleiben, egal ob Martin und sie eine gemeinsame Zukunft hatten. Gabriel faltete die Serviette zusammen. Grete war kurz in die Küche gegangen. Die Kinder lachten und waren abgelenkt. „Lila, du solltest dir das Ganze nochmals durch den Kopf gehen lassen. Zwischen Patrick und dir war es doch die große Liebe ...“

+ *Glaubt er, dass du ihm die Verwandlung zum einfühlsamen Menschenkenner abnimmst?*

„Das habe ich geglaubt", fiel Lila ihm ins Wort. „Es war immer nur einseitig." Sie blickte zu ihrem baldigen Exmann. „Sag ihnen die Wahrheit, Patrick. Erkläre ihnen, dass du nur eines von mir wolltest: einen Sohn."

+ *So mutig ist er nicht!*

Patrick drehte seine Spielfigur zwischen den Fingern. „Ich habe mich bemüht, dich glücklich zu machen."

+ *Worte können zerstörerisch sein.*

„Papa", meldete sich Sophie. „Du musst würfeln!" Dankbar wandte sich Patrick wieder dem Spiel zu.

+ *Das sagt alles!*

Lila lächelte, obwohl sie lieber geweint hätte. „Wenn du dich dazu erst hast bemühen müssen, spricht das für sich.«"

+ *Hoffentlich verstehen sie es endlich!*

„Jetzt wirst du pathetisch!" Gabriel stand auf.

+ *Natürlich! Ehrlichkeit wird nie gewürdigt.*

„Bemüht heißt schlecht gemacht", konterte sie.

„Unverschämt bist du auch", fuhr Gabriel scharf fort. „Wir haben den weiten Weg in die Pampas auf uns genommen, obwohl es Henriette auf Grund ihrer angegriffenen Gesundheit nicht mehr so leicht fällt zu reisen."

+ *Eine Stunde mit dem Flugzeug von Hamburg? Das ist gewiss eine außerordentliche Strapaze für die gute Frau gewesen.*

Am liebsten hätte Lila ihre Schwiegereltern und Patrick vor die Türe gesetzt.

+ *Du hast das Thema endgültig satt!*

Aber sie waren nach wie vor die Großeltern ihrer beiden Töchter und Patrick der Vater.

+ *Auch wenn er bis jetzt seine Vaterpflichten nur nach Lust und Laune wahrgenommen hat.*

Viel lieber hätte sie mit Grete und den Mädchen allein Weihnachten gefeiert. Und natürlich mit Martin.
+ *Träum weiter! Er wäre in keinem Fall gekommen.*
Lila machte sich nichts vor, Martin hätte die Intimität und Vertrautheit von Weihnachten gemieden.
+ *Vor allem die Nähe zu deinen beiden kleinen Mädchen.*
Draußen war es bereits fast dunkel und dichter Nebel verhinderte die Sicht aus dem Fenster. Die Türglocke unterbrach das unangenehme Gespräch und Lila war dankbar, dass Gerold und Heinrich die Runde auflockern würden. Patrick war beflissen sich von seiner besten Seite zu zeigen und sprang in den Flur, wohin Lila ihm folgte. Vor der offenen Türe stand Gerold, rieb sich die Hände und zog seine Mütze vom Kopf. „Kein Schnee, aber bitterkalt! Und dieser Nebel ist unerfreulich, aber er gibt dem heutigen Abend wenigstens etwas Mystisches! Gesegnete Weihnachten!"
+ *Ein Segen, dass sie da sind!*
Lila drängte sich an Patrick vorbei und fiel Gerold um den Hals. „Auch dir frohe Weihachten, Gerold! Ich dachte schon, ihr liegt im Straßengraben!"

„Wir konnten nur langsam fahren!" Gerold trat zur Seite und gab den Blick auf Heinrich frei.

„Gesegnete Weihnachten, Lila", meinte dieser und klopfte die behandschuhten Hände aneinander. „Jetzt freue ich mich auf eine Tasse Heißes, egal was!", fügte er hinzu. Sie wollten hineingehen, allein Patrick war komplett steif in der Türe stehen geblieben. Sein Gesicht glich einer weißen Maske.
+ *Er sieht aus, als hätte er ein Gespenst gesehen.*

„Was ist los, Patrick?", fragte sie. „Willst du die beiden nicht hereinlassen?"

„Er war es!" Damit deutete er unweigerlich auf Heinrich. „Ich erinnere mich, oh mein Gott, ich erinnere mich!" In der nächsten Sekunde kam Leben in ihn und er sprang an Gerold vorbei und stürzte sich auf Heinrich. „Du warst es, du hast meinen Bruder umgebracht! Ich sehe es deutlich vor mir, du Mörder!"

+ *Ist Patrick verrückt geworden? Bruder Heinrich?*

Gerold stand eingefroren da und starrte auf Patrick, der auf Heinrich losging und ihn die Treppen hinunterstieß. Heinrich geriet ins Stolpern und fiel auf seinen Rücken, da war Patrick bereits über ihm und schlug auf ihn ein. „Ich erinnere mich", brüllte er. „Du warst da und hast ihn hinunter gestoßen!"

+ *Patrick dreht komplett durch, so hast du ihn noch nie erlebt.*

Gerold bückte sich und riss Patrick zurück. „Was reden Sie da!", fuhr er in ungewohnter Weise an. „Heinrich war mit mir auf Exerzitien, er war in St. Georgenberg."

„Ich weiß, was ich gesehen habe", schrie Patrick mit noch größerer Lautstärke. Mittlerweile waren alle anderen aus dem Wohnzimmer herausgekommen, die Kinder drückten sich an Grete.

„Was ist los, Patrick?", fragte Gabriel mit kalter Geschäftsmannstimme.

+ *Das möchtest du auch gerne wissen!*

„Er hat Jonas umgebracht!" Patricks Stimme überschlug sich fast. Im Schein der Lampe schimmerte sein Gesicht rot.

Gerold versuchte, zu beschwichtigen. „Warum gehen wir nicht ins Warme und besprechen das Ganze im Warmen?" Er hielt Heinrich die Hand hin, um ihm aufzuhelfen.

+ *Offenbar bezweifelt er Patrick Aussage.*

„Gute Idee", stimmte Grete sofort zu. „Das Abendessen wartet auf Sie beide!"

„Dieser Mörder kommt mir nicht hinein!", schrie Patrick laut und drückte Heinrich erneut auf den Boden. Gabriel trat heraus und zog seinen Sohn zurück.

„Papa, was ist?" Sophie war in den Flur getreten. Ihre Stimme war aufgeregt, noch nie hatte sie ihren Vater so zornig gesehen.

+ *Du musst die Kinder wegbringen.*

Aber Lila konnte sich nicht bewegen. Heinrich war auf dem eisigen Boden zusammengesunken und hatte den Kopf auf seinen Knien vergraben. Gerold trat zu ihm und versuchte ihn hochzuziehen, als er bemerkte, dass Heinrich weinte. „Ich wollte das nicht", schluchzte er. „Es war ein Unfall ..."

+ *Heinrich hat wirklich ...?*

„Das kann doch nicht sein! Du ...?" Gerold hockte sich vor ihn und zog seine Hände vom Gesicht. Nun klang auch seine Stimme erregt. „Sag, dass nicht du es warst, der meine Zukunft zerstört hat!"

„Zukunft? Mit so einem? Du bist brillant, Gerold! Was ist mit deinen wissenschaftlichen Arbeiten? Du hättest alles für diesen Kerl aufgegeben und was tat er im Gegenzug für dich? Nichts hätte sich geändert für ihn."

+ *Du begreifst es immer noch nicht. Heinrich?*

Gabriel packte Heinrichs Arm. „Ich möchte nun die gesamte Geschichte hören, verdammt! Jahrelang habe ich Patrick für Jonas' Tod verantwortlich gemacht und jetzt ..."

+ *Gabriels Version ist bekannt. Hat er bewusst gelogen oder selbst daran geglaubt?*

„Tun Sie nicht so unschuldig!" Heinrich strich sich die Haare aus dem Gesicht. „Sie hatten ihn doch schon enterbt! Sie wollten keinen – wie haben Sie sich ihm gegenüber ausgedrückt? Einen „Solchen" in Ihrer Familie. Da passte es Ihnen gut, dass er gar nicht ihr leiblicher Sohn war!"

+ *Das wusste Heinrich auch?*

Gabriel fuhr jäh zurück. „Ich möchte alles hören." Seiner Stimme fehlte die gewohnte Kraft.

+ *Hat er doch Gefühle für Jonas gehabt?*

Lila war dankbar, dass Grete die Kinder wieder mit in die Küche genommen hatte. Die restlichen Personen waren schlussendlich im Wohnzimmer versammelt. Heinrich saß noch in seinem Mantel auf der Couch und hatte das Gesicht in den Händen vergraben.

Gerold hatte seine Daunenjacke achtlos auf den Boden geworfen und hockte neben ihm, den Arm um ihn geschlungen. Patrick lehnte mit geballten Fäusten an der Wand, unverhohlene Wut im Gesicht. Henriette thronte kerzengerade in ihrem Stuhl und wirkte unberührt wie immer. Gabriels Miene schwankte zwischen resigniert und aufgebracht.

+ *Zum Glück hat niemand eine Waffe.*

Die Spannung war jedoch deutlich spürbar.

„Woran erinnerst du dich denn, Patrick?", durchbrach Gabriel schließlich die minutenlange Stille.

+ *Gute Frage.*

Patrick rieb sich über die Stirne. „Ich kam aus der Gastwirtschaft und sah Jonas am Rand stehen. Es war dichter Nebel, ich erkannte ihn nur an seiner neongelben Schijacke. Ich rief laut nach ihm. Wir wollten gemeinsam mit Rudi anstoßen. Aber er war zu weit weg, um mich hören zu können. Und er war nicht allein", er deutete auf Heinrich. „Dieser Mann war bei ihm und die beiden redeten und gestikulierten heftig. Er hat ihn angerempelt, Jonas ist einen Schritt zurückgetreten und in der Tiefe verschwunden. Ich rannte, doch ich bin zu spät gekommen, nur ein paar Sekunden." Patrick unterbrach kurz, um zu schlucken. „Ich bin sofort auf ihn losgegangen. Damit hat er nicht gerechnet. Aber er war so stark und hielt sich an mir fest ..."

+ *Wahnsinn!*

„Genau das habe ich gesehen, als ich aus der Hütte kam", erklärte Gabriel reuig. „Zwei Männer, von denen einer den anderen hinunterstoßen wollte. Nur sind dann beide geflogen. Ich dachte es wären Jonas und Patrick gewesen. Und dass Patrick auf Jonas losgegangen ist. Es war schließlich dichter Nebel!" Er kratzte sich über den Kopf. „Nachdem sie hinuntergestürzt waren, bin ich in die Hütte zurück und habe Hilfe geholt." Er wandte sich an Heinrich. „Unten gelegen sind aber nur meine Söhne. Wo waren Sie?"

*+ So kleinlaut hast du Gabriel noch nie erlebt! Und was ist mit Heinrich passiert?*

Gerold zog seine Hand zurück und berührte nun Heinrichs Arm. „Du hattest doch keine Ahnung von Jonas“, meinte er fast flüsternd. „Niemand wusste davon …“

*+ Doch, er hat es gewusst. Alle im Kloster taten das …*

Heinrich schlug seinen Arm weg und fuhr ihn zornig an. „Du bist ein Christkind, falls du das immer noch glaubst!“ Er sprang auf. „Wir wussten von deinem schmutzigen Geheimnis. Aber Prior Nessezius meinte, du würdest deinen Weg wiederfinden. Deswegen haben wir es ignoriert, auch wenn es nicht einfach war. Und ein paar Jahre lang haben wir gehofft, es wäre nur eine vorübergehende Verirrung und du würdest bald wieder nur für unsere Gemeinschaft leben.“

*+ Armer Gerold. Das muss ein Schlag für ihn sein!*

„Du bist also nach Lech gefahren und was …? Was wolltest du tun? Hat dich unser Prior beauftragt, Jonas zu töten? Ist es das?“ Gerolds Stimme klang emotionslos, als betrachte er das Ganze komplett aus der Ferne.

*+ Ein Klosterbruder als Auftragsmörder?*

Heinrich stand auf. „Nein, um Gottes willen!“ Er streckte die Hände aus und seine Aufmerksamkeit war auf Gerold gerichtet. „Traust du mir das zu? Dass ich einen Mord begehen könnte?“

„Ich weiß es nicht, verdammt!“ Ein Fluch aus dem Mund eines Mönchs! Lila spürte deutlich, dass Gerold sich kaum noch im Griff hatte. „Du kennst von deiner Kindheit nur Gewalt. Vielleicht hast du doch mehr von deinem Vater in dir, als geahnt.“

Heinrich zuckte zurück. „Das habe ich nicht verdient. Ich bin dein Freund und war es immer.“

„So verhält sich kein Freund.“ Auch Gerold erhob sich nun, wirkte äußerlich ruhig, aber angespannt. „Du hast es mir jahrelang verschwiegen. Obwohl du gewusst hast, wie sehr es mich belastet.“

„Eure privaten Differenzen sind außerordentlich interessant, aber ich möchte endlich wissen, was da oben am Kriegerhorn passiert ist. Wenn es kein Mord war, was war es dann?“ Gabriel hatte zu seiner stählernen Härte zurückgefunden.

„Gerold hatte unseren Prior um ein vertrauliches Gespräch gebeten und dieser wusste sofort, worum es gehen würde. Deswegen hat er es abgewehrt und ihn auf nach den Exerzitien vertröstet. Ich sollte mit Jonas reden und ihn davon überzeugen, dass Gerold nicht seine Karriere für ihn aufgeben dürfte. Möglicherweise für eine Verbindung, die kaum ein paar Jahre halten würde. Gerold hatte eine glänzende wissenschaftliche Zukunft in Nütschau.“ Heinrich strich sich mehrmals über den Kopf. „Auch mir war es unbegreiflich, dass Gerold weggehen wollte. Also willigte ich ein. Der Ort unserer Exerzitien, St. Georgenberg, ist nur zwei Stunden Fahrt von Lech entfernt. Ich wollte wirklich nur mit Jonas reden und mir ein Bild machen … ist egal!“ Heinrich schluckte schwer, während alle im Raum totenstill waren. Von der Küche ertönten die Stimmen der Kinder und von Grete. Gerold sah krank aus. + *Hoffentlich klappt er nicht zusammen.*

„Du hast dich also von den Exerzitien fortgestohlen«, fuhr Gerold fort.

„Mit der Hilfe von Prior Nessezius. Pater Giovanni aus Florenz war zu Besuch und ich erbot mich, ihn zum Flugplatz nach Innsbruck zu bringen. Ich brachte ihn zur Flughalle und fuhr weiter auf den Arlberg. Im Hotel erfuhr ich dann von Frau Dirkenreith, dass die drei Männer bei einer Geburtstagsfeier am Kriegerhorn wären.“

Gabriels Kopf schnellte zu seiner Frau. „Du hast nie etwas erzählt!“ Henriette blieb ungerührt. „Meine Güte, es ist mir entfallen! So wichtig ist das auch nicht.“

Alle blickten wieder auf Heinrich, er fixierte den Christbaum, seine Augen wurden glasig, während er offenbar versuchte, sich an jedes Detail zu erinnern.

++++++++++++

*Mit dem Sessellift erreicht er die Spitze des Kriegerhorns und sieht die Hütte, eigentlich ein größeres Haus, am Bergrand weiter unten. Er fährt mit den Schiern hinunter und bleibt vor den Metallgestellen stehen, an die schon zahlreiche Schipaare angelehnt sind. Er möchte abschnallen, da bemerkt er weiter unten eine Gestalt. Es ist leicht neblig, dennoch erkennt er Jonas nach den Fotos sofort. Das ist die Gelegenheit, mit ihm unter vier Augen zu sprechen. Er gleitet zu ihm hin.*

*„Hallo Jonas", spricht er ihn an. „Ich bin Heinrich, ein Freund von Gerold."*

*„Er hat mir von dir erzählt", begrüßt Jonas ihn erfreut. „Ist das „Du" okay?"*

*Heinrich nickt. „Sag bloß, Gerold ist auch da? Deswegen erreiche ich ihn nicht." Er hält das Handy in der Hand und versucht hinter Heinrich zu schauen.*

*„Gerold ist bei den Exerzitien und hat das Handy abgeben müssen. Ich möchte mit dir über ihn sprechen."*

*„Ja?" Jonas zeigt sich aufmerksam. „Worüber denn?"*

*„Ob es eine gute Sache ist mit euch beiden. Gerold hat jetzt nahezu 15 Jahre ausschließlich im Kloster, in unserer Gemeinschaft gelebt. Seine Arbeit auf wissenschaftlichem Gebiet ist spektakulär. Mit seiner Entscheidung sich zu dir zu bekennen, wirft er alles bis jetzt Erreichte weg. Es gibt für ihn kein zurück."*

*Jonas steckt sein Mobiltelefon ein. „Ich weiß, dass es für Außenstehende befremdlich wirkt, aber Gerold und ich … wir sind glücklich miteinander. Das passiert nur einmal im Leben, dass man einen Menschen trifft, der so genau zu einem passt. Ich habe heute erfahren, dass mein Vater nicht mein leiblicher Vater ist. Er wird eine Beziehung zwischen Gerold und mir nicht dulden. Meine Perversität, wie er sich ausdrückt, macht es ihm leichter, aber er wollte mich ohnehin niemals als Nachfolger in seiner Firma haben. Ich werde woanders anfangen, Gerold und ich müssen also zusammen neu durchstarten."*

*„Das heißt, du hast vorläufig kein sicheres Einkommen. Das kann nicht gut gehen!“*
*Jonas lacht. „Ich bin qualifiziert in meinem Job. Es wird nicht lange dauern, bis ich in einer anderen Firma einsteigen kann und das vermutlich zu wesentlich besseren Konditionen. Jetzt weiß ich, warum mein Vater mich so gebremst hat. Ich freu mich richtig auf mein neues Leben.“*
*Jonas sieht glücklich aus. Das ist gar nicht gut.*

*„Vielleicht sieht das Gerold anders? Er wollte unbedingt die Exerzitien mitmachen. Du reißt ihn aus seiner Gemeinschaft. Er verliert seine gesamte Familie, wenn er mit dir zusammenzieht. Weißt du, was das bedeutet?“*

*„Er hat mich und meine Liebe zu ihm.“*

*„Wenn du Gerold ziehen lässt, steht einer Versöhnung mit deinem Vater nichts mehr im Weg …“*
*Da wird Jonas plötzlich lebendig. „Hast du nicht zugehört?“, rief er aus. „Mein VATER hat mir eben mitgeteilt, dass er genau das nicht ist. Ich bin in Polen adoptiert worden und ich hatte keine Ahnung, bis heute nicht. Meine Mutter war eine polnische Hure und mein Vater vermutlich weiß Gott wer. Gerold ist der einzige Pol, den ich jetzt habe. Ich wünsche mir diese Partnerschaft mehr denn je. Und Gerold kann für sich selbst sprechen, er liebt mich, wir gehören zusammen! Was zum Teufel willst du eigentlich?“ Jonas‘ Stimme ist laut geworden.*
*Heinrich greift nach ihm. „Überleg es dir nochmals …“*
*Aber Jonas reißt sich energisch los. Dabei verliert Heinrich, noch immer auf Schiern, die Balance und stürzt nach vorne, Jonas will zurücktreten, aber er steht zu nahe am Abgrund.*
*Seine Augen weiten sich entsetzt, als er nach hinten fliegt, aber es kommt kein Laut über seine Lippen. Heinrich kann sich gerade noch halten und findet sein Gleichgewicht mit gegrätschten Beinen zurück. Da hört er einen erstickten Schrei und im selben Moment stürzt sich ein unbekannter junger Mann auf ihn.*

*„Du hast meinen Bruder hinuntergestoßen, Mörder!", schreit dieser und greift nach Heinrichs Schultern. Durch den Aufprall kommt Heinrich wieder ins Wanken, der Fremde hat sich an ihm festgekrallt. Dieses Mal verliert er den sicheren Stand und sie stürzen an den Rand des Abgrunds. Patrick entgleitet aus Heinrich Armen mit einem Schrei, es überschlägt ihn ein paar Mal, ehe er in einiger Entfernung unten liegenbleibt. Wegen dichter Nebelschwaden kann er kaum etwas erkennen. Heinrich rutscht auf den Schiern vorwärts und fährt schließlich in rasender Geschwindigkeit den steilen Berghang seitlich hinunter. Als er endlich wieder Gewalt über seine Schi hat, und zum Stillstand kommt, dreht er sich um. Der dicke Nebel ist nun nahezu undurchsichtig. Schreie lassen ihn schräg nach oben schauen, doch über ihm ist nur eine weiße Mauer aus Dunst. Heinrich gleitet vorsichtig ins Tal.*

++++++++++++++++++++++++++++++++++++++++++++++++++++++++++++++++

Kurze Zeit ist es totenstill im Zimmer. Gerold räusperte sich schließlich.

„Wenn es so war, wie du erzählst, warum hast du nie etwas gesagt? Du weißt, wie sehr ich unter Jonas' Tod gelitten habe …"

Gabriel starrte ihn an. „Sie waren derjenige …?"

+ *Er begreift es erst jetzt?*

Gerold drehte sich zu ihm herum. „Weshalb haben Sie ihm ein Ultimatum gestellt? Mit wem er zusammenlebt, hat doch keinen Einfluss auf seinen Job!"

Gabriel schüttelte den Kopf. »So war es nicht!«

Heinrich sah ihn an. „Ich weiß, was Jonas gesprochen hat. Gabriel Dirkenreith wollte ihn nicht mehr in der Firma. Jonas war kein leiblicher Sohn und außerdem schwul."

„Er hätte es weiterhin unter Verschluss halten können!" Gabriel stand auf. „Wer wäre denn an seiner Seite gewesen bei Geschäftsabschlüssen?" Er drehte sich zu Gerold. „Hätten Sie

Feiern für ihn organisiert? Wenn alle eine schöne Ehefrau erwarten, da wären dann Sie dagestanden …"

„Ja, mehr war ich nie für dich!" Henriette verschränkte die Hände.

+ *So eine Lebhaftigkeit hast du noch nie bei ihr gesehen!*

„Von Anfang an sollte ich schmückendes Beiwerk an deinem Arm sein. Und natürlich deine Söhne auf die Welt bringen. Als das nicht geklappt hat, hast du mich einfach ersetzt!" Ihre Stimme blieb kalt und weitgehend gefühllos. Dennoch hing sie schwer im Raum.

+ *So viele Emotionen!*

„Du warst damals zufrieden damit." Gabriel schien überrascht. „Hauptsache du bliebst Mitglied der Hamburger High Society. Und deine Schlafzimmertüre hast du fest verschlossen."

„Du wirst ordinär, Gabriel", entgegnete sie, ihre Stimme klirrte. „Hast du allen Ernstes geglaubt, dass ich mich dir noch in irgendeiner Weise nähern würde? Nachdem du dich bei dieser polnischen Hure ausgetobt hast, warst du für mich tabu. Dass ich die Söhne dieser Person in meinem Haus habe dulden müssen, hat meine Toleranz genug strapaziert. Du warst sogar dumm genug, dir ein Kuckuckskind ins Nest setzen zu lassen. Es ist gut, dass Jonas tot ist."

„Seid ihr komplett verrückt?", meldete sich plötzlich Patrick. „Jonas wurde umgebracht und ihr sprecht über eure Eheprobleme?" Er drehte sich zu seiner Mutter. „Aber danke, ***Mutter***, jetzt weiß ich wenigstens, dass du keinerlei Gefühle für Jonas und mich hattest." Damit stellte er sich vor Heinrich. „Und dir glaube ich nicht! Ich habe gesehen, wie du Jonas an den Schultern gepackt hast. Ob du es mit Absicht getan hast, oder nicht, du bist schuld an seinem Tod."

Heinrich zuckte zusammen. „Ich schwöre bei Gott, es war ein Unfall."

„Nimm Gottes Namen nicht in den Mund!", fuhr Gerold ihn an. „Du hast mich jahrelang angelogen."

„Ich habe geschwiegen, das stimmt. Weil ich wusste, du würdest mir nicht glauben.“
Die Türe sprang auf. Sophie und Anna standen da. „Mama dürfen wir spielen?“ Sophie blickte erwartungsvoll zu ihren neuen Spielsachen, die unter dem Baum lagen.

„Gar nicht“, fuhr Gabriel sie heftig an.
+ *Der liebende Großvater!*
Lila ging zu den Mädchen und hockte sich vor die beiden. „Nehmt etwas zum Spielen mit und geht dann wieder zu Grete in die Küche.“ Die Mädchen holten sich ein paar Spielsachen. Lila wandte sich sich an Gabriel. „Ich möchte nicht, dass meinen Kindern der Heilige Abend verdorben wird.“

„Und wie stellst du dir das vor? Soll ich nett sein zu diesen beiden Klosterbrüdern?“ Er sprach das letzte Wort abfällig aus. „Da bekommt man doch einen interessanten Einblick in ein Mönchsleben, der eine verführt meinen Sohn und der andere bringt ihn um.“ Er lachte höhnisch. Lila seufzte erleichtert, als Anna und Sophie wieder verschwunden waren, und ließ ihre Wut an Gabriel aus. „Dein Sohn? Er war nicht dein Sohn und du hast es ihn spüren lassen, nicht wahr? Du hast es ihm ins Gesicht gesagt, sobald du dich wegen seiner Homosexualität geschämt hast. Aber solange er nützlich für deine wertvolle Firma war, war dir dieses kleine Detail egal!“
+ Du kennst ihn nun schon sehr gut.

„Du hast keine Ahnung“, entgegnete Gabriel, ebenso zornig. „Ihr alle wisst nicht, was es heißt, ein Unternehmen dieser Größe zu führen. Immer am Ball bleiben und auf der Hut sein zu müssen, dass man nicht von den Konkurrenten ausgebootet wird. Zahlreiche Geschäftsleute mussten in den Konkurs, weil sie nur eine Sekunde unachtsam waren. Da gibt es kein Ausruhen auf den Lorbeeren. Jedes abgeschlossene Geschäft bedeutet nur den Beginn harter Arbeit zum Einfädeln eines neuen. Jonas war gut für die Firma, das ist korrekt, aber mit dem Outen seiner sexuellen

Neigungen wären wir in den Keller gefallen. Das habe ich ihm klipp und klar gesagt. Und dass seine Tage im Betrieb gezählt sind …"

„Das ist der Geschäftsmann Gabriel Dirkenreith." Lila trat zu ihm hin. „Was ist mit dem Vater? Du hast ihn aufgezogen, du musst ihn doch wenigstens ein bisschen gern gehabt haben. Dass er nicht dein leiblicher Sohn ist, wusstest du schließlich erst, als er erwachsen war …?"

Gabriel lachte laut. „Das glaubst du? Meine Güte, das ahnte ich schon seit seiner Kindergartenzeit. Da hatte er eine Mandeloperation und ganz hinter dem Mond lebe ich auch nicht, dass ich nicht sofort vermutete, dass die Blutgruppen niemals passen können.«

+ *Wozu dann der DNA Test nach der Blutspende? Gabriel lügt.*

Doch er fuhr bereits fort. »Aber Izabela konnte nichts dafür, sie wurde dazu gezwungen …"

„Das ist lächerlich!", vernahm man Henriette wieder. Ihre Stimme klang scharf. „Du warst dermaßen vernarrt in sie, dass du ihr alles geglaubt hast."

„Du weißt nicht, wie sie aufgewachsen ist. Nicht so privilegiert wie du mit dem goldenen Löffel im Mund. Sie wurde schon mit dreizehn vergewaltigt. Noch dazu von ihrem eigenen Onkel. Ihre Mutter hat sie dann ans Bordell verkauft. Danach bestand ihr Leben nur mehr aus sexuellem Missbrauch!"

+ *Das willst du nicht wirklich hören. Nicht am Heiligen Abend!*

Lila stürzte zur Türe hinaus. Grete war mit den Mädchen in der Küche. Sie sah kurz in Lilas Gesicht. Rasch trat sie zu ihr und umarmte sie. „Ich bringe die Zwei ins Bett, sie sind müde und werden schnell schlafen. Es ist schon drei Stunden über ihre Zeit. Geh zu Martin."

+ *Was tätest du ohne Grete? Hoffentlich ist Martin daheim! Und allein!*

Sie riss ihren Mantel vom Haken und stürzte hinaus und rannte zu Martins Haus. Es brannte Licht darin und ohne nachzudenken, läutete sie Sturm.

+ *Bitte sei zu Hause!*

Martin öffnete und sie fiel in seine Arme. Er zog sie hinein und hielt sie fest, sie zitterte heftig, ihre Augen blieben jedoch trocken.

„Was ist passiert? Ist jemand krank, ein Unfall?“ Er blickte zu seiner immer gepackten Arzttasche. Es dauerte Minuten, ehe er aus Lila die ganze Geschichte herausbekam.

„Ich gehe da nicht mehr hinüber …“

Er zog sie zur Couch. „Ich habe noch heißen Orangenpunsch übrig.“

+ *Er ist das Einzige, das du brauchst.*

## *51* <u>Ein wahres Wort</u>

Es war weit nach Mitternacht, als Lila zurückkehrte. Das Gespräch mit Martin hatte ihr gutgetan. Er hatte sie im Arm gehalten. Nichts gefordert, sondern einfach nur zugehört.

+ *Er hat dir seine Nähe auch ohne Sex geschenkt.*

Am liebsten wäre sie geblieben, aber sie wollte Grete mit den Kindern nicht die ganze Nacht alleine lassen.

+ *Hoffentlich sind alle schon fort!*

Ihr Wunsch schien in Erfüllung zu gehen. Im Haus war es dunkel und still. Der Duft von ausgeblasenen Kerzen und Tannennadeln lag in der Luft und trotzte der vorhergehenden feindseligen Stimmung. Ein schwacher Lichtschein drang durch den Spalt der Wohnzimmertüre. Offenbar war die Christbaumbeleuchtung noch eingeschaltet. Lila betrat das Zimmer und fand eine zusammengesunkene Gestalt auf dem Sofa, mitten unter dem liegengebliebenen Geschenkpapier.

+ *Patrick!*

„Ich dachte, du wärst mit deinen Eltern im Hotel?“, rief sie überrascht aus, als sie ihren Mann erkannte.

Patrick wischte sich rasch über die Augen.

+ *Er weint!*

Lila setzte sich ihm gegenüber. „Was ist passiert?“

„Ich weiß nicht, ob du es verstehst.“

+ *So unsicher war er noch nie! Er zittert.*

„Versuch es“, meinte sie leise.

„Ich fühle mich total leer und weiß momentan nicht, wer ich bin oder sein sollte. Schon als kleiner Junge wusste ich, dass meine Eltern nicht unbedingt die liebevollsten waren. Aber hier und heute habe ich begriffen, dass meine Mutter, nein meine Adoptivmutter, mich regelrecht gehasst haben muss. Und mein Vater sah in mir nichts anderes, als einen Erben von seinem Blut.“

+ *Was gibt es dazu zu sagen?*

Lila stand auf und griff nach der Brandykaraffe, schenkte ihm ein Glas ein und reichte es ihm. Er nahm es dankbar an. „Ich bin ein Idiot gewesen, nicht wahr? Zwischen uns habe ich alles verdorben.«

+ *Lass dich nicht einwickeln.*

„Liebe kann niemand erzwingen", erwiderte Lila vorsichtig. „Sie ist einfach da. Vielleicht habe ich dich nicht so geliebt, wie du es verdient hättest. Ganz sicher waren wir beide nicht gut füreinander. Aber wir haben gemeinsam die Verantwortung für zwei Kinder und du hast noch ein Drittes. Mach es besser als deine Eltern."

+ *Der Anfang war schon schlecht genug.*

Doch Patrick schüttelte den Kopf. „Wie du gesagt hast, Liebe ist da oder nicht. Momentan ist ein Vakuum in mir. Ich fühle mich, als wäre ich in ein schwarzes Loch gefallen. Ich kann diesen Kretin, der mein Sohn sein soll, nicht lieben. Er ist besser dran ohne mich, sonst schade ich ihm mit meiner Abneigung. Seine Mutter Vicky ist ein furchtbar verwöhntes Gör. Ich habe sie nicht geliebt und werde sie auch nie lieben."

+ *Er wollte nur einen Sohn.*

Patrick fuhr bereits fort. „Was ich für dich empfunden habe, das kam dem Gefühl der Liebe am nächsten."

+ *Ein zweifelhaftes Kompliment! Nahe dran und doch daneben!*

„Aber es reichte nicht." Patrick sah sie schräg an.

+ *Bei weitem nicht!*

„Sophie und Anna leben hier und ich in Hamburg." Er klang resigniert. „Du hast keine Absicht, zurückzukommen?.«

+ *War es immer noch nicht deutlich genug?*

Lila schüttelte den Kopf. „Nein. Ich weiß nicht, wie meine Zukunft aussieht. Aber einen Weg sollte man niemals zurücklaufen. Und du wünschst dir das bestimmt auch nicht. Willst du weiterhin nach der Pfeife deines Vaters tanzen? Du bist in den letzten Jahren in deinem Job gut geworden, du findest jederzeit einen anderen. Und wenn du dir dann wieder eine Partnerin suchst, nimm eine, die du wirklich lieben kannst. Trotzdem musst du dich um Vicky kümmern, sie wird es nicht leicht haben mit einem behinderten Kind. Deinem Sohn."

Patrick seufzte auf. „Das schaffe ich nicht! Ich werde sie finanziell unterstützen, natürlich, aber sonst ..."

+ *Hast du während deiner Ehe nie bemerkt, wie feig Patrick ist?*

Lila wechselte das Thema. „Wo sind alle übrigen hingegangen?"

„Heinrich ist heimgefahren, er wollte dir nicht länger zur Last fallen. Und Gerold konnte ihn nicht mehr in seiner Nähe ertragen."

„Er ist zurück nach Hamburg gefahren?"

+ *Hoffentlich passiert ihm nichts, es gab eine Eiswarnung für die Straßen. Verdient er dein Mitleid überhaupt?*

Patrick stand auf und streckte sich. „Meine Eltern haben sich in einen Rosenkrieg hineingesteigert. Es war ... unschön."

+ *Hättest du besser nicht gefragt.*

„Werden sie sich trennen?"

Patrick lachte. „Bestimmt nicht. Contenance ist das Wichtigste. Mein Vater wird Henriette mit Geld stillhalten."

+ *Kalt und unpersönlich. Aber Glück ist nicht käuflich.*

„Was wirst du machen? Bleibst du in der Firma?"

„Das wird von den Konditionen abhängen. Ich bin der leibliche Erbe, der Einzige. Entweder er setzt mich entsprechend ein oder ... Du hast recht, ich finde auch einen anderen Job."

+ *Vielleicht ist doch nicht alles verloren.*

„Ich wünsche dir Glück."

+ *Du verdienst es allerdings nur, wenn du dich um deine Kinder kümmerst.*

Er nickte. „Kann ich hier schlafen?", bat er leise. „Die Couch genügt mir."

„Ich bringe dir eine Decke und ein Kissen", bot Lila an.

+ *Es ist überstanden!*

Später lag Lila in ihrem Bett und hielt den Schmetterling zwischen ihren Fingern.

+ *Es sieht so aus, als ob sich langsam alles einrenkt!*

## *52* Die Weichen werden gestellt

Es war eine klirrend kalte Nacht – Dreikönig. Die sternsingenden Kinder hatten es heute schwer gehabt. Über ihren Kostümen von Kaspar, Melchior und Balthasar hatten sie versucht, sich mit Schals und Daunenjacken warmzuhalten und trotzdem gefroren. Grete hatte ihnen heißen Tee gebracht und Süßigkeiten in die Taschen gesteckt, bevor sie wieder weitergezogen waren.

Martin fand Lila am gewohnten Platz beim Bach, der teilweise mit Eis bedeckt war. Lilas Atem bildete eine schneeweiße Wolke vor ihrem Gesicht und der Glühwein aus ihrem Becher dampfte, hatte aber schon einiges an Temperatur verloren. Schweigend stellte er sich neben sie und minutenlang sprach keiner ein Wort. Wortlos reichte sie ihm den Becher und er nahm einen tiefen Schluck. Seit Heiligabend hatten sie sich täglich gesehen, obwohl die Ordination Betriebsruhe hatte. Ihre abendlichen Gespräche waren inniger geworden, länger und vertraulicher.

Es war eine neue Stufe in ihrer Beziehung.

+ *Oder auch nicht. Schließlich ist weiterhin alles geheim.*

„Alles okay?“, fragte er leise.

+ *Wenn er bei dir ist, immer.*

Lila strich mit den Fingerspitzen über den Schmetterling in ihrem Mantelsack. Spontan hatte sie ihn eingesteckt, aber der Tag von Maries Geburt und Tod hatte einiges an Schärfe verloren. Der Gedanke, ihr kleines Mädchen könnte zusammen mit Sophie und Anna im Kinderzimmer schlafen, verursachte nicht mehr eine offene Wunde in ihrem Inneren, sondern lediglich einen dumpfen Schmerz.

+ *Du denkst oft ohne Schmerz an sie.*

Sie lächelte schief. „Gerold hat sich endlich gemeldet. Es geht ihm so weit gut und die Arbeit mit den Straßenkindern hilft ihm. Vermutlich wird ihm Heinrichs Verrat noch lange wehtun. Auch kann er nicht verkraften, dass alle seine Klosterbrüder samt Prior jahrelang geschwiegen haben. Er muss einiges verarbeiten und das endgültige Loslassen wird Zeit brauchen.“

*+ Gerold fängt erst jetzt an, zu trauern.*

„Und du?“ Martin drehte sich so zu ihr, dass er ihr in die Augen schauen konnte. „Hast du deinen Schmetterling dabei?“

Sie zog die Hand aus der Tasche und hielt ihm die blaue Plastikfigur mit den pinkfarbenen Sprenkeln hin. „Was ist mit deinen beiden?“

*# Du kannst sie immer noch nicht berühren!*

„Sie liegen im Regal“, gab er zu. Überraschend nahm er den Schmetterling zwischen seine Finger und hob ihn hoch. Eine Minute lang sprach niemand, dann drückte er ihr die Figur wieder in die Hand zurück. „Wie geht es dir mit Patrick? Wird die Scheidung aktuell?“

*+ Er lenkt ab. Aber es ist das erste Mal, dass er danach fragt.*

„Ja. Eigentlich leben wir ohnehin schon Jahre nebeneinander her. Ich wollte es nur nicht wahrhaben. Es sind erst zehn Monate vergangen und doch erscheint mir die Entfremdung von Patrick als eine Distanz von Lichtjahren.“ Sie drehte ihm ihr Gesicht zu. „Mir wird bewusst, dass meine Liebe zu ihm nur eine oberflächliche Verliebtheit gewesen sein muss.“

*+ Mach doch nicht so eine dämliche Bemerkung!*

Martin gab ihr den Glühweinbecher zurück. „Warum glaubst du das? Weil es nicht für ewig war? Wer beurteilt das?“ Er sah zum Himmel, auf dem sich die Sterne klar abzeichneten. „Warst du glücklich mit ihm?“

*# Bin gespannt, ob sie ehrlich antwortet.*

*+ Warum fragt er das? Er glaubt doch nicht an Liebe und Glück.*

„Am Anfang. Aber Henriette meinte, ob ich ihn überhaupt erhört hätte, wäre er nicht aus reichem Hause gewesen? Hätte ich ihm einen zweiten Blick gegönnt?“

*# Hast du daran gezweifelt, dass sie aufrichtig ist?*

*+ Bist du von Sinnen? Erwartest du, dass Martin deine Ehe mit Patrick analysiert?*

„Ich dachte anfangs, dass du so bist. Ein Vorurteil, denn jetzt kenne ich dich besser. Bei der Partnersuche muss vieles zusammenpassen. Und die Schwerpunkte setzt jeder selbst, Lila. Mach dir nachträglich keinen unnötigen Kummer."

*+ Kummer? Patrick hat dich bei Maries Tod im Stich gelassen.*

„Du musst dich eher fragen, wie tief seine Gefühle für dich gewesen sind", fuhr Martin fort. „Konnte er etwas empfinden? Nachdem du seine Gefriertruhe von liebender Mutter beschrieben hast, kann ich ihn sogar verstehen."

„Jetzt wissen wir auch, warum sie so war."

*+ Wurde Henriette schon so geboren oder ist sie durch ihre frustrierende Ehe so geworden?*

Martin schüttelte den Kopf. „Es ist mir trotzdem unverständlich. Wenn man ein Baby adoptiert, sollte man es doch lieben lernen können."

„Auch wenn ihr Mann es mit einer anderen gezeugt hat?«

*+ Könntest du Elias mögen?*

Martin holte Luft. »Meine Schwiegermutter hat die Vermutung geäußert, dass Jasmin eventuell gar nicht meine Tochter war.« Er erzählte Lila, was er erfahren hatte. »Trotzdem bin ich zu dem Schluss gekommen, dass es keine Rolle mehr spielt. Für mich war sie meine Tochter.«

*+ Er hat Recht. Es bringt nichts, jetzt noch darüber zu grübeln.*

Martin klopfte seine Hände in den dicken Handschuhen gegeneinander. „Meine Mutter wünscht sich nach wie vor, dass ich in ihrer Klinik in Berlin anfange und sie später einmal übernehme", wechselte er abrupt das Thema.

*# Wird sie dich aufhalten wollen?*

*+ Nur das nicht. Martin soll bleiben!*

Lila schwieg schockiert. Nach einigen Minuten fuhr Martin fort. „Wir haben in den letzten Tagen öfters telefoniert. Es ist Zeit, dass ich mit der Vergangenheit abschließe und unsere Beziehung auf eine neue Basis stelle."

*# Du hättest niemals gedacht, dass es einmal soweit kommen würde!*

„Was möchtest du, Martin? Willst du zurück nach Berlin?“, zwang sich Lila zu sagen „Und Schönheitschirurg werden?“

*# Es wäre interessant. Ein Teil von dir wünscht es sich.*

*+ Das kann doch nicht sein Traum sein?*

„Meine Mutter operiert auch schwere Brandwunden und Deformationen zum Beispiel nach Unfällen. Sie leistet gute Arbeit.“

*+ Da kann eine Landarztpraxis natürlich nicht mithalten. Und du warst dir sicher, dass Martinbleiben würde. Glaubst du immer noch an Märchen? Hast du gar nichts gelernt?*

Der Schnee knirschte unter ihren Stiefeln, als sie sich bewegte. „Es ist kalt.“ Lila drehte sich um und ging Richtung Haus.

*+ Martin wird fortgehen …*

*# Sie läuft davon?*

„Möchtest du nach Hamburg zurück?“, hörte sie seine Stimme hinter sich. Sie blieb stehen. „Nein. Ich fühle mich wohl hier, ich mag meinen Job, Grete und meine Freundinnen aus der Schulzeit.“

*+ Nur, dass du keinen Job mehr hast, wenn Martin weggeht.*

„Trotzdem leben Freunde von dir in Norddeutschland und du hast viele Jahre dort verbracht. Genau wie ich in Berlin. Und wenn du den Tod deiner Tochter erst überwunden hast …“

*# Wird sie auf Dauer ohne Großstadt auskommen?*

*+ Er glaubt, dass ich Maries Tod irgendwann abhaken kann. Trauer erledigt und weiter!*

„Marie wird immer ein Teil von mir bleiben!“ Lila fühlte sich, als würde sich alles um sie drehen. „Ich lerne ihren Tod zu akzeptieren, aber ob ich es jemals überwinden werde, weiß ich nicht. Es zieht mich nicht mehr nach Hamburg. Wäre es dann leichter für dich, mich hinter dir zu lassen?“

*+ Unsere Affäre wie ein offenes Buch einfach zuzuschlagen? Ohne es zu Ende zu lesen? Oder ist dies heute das letzte Kapitel?*

*# Sie versteht nicht, was du meinst.*

Martin verschränkte die Hände vor der Brust. „Lila, wir müssen uns beide klar werden, was jeder von uns für sich selbst will. Möchtest du hierbleiben oder fortgehen? Unabhängig von mir – das zwischen uns kann eine Zeit lang klappen, muss aber nicht. Und dann hast du mir zuliebe eine Entscheidung getroffen, die dich unglücklich macht."

+ *Er merkt gar nicht, dass er der Zweifelnde ist.*

Lila spürte Resignation in sich aufsteigen. „Und du hast schon gewählt? Ein Leben ohne mich? Für dich und für mich gleich mit?", fragte sie bitter.

# *Sie bietet dir einen leichten Ausweg. Aber das ist es nicht, was du möchtest!*

+ *Sei ehrlich! Sag ihm, dass du ihn willst ... nein, das geht nicht.*

Tränen verschleierten ihren Blick, sie war noch emotional angegriffen von den Ereignissen der letzten Woche. Martin hob seine Hand und strich ihr mit dem Finger zart über die Wange. „Das zwischen uns ist weiter gegangen, als wir anfangs besprochen haben, nicht wahr? Ich habe mich darauf eingelassen, dich in die Welt der körperlichen Genüsse einzuführen. Verlieben war keine Option. Du warst damit einverstanden."

+ *Das wolltest du wirklich. Hast du geglaubt, du könntest deine Gefühle heraushalten?*

Sie entschloss sich zur ungeschminkten Wahrheit. „Manchmal ändern sich die äußeren Umstände, ohne dass man Einfluss darauf hat", flüsterte sie. „Ich empfinde mehr für dich."

+ *Bitte, hoffentlich lacht er nicht darüber.*

# *Glaubt sie das oder meint sie es richtig?*

Martin trat zurück. „In den letzten Monaten ist viel passiert. Und es ist noch kein Jahr her, dass du einen schweren Verlust erlitten hast."

# Offenbar hat sie sich etwas anderes erhofft. Sie wirkt enttäuscht.

+ *Das geht in die falsche Richtung!*

Er zog sie an sich. „Ich möchte nicht lügen, Lila. Du bist mir wichtig geworden. Du wurdest zum Herzstück meiner Praxis und mein Privatleben ist wieder lebenswert. Aber ich weiß nicht, ob es mir gelingt, die Beziehung zu dir aufzubauen, die du dir wünschst. Ob ich zu deinen Kindern jemals ein väterliches Verhältnis schaffe. Dass es dich nur im Dreierpack gibt, ist mir klar."

*# Du solltest es besser sofort beenden!*

*+ Martin hat noch mehr Angst als du!*

Sie legte ihren Kopf auf seine Schulter. „Und was machen wir jetzt?

*# Als ob du das wüsstest!*

„Ich möchte, dass wir uns Zeit lassen, bis zum Todestag deiner Marie. Das ist in sechs Wochen, nicht wahr?"

*+ Er hat sich Maries Sterbedatum gemerkt?*

Sie starrte ihn überrascht an.

Martin las ihre Gedanken. „Ich habe gesagt, du bedeutest mir etwas, Lila!" Er ließ sie los und drehte sich um. „Weiß Gott, ich war ein lausiger Ehemann und katastrophaler Vater."

*# Willst du noch jemanden in den Abgrund reißen?*

*+ Das muss nicht so bleiben.*

„Zu einer Beziehung gehören immer zwei."

Er sah sie fast verzweifelt an. "Das ist mir bewusst. Aber ich habe eine Mitschuld und am Scheitern meiner Ehe und ich möchte nicht noch einmal versagen. Ich werde in drei Wochen nochmals zu meiner Mutter fahren und mit ihr alles durchsprechen. Vielleicht ist es eine Chance für uns beide, wenn ich wirklich in ihrer Klinik arbeite. Momentan weiß ich gar nichts." Lila wusste nicht, was sie darauf erwidern sollte, ohne dass ihre Angst durchbrach.

*+ Martin wird fortgehen. Niemand mit Verstand schlägt so ein Angebot aus!*

Ihre Stimme kratzte leicht, langsam durchdrang die Kälte die dicke Daunenjacke. Der Glühweinbecher war längst eiskalt geworden und sie hätte ihn gerne abgestellt. „Worum geht es eigentlich? Um unsere Beziehung oder um den Ort, wo wir wohnen werden? Würdest du mich mitnehmen?"

+ *Er hat dich nicht einmal gefragt! Würdest du überhaupt mit ihm nach Berlin gehen? Und zusehen, wie er sich in einen Schickimicki Arzt verwandelt?*

# *Sag ihr, dass du sie auf keinen Fall nach Berlin mitnimmst! Das wäre nichts für sie!*

Martin musterte sie aufmerksam. „Ich mache dir einen Vorschlag", meinte er schließlich. „Wir werden uns in den kommenden sechs Wochen nur bei der Arbeit sehen. Keine privaten Kontakte."

# *Gott, sie fehlt dir schon jetzt!*

+ *Warum will er uns das antun?*

Er schluckte. „Ich möchte, dass du dich unabhängig entscheidest, an welchem Ort du dich wohlfühlst. Nicht, dass du mir zuliebe etwas tust, das du später bereust. Zum Beispiel mit Sack und Pack nach Berlin mitkommen, obwohl du dort wieder von vorne anfangen müsstest. Komplett neu und ohne Hilfe. Denn ich kann dir nichts versprechen, keinen Job und auch nicht, ob es zwischen uns klappt."

# *Es kann nicht funktionieren! Du hast nie eine Beziehung auf Dauer hingekriegt.*

+ *Er bezweifelt das.*

Doch Martin fuhr bereits fort: „Auch ich werde meine Wahl treffen und ohne dich zu einer Lösung kommen. Für mich ist es die letzte Chance, wenn ich noch als Chirurg Fuß fassen möchte. Wenn ich erst vierzig bin, ist es zu spät."

# *Operieren hat dir immer Spaß gemacht.*

+ *Er will wieder operieren. Dazu braucht er natürlich ein Krankenhaus. Muss es unbedingt Berlin sein?*

Martin legte seine Hände auf ihre Oberarme und rieb sie, als wollte er sie wärmen. „Am 22. Februar gibst du mir einen verschlossenen Briefumschlag. Es ist ein Samstag und wir treffen uns um Punkt 10 Uhr vor deiner Haustüre. Du schreibst kurz, an welchem Ort – unabhängig von mir - du in Zukunft leben möchtest. Ich mache das

Gleiche und dann tauschen wir die Umschläge aus. Wir öffnen die Kuverts gleichzeitig, und falls die Orte sich decken sollten, dann haben wir eine Chance."

# *Möge das Schicksal entscheiden!*

\+ *Du willst nicht spielen. Nicht um so einen hohen Einsatz.*

„Das ist verrückt, Martin."

„Nein, nur ehrlich."

\+ *Es ist russisches Roulette.*

„Wir können unsere Zukunft doch nicht von der Wahl des Ortes abhängig machen? Wenn ich nicht weiß, was du willst …"

\# *Das ist der Sinn der Sache!*

\+ *Wie kannst du raten, was er hineinschreibt?*

„Du sollst keine Spekulationen anstellen, was ich möchte und dann dasselbe tun. Höre in dich, was dein Wunsch ist!"

\# *Nur dann haben wir eine Chance.*

„Du zwingst mich, das durchzuziehen?" Lilas Stimme hatte einen mutlosen Unterton.

\+ *Sechs Wochen, ohne ihn küssen zu dürfen?*

Er zog sie an sich und umarmte sie fest. „Ich bewundere dich, Lila. Du hast Schlimmes erlebt und hast dich trotzdem nicht unterkriegen lassen. Aber es haben zu viele andere Menschen über dich bestimmt. Du sollst für dich herausfinden, was du dir wünschst."

\+ *Als ob du das nicht längst wüsstest! Warum glaubt er dir nicht?*

„Was ist mit dir Martin? Du hast mir gesagt, dass du die Toten ruhen lassen kannst. Wenn du weißt, dass du keine Schuldgefühle haben musst. Willst du nach Berlin und dein altes Leben wieder aufnehmen? Mit vielen Frauen?"

\+ *Bitte, nicht das!*

\# *Das ist das Letzte!*

Er zuckte zusammen und drückte sie an sich. „Wenn ich eines weiß, dann, dass ich mein altes Leben niemals zurückhaben möchte. Es geht immer nur nach vorne, nie zurück, da stimmen wir beide überein. Aber ob ich meine Zukunft hier als Landarzt sehe, das muss ich noch herausfinden. Die vergangenen Jahre waren in Ordnung. Ich wollte schon als kleiner Junge in die Fußstapfen meiner Mutter treten. Sie ist eine brillante Ärztin. Ihre Praxis bringt sehr viel Geld."

*+ Und das ist offenbar wieder wichtig geworden. Geld! Und zu seiner Mutter hat er doch seit er zwölf war kein gutes Verhältnis mehr gehabt. Sind sie auf einmal dicke Freunde? Was ist mit den Patienten hier am Land? Bedeuten sie ihm gar nichts?*

Lila schwieg. Sie hatte begriffen, dass Martin die Zeit über seine Möglichkeiten nachzudenken nötiger brauchte als sie selbst. Auch er musste sich entscheiden. Nicht nur für den Ort, an dem er leben wollte, sondern vor allem, ob er zu ihr und den Kindern Jasagen konnte.

Deswegen löste sie sich aus seinen Armen. „Sechs Wochen, Martin. Aber dann reden wir ehrlich miteinander!«

*+ Du hoffst, dass er sich für ein Leben mit dir entscheidet. Und dass das WO nicht wichtig ist.*

# Sie ist tatsächlich einverstanden. Das werden sechs lange Wochen!

Er nickte. „Zwei Briefumschläge. Ich möchte keine Beeinflussung."

„Du bleibst dabei?" Lila spürte einen unangenehmen Druck im Magen.

*+ Ist er schon auf dem Absprung? Noch ist Hoffnung ...*

„Ja. Es ist auch für mich schwer, Lila. Ich habe scheußliche Angst. Vor allem wegen Sophie und Anna. Wenn wir beide in irgendeiner Form zusammenkommen, dann gehören die Mädchen mit zum Paket. Meine Tochter ist gestorben."

*# Deine Tochter! Du warst ihr nie ein Vater. Willst du wirklich in Erwägung ziehen, zwei weitere Mädchen unglücklich zu machen?*

„Ich weiß, was das heißt, Martin. Auch mein Kind ist gestorben. Und sag jetzt nicht, ich habe noch zwei andere."

*+ Marie war ein eigenständiger Mensch!*

„Das würde ich niemals tun. Kein Kind ist Ersatz für das andere. Aber Sophie und Anna waren dir zumindest ein Trost.“

„Sie könnten auch dir helfen. Du magst sie doch.“

+ *Bitte sag nicht Nein.*

Er nickte. „Das tue ich. Aber mögen und Vater sein, sind zwei Paar Schuhe.“

# *Du hast deine Chance vertan.*

+ *Und Vater will er nie wieder sein.*

Lila trat zurück. „Ja, du hast recht. Sechs Wochen, Martin. Aber versprich mir, dass du zurückkommst und redest. Mit der Post, das gilt nicht.“

„Du glaubst doch nicht, dass ich einfach in Berlin bleibe und meine Praxis im Stich lasse?“

# Für so einen verantwortungslosen Kerl kann sie dich nicht halten!

+ *Nein, das würde er nicht tun.*

Sie sah ihm kurz in die Augen, dann drehte sie sich um und ging, nein rannte förmlich zum Haus. Martin sah ihr nach und plötzlich spürte er die eisige Kälte doppelt. Trotzdem blieb er noch minutenlang stehen und ließ es zu, dass das Eis sich jede Sekunde mehr in sein Inneres vorarbeiten konnte.

# *Du verdienst sie nicht.*

## *53* Der Tag der Tage

Der 22. Februar brachte Sonnenschein und Temperaturen knapp über null Grad. Der Schnee, in diesem Winter nur spärlich gefallen, war fast völlig weg. Die vergangenen sechs Wochen waren Lila nicht leichtgefallen. Martin hatte drei Wochenenden in Berlin verbracht. + *Er hat nichts erzählt! Das heißt, er wird bleiben?*

Lilas Gemütslage schwankte von Zorn bis Trauer, aber sie hielt sich an Martins Anweisungen und beschränkte ihre Gespräche auf die berufliche Ebene. In ganz seltenen Momenten zwischen zwei Patienten ertappte sie ihn dabei, dass in seinem Blick eine gewisse Sehnsucht lag.

+ *Für diese Augenblicke lebst du.*

Es war eine Zeit der Hoffnung und Niedergeschlagenheit zugleich. Lila hatte getan, was Martin von ihr verlangt hatte. Die einzige Person, die sie eingeweiht hatte, war Grete. Sie wollte ihre Zweifel und ihren Frust weder mit Babs noch mit Regine teilen. Am Ende der Frist wusste sie immer noch nicht mehr. Wo würde sie auch ohne Martin leben wollen?

+ *Nirgends!*

Von Gerold hatte sie einen kurzen Brief erhalten:

***Ich arbeite daran, Jonas loslassen zu können. Wenn es soweit ist, werde ich ihn fliegen lassen in Form eines Papierfliegers aus der Zeichnung deiner Tochter. Es hat etwas länger gedauert, aber nun vermag ich endlich an ihn zu denken, ohne dass mich gleich Verbitterung verschlingt. Ich habe hier eine Aufgabe gefunden und meinen Frieden mit seinem Tod gemacht. Ich wünsche dir von Herzen, dass du das auch kannst. Vergiss nicht, Marie wird immer dein Schmetterling in deinem persönlichen Himmel sein ...“***

Man hatte ihm in der ersten Woche seines Aufenthaltes seinen Laptop gestohlen, deswegen fielen Video-Telefonate vorerst aus. Sie hatte ihm zurückgeschrieben, den Brief jedoch fröhlich und oberflächlich gehalten. Gerold war die wichtigste Krücke nach

Maries Tod gewesen, trotzdem hatte sie Hemmungen ihn weiterhin mit ihren Problemen zu belasten.
+ *Er muss selbst viel aufarbeiten.*
Aber sie hoffte sehr, dass er irgendwann zurückkommen würde und es ein Wiedersehen gäbe. Heinrich war ins Kloster Nütschau zurückgekehrt, Gerold hatte die Absicht, ihm nach einer gewissen Zeit zu schreiben, doch so weit war er noch nicht.
Nun blinkte das schneeweiße Kuvert von ihrem Tisch entgegen. Sie hatte nur viertelstundenweise geschlafen, obwohl sie erst nach Mitternacht ins Bett gefunden hatte. In ihr tobte ein Wirbelsturm, an Ruhe war nicht zu denken. Aufregung, Hoffnung, Erwartung und eine Riesenangst ließen nicht einen Funken Müdigkeit aufkommen. Die Stunde null war endlich in greifbare Nähe gerückt. Lange hatte sie das weiße Papier angestarrt und nach passenden Formulierungen gesucht. Wo wollte sie leben?
+ *... ohne Martin ...*
Schließlich hatte sie Worte gefunden. Sie war ehrlich gewesen. Was hatte sie zu verlieren? Für Gefühle musste sich niemand schämen, auch wenn sie nicht geteilt wurden.
Im Haus war es still. Grete war mit den Kindern nach Augsburg ins Puppentheater gefahren, da sie wusste, was für ein wichtiger Tag für Lila war.
Martin kam pünktlich. Vom Fenster aus sah sie ihn, erkannte schon von weitem seinen Schritt. Lila riss die Haustüre auf und sie standen einander gegenüber. Beide hielten weiße Briefumschläge in den Händen.
+ *Kann man vor Aufregung tot umfallen?*

„Guten Morgen“, flüsterte sie.

Er nickte kurz mit dem Kopf und überreichte ihr schließlich schweigend sein Kuvert.
+ *Warum sagt er nichts?*
Ihre Hände berührten sich flüchtig, als sie die beiden für sie so bedeutsamen Botschaften austauschten.
+ *Möchte er dasselbe? War für ihn die Zeit auch so lang?*

Sekunden waren es nur, die sie sich kurz in die Augen blickten, dann drehte er sich um und schritt die Stufen wieder hinunter.
+ *Bitte bleib da!*
Sie musste schlucken und wäre am liebsten in Tränen ausgebrochen. Er wandte sich nicht um und machte auch keine Anstalten, ihre Botschaft zu lesen. Für Lila wirkte es wie eine Flucht.
+ *Das ist eindeutig. Es hat keinen Sinn, dass du seinen Brief öffnest! Seine Entscheidung ist gefallen.*

Martins Umschlag wog schwer in Lilas Hand.
+ *Schwer?*
Wie konnte ein Blatt Papier so viel wiegen? Sie tastete mit den Fingern einen Gegenstand durch die Hülle. Ungeduldig riss sie den Brief auf und heraus fiel ein goldenes Herz an einer Kette. Sie hielt es in die Höhe und las voller Überraschung den eingravierten Text.
***EGAL WO***
Ihr Herz hörte auf zu schlagen. Sie drehte das Schmuckstück um.
***NUR MIT DIR***
las sie auf der Rückseite.
+ *Das kann doch nicht sein! Er legt seine Zukunft in deine Hände!*
Laut pochend setzte ihr Herzschlag wieder ein und dröhnte in ihren Ohren. Sie stieß einen leisen Freudenschrei aus und rannte ihm nach. Er war schon ein gutes Stück weit gekommen. Sie musste Luft holen, als sie ihn endlich einfing und sich in seine Arme stürzte, dass er beinahe das Gleichgewicht verlor.
+ *Warst du jemals im Leben so glücklich?*
Ihr Umschlag war immer noch verschlossen und flatterte zu Boden.

„Du findest originellere Formulierungen als ich", lachte sie. „Du bist der Beweis dafür, dass ein Mann weniger Worte braucht, als eine Frau."
*# Echt jetzt?*

Sie löste sich aus seiner Umarmung, bückte sich, hob das Briefkuvert auf und hielt es ihm hin. „Mach ihn auf." Er griff danach und öffnete ihn. Ein beschriebenes Blatt fiel heraus. Sein Blick drückte komplette Erleichterung aus.

*+ Hat er etwa Angst gehabt?*

Er überflog den Text.

***Ich liebe dich unendlich. Wenn auch nur die kleinste Chance besteht, dass du dir eine Zukunft mit mir (und meinen Kindern) vorstellen kannst, dann ist es gleichgültig, wo.***

Jetzt war es Martin, der sie heftig in seine Umarmung zog. „Wir haben uns beide mächtig an die Abmachung gehalten", scherzte er. Dann küsste er sie mitten auf der Straße. Obwohl sie nur ihren Wollpullover trug, wurde ihr heiß.

*+ Es ist so lange her!*

*# Wie hast du es nur wochenlang ohne ihre Berührung ausgehalten?*

„Bleibt immer noch die Frage der Fragen offen", erinnerte sie ihn schließlich leise und sah ihn an. „Also? Wohin möchtest du?"

„Was denkst du?"

*+ Jetzt geht es wieder von vorne los.*

Sekundenlang zögerte sie. Martin war drei Mal bei seiner Mutter gewesen, aber ...

*+ Riskiere es!*

„Ich schätze, du möchtest nicht nach Berlin und ein Schickimicki Arzt werden."

„Du glaubst also, dass du weißt, was ich will?" Sein Gesicht war ernst geworden.

*+ Er spielt mit dir. Das schaffst du auch!*

„Ja, ich bin mir sicher. Aber mir wird es sehr schwer fallen, in diesem Nest zu bleiben. Mir fehlen die Partys und Designerläden – was tut man nicht alles für die Liebe!"

*# Das meint sie nicht, ... sie lügt, du Rindvieh!*

Einen Moment starrte er sie verwirrt an, doch dann warf er den Kopf zurück und lachte laut. „Biest“, rief er aus. „Ich weiß, dass es dir hier gefällt.“

Lila löste sich von ihm, griff nach seiner Hand und zog ihn in Richtung ihres Hauses. „Die Kinder und Grete sind in Augsburg. Bevor irgendein Notfall uns stört, lass uns frühstücken.“

*# Klingt perfekt!*

*+ Nennt man das jetzt Frühstück? Du bist ein Luder geworden.*

Gemeinsam strebten sie dem Eingang zu, während ein überwältigend warmes Gefühl in ihm immer größer wurde.

# Glück. Im Grunde genommen ist dieser Ausdruck unzulänglich.
Manchmal gibt es keine Worte.

Sie ließen einander stundenlang nicht mehr los. In Lilas Kopf ertönte ein Kinderlachen.

*+ Marie ist einverstanden.*

## *54* Epilog – Schmetterlinge im Himmel

Zwei Tage hatte es durchgehend geregnet und sie an der Durchführung ihres Plans gehindert. Doch am dritten Tag ihres einwöchigen Sommerurlaubs in Lech am Arlberg war es so weit.

+ *Wie die Berge strahlen in der Sonne.*

Die meisten kamen im Winter zum Schifahren her, doch für ihr Vorhaben war der Sommer besser geeignet. Mit Rucksäcken waren sie in aller Früh losgezogen und fuhren mit der Bahn nach Oberlech. Von dort hatten sie das Kriegerhorn bestiegen. Sophie und Anna ließen sich auf der ausgebreiteten Decke nieder, Lila gab ihnen etwas zu trinken und die vorbereiteten Brötchen. Während die Kinder aßen, holten Martin und sie die nötigen Utensilien aus dem anderen Rucksack. Lila blickte ins Tal.

+ *Da vorne muss ungefähr die Stelle sein, an der Jonas abgestürzt ist.*

Lila erkannte mit Schaudern die schroffen Felsen, die Jonas den Tod gebracht hatten.

In den letzten Monaten hatte sich Lilas Leben komplett verändert. Offiziell lebten Martin und sie zwar noch nicht zusammen, auch wenn er die meiste Zeit bereits bei Lila, Grete und den Kindern im großen Haus verbrachte. Mittlerweile wussten alle in Germaringen, dass Lila und Martin ein Paar waren. Ihre Scheidung war endlich rechtsgültig. Patrick meldete sich nie. Er hatte eine leitende Position in der Firma seines Vaters eingenommen. Lila erhielt jedoch einen großzügigen Unterhalt für die Kinder.

Anna und Sophie kamen neugierig näher, als Martin die kleine Gasflasche und die Luftballons auspackte. Dann holte er zwei Schmetterlinge aus dem Rucksack, der größere war leuchtend grün mit orangefarbenen Punkten, der kleinere zartrosa mit weißen Streifen. Als er sich umdrehte, hielt ihm Lila ihren Schmetterling auf der Handfläche hin, königsblau mit rosaroten Sprenkeln. Wie oft hatte sie ihn in der Hand gehabt, berührt, gestreichelt und dabei an das Kind gedacht, das nicht hatte leben dürfen.

+ *Es ist Zeit, sie gehen zu lassen.*

Martin spannte einen Ring in einen der weißen Luftballons, groß genug für den blauen Schmetterling, den Lila nun hineinsteckte. Danach wurde der Ballon mit Gas gefüllt und zugebunden. Lila band ihn an eine Schnur und knüpfte ihn an den Rucksack. Die anderen beiden Schmetterlinge füllten sie in zwei weitere Luftballons. Mit einem dicken Filzstift schrieben sie Namen darauf. „Marie", „Jasmin" und „Beate". Dann befestigten sie die zu Hause vorbereiteten Kärtchen daran. Die Kinder hatten sie gezeichnet. Lila hatte ihnen keinerlei Anweisungen über die Motive gegeben. Dennoch hätten es die beiden nicht besser treffen können. Sophie hatte drei Engel in unterschiedlichen Farben gemalt, Anna drei Mal die Sonne mit einem Regenbogen. Vorsichtig traten sie an den Rand und hielten die Ballons am Band in die Höhe.

„Leb wohl, Marie", flüsterte Lila und gab dem Luftballon einen Kuss. Sophie und Anna drückten ebenfalls Küsse darauf, Martin strich mit seinen Fingern darüber.

+ *Ein Abschied für immer.*

„Flieg in den Himmel, Marie, du wirst einer der schönsten Engel sein!" Damit ließ Lila den Ballon los..

+ *Jeder Schmetterling wird dich an sie erinnern. Und wissen lassen, dass es ihr gut geht.*

Martin drückte die beiden anderen Ballons kurz an sich. „Verzeih mir, Jasmin." Er legte kurz die Wange an beide Ballons. „Und du auch, Beate." Er holte Luft. „Ich wünsche euch beiden, dass ihr frei und fröhlich seid!"

# *Denn du hast nichts zu ihrem Wohlbefinden beigetragen!*

„Engel kann es nie genug geben!" Lila strich kurz über die beiden Ballons, danach ließ Martin sie los.

# *Du weißt, dass sie dir verziehen haben! Sonst hätten sie niemals dein jetziges Glück zugelassen.*

Sie standen und betrachteten die drei Luftballons, die an Höhe gewannen und sich immer weiter entfernten.

„Jetzt gibt es im Himmel Schmetterlinge“, erklärte Anna. Lila bückte sich und drückte ihre Töchter kurz an sich. Dann schmiegte sie sich an Martin. Während die Kinder bereits auf die Wiese zurückliefen und nach den spärlichen Almblumen suchten, beobachteten die beiden Erwachsenen schweigend, wie die Ballons am Himmel immer kleiner wurden.
+ *Du bist frei, Marie!*

# EIN PAAR WORTE AM SCHLUSS

Liebe Leserinnen und Leser!

Ich freue mich, dass Sie sich für mein Buch entschieden haben, und hoffe, ich konnte Sie für einige Stunden unterhalten. Entschuldigen möchte ich mich für alle technischen Fehler, die eventuell beim Hochladen des Buches passiert sind.

Sämtliche Personen und Handlungen sind frei erfunden und etwaige Ähnlichkeiten sind ungewollt und rein zufällig.

Die Gemeinde Germaringen gibt es allerdings wirklich, ein bezaubernder kleiner Ort im Ostallgäu, Bayern, mit ca. 3800 Einwohnern. Ein wenig dichterische Freiheit habe ich mir erlaubt, denn in Wahrheit gibt es dort drei Ärzte. Das erste Retortenbaby war Louise Brown, die am 25.7.1978 in England geboren wurde. In Deutschland kam das erste künstlich gezeugte Baby am 16.4.1982 in Erlangen auf die Welt. Die Betrugsgeschichte rund um eine angebliche Klinik in Stettin (Polen), die schon Anfang der 1970er Jahre mit künstlicher Befruchtung experimentiert haben soll, ist frei erfunden.

Vom Gedanken bis zur Niederschrift eines Buches vergeht viel Zeit. Niemals hätte ich es ohne Hilfe geschafft.

- Mein Dank gilt an erster Stelle meinen lieben Testleserinnen: **Anita, Daniela** und **Therry.** Sie alle haben mir entscheidend bei der Korrektur geholfen.

- Einen herzlichen Dank an **Hans Walter Grössinger** für die Mithilfe beim Klappentext.

- Dickes Lob und Danke an **Azrael ap Cwanderay**, der das Cover genau nach meinen Vorstellungen gestaltet hat.

- Ein liebes Dankeschön geht an meine Tochter **Angelika**, die mein Werk mit größter Sorgfalt lektoriert hat. Ihre Verbesserungsvorschläge waren von ungeheurem Wert für mich.

- Den Administratoren und Mitgliedern des **Autoren-Netzwerks** gebührt ebenfalls mein besonderer Dank. Diese Facebook- Community hat mich motiviert, aufgemuntert und mir mit zahlreichen Tipps geholfen.

Nicht zuletzt ein dickes Dankeschön an meinen Mann, der mich jederzeit und immer unterstützt und stets genau weiß, was ich gerade brauche.

Lotte R. Wöss

Über die Autorin:

**Lotte R. Wöss** (eigentlich Reingard Liselotte Wöß) kritzelte und dichtete schon als Kind. Beruf, Ehemann und drei Kinder rückten ihren Traum vom Schriftstellern vorerst in den Hintergrund. Im reiferen Alter hat sie zum Schreiben zurückgefunden. Viele Anregungen erhält sie aus dem täglichen Leben, denn hauptsächlich beschäftigt sie sich mit den Problemen in zwischenmenschlichen Beziehungen. Ihre Protagonisten sind Menschen, die sich nicht in ihr Schicksal fallen lassen, sondern versuchen Lösungen und Auswege zu finden.

Bisher erschienen:

**Im Bann des Blitzlichts (2013**) - Liebesroman

**Schmetterlinge im Himmel (2015)** – Liebesroman

**Letzte Hoffnung (2015)** Kurzgeschichte, erscheint im Dezember 2015 im Rahmen der Kurzgeschichten-Anthologie des Autoren-Netzwerks „Hinter den Kulissen – Wenn Worte zu Geschichten werden".

Weitere Werke sind im Entstehen.

62772746R00215

Made in the USA
Charleston, SC
21 October 2016